Votre avenir sur ordonnance

DU MÊME AUTEUR

Oméga 3, Ramsay, 1995.

Les Nouveaux Risques alimentaires, Ramsay, 1997 ; J'ai lu, 1999.

Libre de maigrir, Ramsay, 1998.

La Cuisine à vivre, avec Michel Guérard, Éditions N° 1, 2000.

Le Bon Usage des vitamines, Éditions N° 1, 2001.

On s'en lave les mains. Tout connaître des nouvelles règles de l'hygiène, Flammarion, 2007 ; J'ai lu, 2008.

Le Grand Ménage. Tout ce qu'il faut éliminer pour être en bonne santé, Flammarion, 2008 ; J'ai lu, 2009.

Les Petites Hontes. Récits, Flammarion, 2009.

Les Nouvelles Épidémies. Comment s'en protéger, avec le Pr Francois Bricaire, Flammarion, 2009.

La Vie et le Temps. Les nouveaux boucliers anti-âge, Flammarion, 2011 ; J'ai lu, 2012.

Le meilleur médicament, c'est vous !, Albin Michel, 2013 ; Le Livre de Poche, 2016.

Prenez votre santé en main !, Albin Michel, 2015 ; Le Livre de Poche, 2017.

Votre santé sans risque, Albin Michel, 2017 ; Le Livre de Poche, 2018.

Vital !, Albin Michel, 2019 ; Le Livre de Poche, 2020.

On n'est jamais mieux soigné que par soi-même, Plon, 2020 ; Pocket, 2021.

La Santé devant soi, Robert Laffont, 2022 ; Pocket, 2023.

Docteur Frédéric Saldmann

Votre avenir sur ordonnance

Rejoignez la nouvelle révolution santé

Robert Laffont

ISBN : 978-2-221-26363-1
Dépôt légal : janvier 2024
Éditions Robert Laffont – 92, avenue de France 75013 Paris

À Marie

Recommandations

Les conseils proposés dans ce livre ne remplacent en rien une consultation chez votre médecin ou avec un spécialiste. Je ne prétends en aucun cas me substituer à un avis médical, et votre docteur s'avère le seul apte à délivrer un diagnostic et un traitement adéquats, quel que soit votre état. Notez d'ailleurs le numéro des urgences : 112. Notez aussi qu'aucune des données et aucun des produits mentionnés dans cet ouvrage ne sont destinés à déceler, traiter, atténuer ou guérir une maladie, mais à accroître votre information. Ceux qui souhaitent en savoir plus trouveront à la fin du livre les références des études scientifiques évoquées, correspondant aux conseils proposés. Quelques-unes ayant été réalisées sur des quantités restreintes de populations, elles demanderaient à être complétées par des travaux de plus grande envergure ; d'autres n'ont, pour l'instant, été conduites que chez l'animal – mais il faut garder à l'esprit que les médicaments sont d'abord étudiés chez la souris avant de l'être chez l'homme, et que toutes ces études ouvrent des portes et des pistes de réflexion utiles. Dans la mesure où il n'y a aucun risque à appliquer les conseils issus de ces diverses recherches, vous pouvez donc les tester afin de vous faire votre propre opinion. Car une vérité demeure : la personne la plus à même de savoir ce que vous ressentez, c'est vous. Avec ce livre et les travaux qu'il évoque, forgez votre conviction pour déterminer ce qui vous fait du bien : vous y trouverez le meilleur pour votre santé.

Prologue

La force secrète du nouveau jeûne

Le jeûne séquentiel permet de remonter l'horloge du temps biologique et immunitaire. Ce n'est pas une épreuve ni une pénitence mais, bien au contraire, des vacances métaboliques que vous offrez à votre organisme. Ni contraignant ni synonyme de frustration, il crée une nouvelle source d'énergie au quotidien.

Le jeûne ne se résume pas uniquement à une façon de se nourrir. Son pouvoir va bien au-delà. C'est une démarche nouvelle et bien plus large que je vous propose dans ce livre. Le jeûne répond au principe de l'hormèse, que Nietzsche a résumé en une phrase : « Ce qui ne nous tue pas nous rend plus forts. » Un manque, un stress biologique, ou encore un changement de rythme mobilisent nos systèmes de défense immunitaire et de régénération cellulaire.

La nouvelle forme de jeûne que je vous invite à explorer dans ce livre prend en compte les découvertes scientifiques les plus récentes, et vous verrez que les conclusions sont étonnantes. Les bénéfices du jeûne séquentiel sont beaucoup plus nombreux qu'on ne le pensait jusqu'à présent. Ainsi, on s'est par exemple aperçu que nous vieillissions par les intestins. En 2023, on a même découvert que l'on pouvait rajeunir ces derniers. En cinq jours, l'organisme reconstitue complètement la surface de cet organe, sa «tapisserie». Chez ceux qui pratiquent le jeûne séquentiel, les résultats ont montré l'apparition de nouvelles espèces protectrices au niveau de la flore intestinale. Ce mode d'alimentation permet donc de faire le ménage dans votre maison intérieure pour ne pas l'user prématurément.

La montée d'hormone de croissance anti-âge qu'il déclenche est peut-être l'une des explications. C'est un premier éclairage pour comprendre le mystère de la jeunesse qui émane de ceux qui le pratiquent au quotidien. Une jeunesse qui ne se traduit pas seulement par un visage rayonnant, mais par bien d'autres choses. Le jeûne séquentiel ravive l'éclat intérieur pour donner à la peau un teint lumineux. Il active notre pharmacie intérieure pour produire une petite molécule très puissante appelée BDNF (*brain-derived neurotrophic factor*). Celle-ci a le pouvoir d'augmenter l'acuité cérébrale, la rapidité de penser, la mémoire et la sensation de bonheur. L'augmentation du score du bonheur allonge d'ailleurs la durée de vie heureuse de 9%. Une molécule essentielle, donc, pour une bonne énergie cérébrale, génératrice de joie de vivre.

Grâce au jeûne, on bouge mieux, aussi, c'est une évidence. Vous pouvez accéder facilement à cette source de jouvence et juger par vous-même de ses bienfaits. Vous êtes le seul et le meilleur juge de ce qui vous fait du bien. Personne ne peut se glisser à l'intérieur de vous-même pour décider à votre place. Si vous n'avez jamais essayé la pratique du jeûne séquentiel, tentez l'expérience en pensant à bien vous hydrater tout du long, avec des boissons ne contenant aucune calorie. Vous offrirez ainsi de petites vacances à votre tube digestif qui pourra souffler, le temps de se réparer et de se régénérer.

Le jeûne séquentiel permet de prendre le recul nécessaire pour penser à la façon dont vous vous alimentez tous les jours, savoir si vous avez réellement faim lorsque vous passez à table, et découvrir si vous mangez ou non par habitude, pour faire plaisir aux autres. Les aliments ne sont pas seulement des glucides, des lipides ou des protéines apportant des calories, ce sont des informations qui permettent à votre ADN d'activer les gènes protecteurs et de réduire les mauvais au silence. C'est le principe de l'épigénétique, autrement dit l'hérédité au-delà de nos gènes. Cette discipline récompensée par un prix Nobel montre l'influence essentielle de l'environnement sur notre patrimoine génétique. Ce que nous mangeons joue un rôle déterminant dans l'élaboration de notre code génétique. Prenez le temps d'écouter vos besoins : lorsque vous passez à table, vous ne ressentez pas forcément une faim réelle. Je vous propose de laisser s'exprimer votre libre arbitre et de vous nourrir uniquement quand vous en ressentez le besoin.

Le jeûne ne sera plus un problème, mais une évidence pour vous, qui vous aidera à vous dépasser et à révéler la force des ressources qui sont en vous.

Faites jeûner votre cerveau, vous lui offrirez un très beau cadeau

Le jeûne concerne également le cerveau, et s'exprime dans ce cas par le lâcher-prise.

Toutes les religions intègrent le jeûne et la spiritualité pour tracer la voie de la santé et de la vie heureuse. Elles nous aident à découvrir comment mobiliser nos puissances intérieures pour nous protéger. En décryptant les signaux du corps, on découvre qu'il ne s'agit pas seulement de pratiquer le jeûne alimentaire, mais que les choses vont bien au-delà. Chaque jour de repos est un jeûne du cerveau, pour lâcher prise et se régénérer physiquement et spirituellement. Jeûner, d'une certaine façon, c'est prier pour la santé de son cerveau et de son corps, et vivre en harmonie avec les lois de la nature. Le jeûne est ainsi un langage du corps et de l'esprit permettant de rajeunir. C'est notre accès privilégié à notre part d'éternité.

Notre cerveau contient 80 milliards de cellules nerveuses, soit presque autant qu'il y a d'étoiles dans l'univers. C'est l'ordinateur le plus puissant du monde. Il peut devenir encore plus performant avec le jeûne séquentiel. Pensez à votre acuité cérébrale à jeun ou après un repas lourd : c'est une évidence. Le jeûne nous donne le pouvoir d'utiliser notre énergie de la façon la plus efficace qui soit. Notre puissance cérébrale est notre ange gardien ; elle active le système immunitaire, sans lequel nous mourrons.

Comme je l'ai dit, le jeûne du cerveau, c'est le lâcher-prise. Le stress, au contraire, raccourcit l'espérance de vie. Il n'y a pas de médicament pour lâcher prise. Les substances telles que l'alcool ou les drogues, consommées en excès, agissent comme des leurres toxiques de courte durée et qui ruinent la santé. Et pourtant, le lâcher-prise est vital. Je vous propose dans ce livre de jouer, de vous amuser pour retrouver votre capital jeunesse grâce à des techniques étudiées scientifiquement et qui ont fait la preuve de leur efficacité sur la santé.

La sexualité, elle aussi, peut bénéficier de ces effets, quand des couples découvrent ou redécouvrent le jeu. Cela stimule le système parasympathique, qui active le lâcher-prise. La pratique du tantrisme, dans la philosophie indienne, va encore plus loin dans cette direction et permet d'accéder à une sexualité paradisiaque.

L'activité physique est clé pour la santé et s'inscrit là encore dans une autre dimension du jeûne. Pour que notre capital musculaire ne fonde pas comme neige au soleil, il faut l'entretenir. Nous possédons tous 639 muscles. Certains groupes musculaires devant se reposer tandis que d'autres travaillent, on peut parler d'un « jeûne » musculaire.

En ce qui concerne l'hygiène et la prévention des maladies infectieuses, ce sont les vaccins qui illustrent le mieux l'hormèse. Une petite dose d'un extrait de pathogène provoque une légère fièvre, mais immunise contre la maladie en question.

Le jeûne fonctionne selon le même principe ; ce n'est pas un phénomène de mode, mais une méthode d'alimentation saine et pleine de bon sens qui existe chez les humains depuis plus de 2 millions d'années. Or les traditions ont été bouleversées depuis soixante ans, occasionnant une flambée de l'obésité et du cortège de maladies associées. Aujourd'hui, trop de personnes meurent prématurément des conséquences de la surcharge pondérale. Notre métabolisme n'a pas la capacité de s'adapter aux déluges caloriques qui lui sont proposés trois fois par jour. Rien ne se perd, tout se transforme : si je mange trop, je crée de l'inflammation liée à l'excès d'aliments à digérer. C'est comme un automobiliste qui appuierait tout le temps sur l'accélérateur. En usant prématurément le véhicule, celui-ci s'abîmerait trop vite et serait difficile à revendre. Ne devenez pas cette occasion dont personne ne veut.

Le pouvoir du jeûne, c'est de constituer une véritable source de jouvence, une potion secrète de longévité qui nous a été transmise par nos ancêtres. C'est notre talisman. En le pratiquant, vous produirez des miracles pour votre santé. Dans ce livre, je souhaite vous faire découvrir toutes ses dimensions pour une vie longue, heureuse et en bonne santé.

Avant-propos

L'espoir du vaccin anti-âge avec rappels

Des chercheurs japonais viennent de franchir la première étape du développement d'un vaccin pharmaceutique anti-âge, qu'ils ont testé chez la souris.

Le principe général des vaccins est simple. Il consiste à stimuler le système immunitaire pour l'inciter à se défendre contre une maladie. Le vaccin élaboré par les chercheurs japonais a pour cible le vieillissement et les pathologies associées, et vise à détruire les cellules anciennes ou malades dont le corps n'arrive plus à se débarrasser avec les années. Ces cellules « zombies » sont vectrices d'inflammation, de cancers potentiels et de dégénérescence. Les premiers essais sont très prometteurs et ouvrent des perspectives passionnantes pour la durée de vie.

Comme je l'ai mentionné dans le prologue de ce livre, l'hormèse consiste à stimuler les défenses naturelles de l'organisme par l'administration d'une faible dose d'un agent générateur de stress biologique. Autrement dit, il suffit de soumettre son organisme à un épisode ponctuel de stress biologique inhabituel afin que celui-ci mobilise ses défenses. Il peut s'agir d'une douche froide pendant 2 à 3 minutes, d'une exposition à la chaleur durant un quart d'heure dans un sauna, ou encore d'un effort musculaire intense d'une minute répété quatre fois.

Le jeûne séquentiel et la restriction calorique s'avèrent extrêmement efficaces dans les phénomènes d'hormèse. En mettant notre corps en situation de manque de nutriments, on l'oblige à se défendre en activant les gènes de longévité qui sommeillaient en lui. Pour obtenir des résultats significatifs, il faut, à un moment donné, accepter d'avoir faim. Une faim ponctuelle ressentie pendant une heure fait du bien. Il faut apprendre à l'apprivoiser comme une source de bien-être, et non pas la considérer comme une calamité. Nous sécrétons alors de la ghréline, hormone de l'appétit, dont les recherches ont montré qu'elle stimule notre immunité. Ces situations de contrainte ponctuelle libèrent donc nos défenses et génèrent une énergie nouvelle. Sans cette adversité transitoire, nous n'exprimons pas notre potentiel santé.

Cela n'a cependant rien à voir avec un stress continu qui, lui, fait vieillir, ni avec une absence totale de stress qui fait mourir plus vite, comme l'ont montré des scientifiques allemands. C'est la bonne dose de stress qui fonctionne. Il faut oser sortir de sa zone de confort pour renforcer sa santé et gagner ainsi des années de vie en bonne santé. Il s'agit d'un stress positif; lorsque le corps ne subit aucune tension, il dévie. Par exemple, les muscles fondent, le cerveau s'atrophie ; ou, à l'inverse, le système immunitaire s'emballe et s'attaque aux mauvaises cibles. Seul un stress positif et adéquat permet au corps de se maintenir dans un état de fonctionnement optimal. N'est-ce pas ce que chacun de nous recherche ?

I

JEÛNE SÉQUENTIEL, LES CLÉS DE LA RÉUSSITE

Pratiquer le jeûne séquentiel est une question de bon sens, illustrée par un vieux proverbe : « Qui veut aller loin ménage sa monture. » Aujourd'hui, dans les sociétés occidentales, on ne meurt plus de faim ou de carences, mais de maladies liées à la suralimentation. Nous devons vivre le plus longtemps possible avec les pièces d'origine que sont nos organes. Je fais souvent cette comparaison entre le corps humain et les automobiles : connaissez-vous beaucoup de gens qui roulent tous les jours depuis cinquante ans avec un véhicule encore constitué de ses pièces d'origine ? Impossible, et pourtant, celles-ci sont en acier…

La digestion mobilise dix organes, dont le foie, la vésicule biliaire, les intestins, l'estomac et le pancréas, sans compter le nombre impressionnant d'hormones et d'enzymes que le corps doit produire. C'est une véritable usine qu'il faut faire tourner. Cette dernière absorbe non seulement les bons nutriments, mais doit trier les éléments néfastes pour le corps et les éliminer.

Si vous n'êtes pas sujet à l'hypoglycémie, et sans contre-indication de votre médecin traitant, tentez l'expérience du jeûne séquentiel. Vous apprendrez à mieux vous connaître au niveau métabolique et physiologique. Vous découvrirez comment vous nourrir en fonction de vos besoins réels, en harmonie avec votre santé. L'énergie ressentie grâce au jeûne sera un bon indice pour vous orienter. Vous mangerez non plus parce que c'est l'heure, pour faire comme tout le monde, mais selon votre appétit. En accord avec votre rythme biologique, vous serez libre. C'est le plus grand des luxes.

N'usez pas prématurément votre corps en le faisant vieillir trop vite

Toutes les 3 minutes, sans que nous nous en rendions compte, nos parois intestinales se contractent pour pousser le bol alimentaire vers la sortie, tout en mixant les aliments et en les poussant dans les villosités intestinales afin qu'ils soient correctement assimilés. Jusqu'à 95 % des nutriments (glucides, lipides, protéines, vitamines, minéraux...) sont absorbés dans l'intestin grêle lors de la digestion. Une partie des fibres alimentaires et des résidus non digestibles sera évacuée dans les selles. On comprend facilement pourquoi, quand on mange trop, on prend du poids tout en usant prématurément son corps.

Il faut beaucoup d'énergie pour faire tourner cette centrale qu'est le système digestif. Lors de la digestion d'un repas copieux, on a chaud et on se sent fatigué. Notre organisme est occupé à gérer cet afflux alimentaire au lieu de se consacrer à la réparation d'éventuels dégâts cellulaires. Comme je l'ai déjà souligné, tout se passe comme si, dans une vie, nous avions un nombre limité de repas à prendre. En supprimant au moins un repas par jour, le jeûne séquentiel donne le tempo de notre horloge digestive et physiologique.

Des études ont mis ce phénomène en évidence chez les souris. La restriction calorique, appliquée au bon moment de la journée, majore la durée de vie de 35 %. Cette restriction doit correspondre en moyenne à une baisse des apports quotidiens de 30 %, ce qui implique de rester vigilant quant au respect de l'équilibre alimentaire et des besoins nutritionnels.

De la liberté de manger selon son propre rythme biologique au jeûne séquentiel, il n'y a qu'un pas. Je vais vous aider à retrouver votre indépendance, à rompre ce cercle vicieux qui consiste à «manger sans faim» pour de mauvaises raisons, et à mettre ainsi votre santé en péril parce que votre entourage ou vos habitudes vous y contraignent. Il faut savoir dire non pour protéger son espace de vie. Imaginez que vous passez en voiture devant des stations essence, et que vous vous arrêtez à chaque fois pour faire le plein alors que votre réservoir est encore quasiment rempli. Manger sans faim est tout aussi absurde.

Le bénéfice majeur du jeûne séquentiel pour la santé réside dans le mécanisme de l'hormèse, que j'ai déjà explicité. Priver momentanément l'organisme de nourriture revient à l'exposer à un stress modéré qui le force à stimuler ses défenses. Le manque ponctuel de nutriments déclenche une alarme de sécurité. Le corps réagit en puisant de l'énergie dans les cellules elles-mêmes ; plutôt que de consommer le sucre disponible, celles-ci vont digérer leur propre surplus ainsi que des éléments organiques non essentiels et de mauvaise qualité. Ces derniers sont responsables de nombreuses maladies et d'inflammations. Ainsi, en jeûnant, on force nos cellules à s'autonettoyer.

Imaginez un voilier de la marine de guerre au XVIIIe siècle : l'*Hermione*, 32 canons et 74 hommes d'équipage. En cas d'affrontement, il faut que le bateau soit le plus léger et le plus rapide possible. Les hommes doivent être derrière les canons, prêts à tirer, vigilants. Leur vie en dépend.

Pour le jeûne séquentiel, c'est la même chose. Face à une menace telle que la privation temporaire de nourriture, le corps réagit, entre autres, par la sécrétion de BDNF, cette molécule bénéfique qui augmente l'acuité cérébrale, la rapidité intellectuelle et la mémoire. Dans le cas du navire, les tonneaux vides passent par-dessus bord avec tout ce qui est endommagé et ne sert à rien. C'est le grand ménage. Notre organisme réagit de la même façon en éliminant les cellules endommagées, sources d'inflammations et de maladies. Grâce à un chercheur japonais récompensé par le prix Nobel, nous connaissons désormais beaucoup mieux ce phénomène vital qui s'appelle l'autophagie.

Réapprendre à avoir faim

Lorsque la sensation de faim s'annonce, nous sécrétons de la ghréline, qui est l'hormone de l'appétit. Cette hormone booste justement l'autophagie. Autrement dit, accepter d'avoir faim pendant une heure est bon pour la santé. Essayez, vous verrez que ce n'est pas si difficile ; c'est déjà une première étape vers le jeûne. À notre époque, le fait d'avoir faim est vécu par beaucoup de gens comme une urgence, un drame, une calamité. « J'ai faim, il faut vite que je mange quelque chose. » Nous sommes devenus des bébés qui hurlent s'ils n'ont pas leur tétée tout de suite, à la différence que le bébé grandit tous les jours ; pas nous. Le carburant en excès nous détruit à petit feu.

La prochaine fois que vous aurez faim, apprenez à apprivoiser cette sensation pour vous en faire une alliée qui vous veut du bien. Dites-vous que c'est une petite cure pour booster votre immunité et votre niveau d'énergie. Posez-vous la question suivante : ai-je faim par habitude ? Est-ce que je me contente d'accepter l'heure à laquelle mes collègues s'attablent ? Apprenez à reconnaître votre appétit réel : d'où provient cette sensation ? Du ventre, de la bouche, des yeux, du toucher. Écoutez les messages que vous envoie votre corps afin de mieux décrypter ses véritables désirs. Vous ne vivrez plus du tout les fringales de la même façon. Vous deviendrez plus fort. La puissance de votre mental renforcera à la fois votre estime de vous et votre santé. Lorsque vous sentirez les premiers signes de la faim se manifester, je vous recommande de boire deux grands verres d'eau. Vous verrez que cela facilite grandement la poursuite du jeûne.

Nos ennemis de tous les jours sont les virus et les cellules cancéreuses qui menacent quotidiennement notre organisme. Le stress positif généré par le jeûne augmente la capacité de réaction du corps face à ces intrus. C'est une séance d'entraînement actif pour le système immunitaire.

C'est essentiel, car plus nous avançons en âge, plus notre immunité s'affaiblit. Il n'existe à ce jour aucun médicament sur terre pour renforcer ou maintenir cette dernière. Or nous savons tous que la chute des défenses immunitaires, qui s'accélère après 40 ans, favorise la survenue de pathologies comme les cancers ou la maladie d'Alzheimer. Une bonne immunité, c'est le Graal pour vivre longtemps en bonne santé. Nous n'avons pas de traitements pour la renforcer, mais notre mode de vie agit de façon considérable sur son maintien. Le jeûne séquentiel fait partie de notre arsenal de défense. Il permet de lutter contre notre obsolescence programmée en laissant au corps le temps de se régénérer et de se réparer. Il réactive une mémoire biologique ancienne qui nous protège. D'ailleurs, toutes les religions du monde parlent du jeûne comme pour nous adresser un message émanant de la nuit des temps.

Le jeûne séquentiel fait-il maigrir ?

Saviez-vous que nous possédons exactement le même ADN que nos ancêtres d'il y a dix mille ans ? À l'époque, la nourriture était rare. Le code génétique humain a dû se modifier pour que la survie de l'espèce soit assurée. Les individus devaient, à partir d'un minimum d'apports caloriques, déployer le plus d'énergie possible pour courir et se défendre. Notre corps a ainsi appris au fil des siècles à gérer le manque, mais pas l'excès. Depuis presque soixante-dix ans, nous faisons face à une abondance alimentaire qui provoque une flambée sans précédent de l'obésité. Cet excès de nourriture avalé tout au long de la journée agit comme un poison lent qui augmente le poids, et les conséquences peuvent aller jusqu'à la mort.

Le secret de la bonne santé, de notre vitalité et de notre poids de forme est enfoui dans l'ADN que nos aïeux nous ont légué. Le jeûne séquentiel offre au corps la possibilité de se réinitialiser, de se reprogrammer. Il active les gènes protecteurs que nous avons reçus en héritage, mais qui sont totalement endormis, et nous donne ainsi toutes les chances de rester minces et de nous autoguérir. Il permet d'éliminer les cellules zombies sénescentes, vieilles ou malades, qui sécrètent des substances inflammatoires et sont source de maladies. L'obésité est précisément une maladie inflammatoire, qui se traduit par la présence accrue de molécules néfastes (l'IL6, le facteur de nécrose tumorale TNF alpha...) dans le sang. Le jeûne séquentiel agit comme un pompier luttant contre cette inflammation. Quand je reçois en consultation une personne en excès de poids, je lui propose comme objectif de retrouver la corpulence qu'elle avait à 20 ans, âge de la pleine forme et de la vitalité. Alors, pourquoi ne pas jeûner pour mieux atteindre ce but ? Le jeûne séquentiel stimule la régénération des cellules souches de l'organisme. Ces cellules réparent à leur tour d'autres cellules. Elles sont la mémoire de notre jeunesse. Plus leur état est bon, plus nous rajeunissons. Le jeûne séquentiel agit donc comme un formidable outil pour retrouver son poids de jeunesse tout en rajeunissant de l'intérieur.

De nombreuses études ont été réalisées pour élucider l'impact du jeûne séquentiel sur le poids. Les quinze études les plus significatives ont noté un lien entre ce mode d'alimentation et une perte de poids durable. La fonte des kilos n'est alors pas due à un effet yo-yo éphémère, mais s'inscrit dans le temps. Les pertes sont comprises entre 3,7 kilos et 5,6 kilos selon les types de population étudiés. Pendant les périodes de jeûne, l'organisme brûle des graisses du fait de l'absence de nourriture, et optimise son métabolisme tout en diminuant l'inflammation.

Le jeûne séquentiel permet donc de réparer les systèmes biologiques de l'intérieur, et aide à mieux éliminer.

Ces données physiologiques illustrent le rôle du jeûne séquentiel dans la lutte contre la surcharge pondérale. Ce mode d'alimentation ouvre sur une meilleure écoute des signaux du corps et incite à ne manger que lorsque c'est nécessaire. C'est la voie vers l'émergence des intuitions originelles sur ce qui fait réellement du bien au corps.

Opter pour le jeûne séquentiel, c'est se libérer des contraintes invisibles qui poussent à s'alimenter en dehors des besoins. Vous construirez alors l'alliance fondatrice entre votre physiologie et votre santé, qui formera votre nouvelle identité biologique.

Comment réussir à tenir ?

Très souvent, on me demande comment faire pour tenir, et passer de trois repas par jour à deux seulement. Les inquiétudes sont toujours les mêmes : « Je vais avoir trop faim, je ne vais pas résister, je serai fatigué... »

L'envie de pratiquer le jeûne pour bénéficier de ses bienfaits est commune à beaucoup de gens, mais la peur de ne pas maîtriser ses pulsions alimentaires primaires, comme la faim, l'envie de se mettre à table ou de grignoter, est un frein puissant. L'esprit devient l'esclave du corps, qui s'affranchit de toute contrainte pour satisfaire des besoins immédiats. La faim, dans la mémoire universelle, est vécue comme une calamité absolue. Elle est associée à tous les maux, à la misère, et même à la famine qui peut conduire à la mort. C'est inscrit dans nos schémas mentaux depuis le début de l'humanité. Les adages reflètent cette crainte universelle : l'idée de « gagner son pain quotidien », par exemple, insiste sur le caractère fondamental de la sécurité alimentaire. Mais si nos ancêtres ont dû lutter pour se nourrir, aujourd'hui, dans les pays industrialisés, ce n'est plus nécessaire. Il faut gérer l'inverse, à savoir l'excès permanent de nourriture, qui tue par le cortège de maladies qui en découlent.

Se libérer de ses pulsions alimentaires nocives pour la santé n'est pas forcément qu'une question de volonté. Éloignez toute notion de culpabilité. Si vous n'avez pas spontanément faim, vous n'aurez aucun effort à fournir pour pratiquer le jeûne séquentiel. Cela vous semblera une évidence.

Une hydratation régulière est essentielle avant et pendant le jeûne, avec de l'eau plate ou gazeuse, du thé ou du café léger, ou encore des tisanes, dont certaines offrent naturellement un effet coupe-faim très efficace. C'est une des clés de la réussite du jeûne séquentiel.

Le syndrome de la première chips

Parfois, l'envie de manger ressemble au réflexe qui pousse à se gratter la peau quand ça démange.

Le sel figure parmi les facteurs qui font monter l'appétit en flèche. Vous avez sûrement remarqué, au restaurant, les petits cadeaux que l'on vous offre à votre arrivée pour vous faire patienter. Ils ont un point commun : leur forte teneur en sel. Amandes, cacahuètes, noix, olives, tranches de saucisson, chips… sans vous en rendre compte, vous allez avaler « juste pour patienter » la quantité de sel maximale à ne pas dépasser en une journée, voire en une semaine. C'est ce que j'appelle le syndrome de la première chips. On a tous connu cette sensation de ne pas pouvoir s'arrêter après la première chips, alors qu'on s'était promis d'en prendre « rien qu'une seule ». Impossible de résister. Le goût du sel vous conduit à vider le bol.

Cette tendance à manger à outrance serait-elle inscrite dans nos gènes ancestraux ? Il est possible que le syndrome de la première chips réveille un mécanisme enfoui en nous. Plus la quantité de sel ingérée est importante, plus l'appétit monte en flèche.

L'excès de sel est associé à de nombreuses maladies, dont l'hypertension artérielle, qui touche en France 17 millions de personnes – dont la moitié ignorent d'ailleurs en souffrir. L'hypertension est souvent découverte après un AVC ou un infarctus qu'elle a contribué à causer. Le sel est de plus un facteur de risque connu des cancers de l'estomac et de la sclérose en plaques. Il réduit aussi les capacités du système immunitaire. Selon l'Organisation mondiale de la santé (OMS), la quantité de sel à ne pas dépasser chaque jour est de 5 grammes. Pour ne pas franchir cette ligne rouge, il faut veiller à réduire notre consommation d'aliments à teneur élevée en sodium. Pour mémoire, une assiette de soupe industrielle de 300 grammes apporte déjà 2,5 grammes de sel, et 100 grammes de biscuits apéritifs en contiennent jusqu'à 4 grammes. Les charcuteries sont très riches en sel ; ainsi, avec trois petites rondelles de saucisson, on atteint déjà 1 gramme… La teneur en sodium des poissons fumés est également très élevée : une petite tranche de saumon fumé en contient au moins 1 gramme, et 10 olives, jusqu'à 3,5 grammes. Les fromages tels que la feta, le parmesan, la mimolette, le bleu d'Auvergne ou le roquefort sont eux aussi à consommer avec modération. Enfin, le record du menu le plus salé est souvent détenu par les restaurants japonais. Un plat de sushis accompagné de 4 centilitres de sauce soja apporte déjà 7 g de sel. Si l'on ajoute à cette addition « salée » un petit bol de soupe miso, on consomme encore 5 grammes de sel supplémentaires, soit, en un seul repas, plus de deux fois la dose journalière recommandée. Le Japon détient d'ailleurs le record du monde de la fréquence des cancers de l'estomac.

Vous l'aurez compris, les aliments préparés contiennent déjà du sel, et beaucoup, pour certains. Il est donc important de ne pas en rajouter, et de toujours goûter son plat avant de s'emparer de la salière par réflexe. Une étude en 2023 n'a-t-elle pas montré que les personnes qui n'ajoutaient jamais de sel avaient 18 % de troubles du rythme cardiaque de type fibrillation auriculaire, vectrices d'AVC, de moins que les autres ?

La cuisine qui soigne

Comment donner du goût aux aliments sans saler à outrance ? De nombreuses civilisations n'utilisent pas de sel dans leur cuisine, pourtant très savoureuse. Pour rester classique, il y a bien sûr les oignons, les échalotes, le gingembre et les herbes aromatiques comme le basilic, la menthe ou encore l'estragon…

En ce qui me concerne, j'ai été fasciné par Oman, un pays où les épices sont traditionnellement utilisées en de savants mélanges de saveurs, de couleurs et d'odeurs. Ces recettes transmises au fil des siècles forment une longue tradition culinaire, visant à la fois le meilleur goût pour chaque plat et les bénéfices associés en matière de santé. Nous avons beaucoup à apprendre de cette cuisine savoureuse qui recherche l'optimisation neurosensorielle tout en respectant la santé. Dans ce petit État, la sensibilité aux odeurs est d'ailleurs telle que l'encens occupe une place très importante au sein des foyers.

Je me suis rendu sur place pour découvrir ces traditions culinaires orales et en tirer des leçons. On ne peut pas parler de ce que l'on ne connaît pas ni de ce que l'on n'a pas vécu. Il faut se mêler aux gens du pays pour mieux les découvrir et comprendre.

Les plats de la cuisine locale contiennent des aliments classiques. Par exemple, le *majboos* est composé de riz, de poulet et de légumes, mais aussi d'un délicieux mélange d'épices : clou de girofle, cannelle, cardamome, laurier, poivre noir, safran, noix de muscade, citron vert… D'autres recettes font appel au curcuma et à la coriandre.

Certaines de ces épices sont de précieux atouts santé. Ainsi, quelques grains de cardamome glissés dans une tasse de café sans sucre font oublier l'envie de prendre un dessert. La cardamome aurait des propriétés antioxydantes et diurétiques, et abaisserait la tension artérielle tout en prévenant certains cancers. Elle a aussi des effets anti-inflammatoires, antispasmodiques et aide à une bonne digestion ainsi qu'au maintien d'une haleine fraîche.

Le poivre, issu des arbres à poivre que l'on trouve en grand nombre à Oman, a de multiples propriétés : la pipérine qu'il contient a une action anti-inflammatoire, limite les ballonnements et stimule le transit. Associé au curcuma, il en décuple les effets sur la digestion. Le curcuma a des propriétés anti-inflammatoires dont bénéficient les intestins, mais aussi l'estomac.

La cannelle, quant à elle, retarde la vidange gastrique, ce qui génère une satiété meilleure et plus durable après un repas. L'estomac étant plein plus longtemps, on a moins envie de grignoter. Les clous de girofle auraient également la particularité d'aider à lutter contre la surcharge pondérale par leur effet coupe-faim. Sucez des clous de girofle avant un repas, et vous ressentirez cet effet inattendu.

Enfin, la noix muscade aurait pour propriété d'apaiser l'aérophagie, les spasmes intestinaux et les flatulences, en plus de son action anti-inflammatoire. C'est une épice puissante qu'il faut utiliser avec modération, car un surdosage risque d'entraîner des troubles du comportement.

Ce savoir ancestral traduit non seulement la volonté d'apporter aux plats un goût meilleur, mais aussi celle de prendre soin du bien-être digestif. Combien de fois avez-vous ressenti une fatigue anormale causée par une digestion lente et difficile après un repas ? Vous dépensez alors votre énergie pour compenser l'inflammation digestive qui nuit à votre santé et ouvre la porte à de trop nombreuses maladies. La cuisine d'Oman offre au contraire, par la conjugaison d'épices qui fait sa spécificité, un baume intestinal protecteur, tout en aidant à réguler l'appétit avec intelligence et sans frustration.

Une alimentation saine, en plus de favoriser le bien-être digestif, a un impact au niveau cérébral. L'axe cerveau-nerf vague-intestin représente le socle de cette liaison. Des scientifiques ont montré que les pulsions alimentaires orientées vers le sucré et le gras, qui nous poussent à compenser lorsque l'on se sent triste ou énervé, amplifient le mal-être ressenti. Des adultes ayant une mauvaise alimentation observent une nette amélioration de leurs symptômes dépressifs lorsqu'ils adoptent une alimentation méditerranéenne saine, à base de légumes, de poissons, de fruits, d'huile d'olive et de noix. Ce type de régime riche en végétaux diminue de 22 % les risques de cancers intestinaux.

La durée idéale du jeûne séquentiel quotidien

« Je défie un ermite de jeûner sans donner un goût exquis à son eau claire et à ses légumes », disait Aldous Huxley. Et vous, avez-vous déjà remarqué, lors d'un épisode de jeûne, que votre haleine avait changé ? On appelle cette odeur l'haleine cétonique. Elle ressemble à celle d'une pomme trop mûre.

Pour bénéficier des bienfaits du jeûne séquentiel, le timing est important. Chaque organisme étant unique, la durée idéale du jeûne est variable d'un sujet à un autre. Quand vous sentirez, en soufflant dans vos mains, ce parfum de pomme trop mûre, cela indiquera le moment où vous commencerez à ressentir la sensation de faim. Les corps cétoniques sont libérés dans l'haleine, apportant la preuve que les graisses sont en train de brûler et que vous bénéficiez des effets du jeûne. À partir de là, vous pouvez vous mettre à table en toute sérénité.

Le critère qui vous aidera à prendre la bonne décision, c'est votre sensation de faim réelle. Si celle-ci persiste, vous pouvez savourer un bon repas. Cependant, il ne faut pas confondre la perception de la faim et celle de la soif. Si vous n'avez pas suffisamment bu pendant la durée du jeûne séquentiel, vous risquez de ressentir « un coup de pompe » lié à une déshydratation. Ainsi qu'un besoin de manger très vite ce que vous avez sous la main, pulsion difficile à contrôler. Pour autant, ici, le sujet n'est pas la faim mais la soif. Alors, faites ce test pour les distinguer : en prenant deux tasses de tisane, de thé ou deux grands verres d'eau, vous constaterez souvent un retour de la forme et de l'énergie, et ce, tout en maîtrisant avec sérénité vos apports alimentaires.

Vous pouvez aussi, en soufflant dans vos mains, sentir votre haleine pour savoir si vous y retrouvez l'odeur d'acétone particulière des corps cétoniques; mais cela reste approximatif. Toutefois, si vous placez bien vos mains pour former une coquille qui recouvre totalement le nez et la bouche, en soufflant fort et longtemps en une seule fois, vous aurez de bons indicateurs. Sachez, par exemple, que plus l'odeur sera forte, plus vous aurez brûlé de ces fameux corps cétoniques, témoins d'un jeûne séquentiel efficace. Il ne faut cependant pas confondre cette senteur avec la mauvaise haleine, liée à un mauvais état bucco-dentaire, qui nécessite, celui-ci, dès que possible une visite chez le dentiste.

Comme je l'ai dit, il existe de grandes différences d'un sujet à l'autre en matière de durée idéale du jeûne. Certains en obtiennent tous les bienfaits après seulement dix heures, d'autres doivent patienter vingt-deux heures. La durée proposée habituellement est de seize heures, mais il s'agit d'une durée moyenne théorique, d'une donnée médiane correspondant au plus grand nombre. L'énergie que vous ressentez, vos sensations de faim, l'odeur que vous pouvez percevoir dans votre haleine constituent autant de signaux qui aident à régler la durée du jeûne séquentiel. Une durée qui doit vous correspondre au mieux et qui permet de supprimer celui des trois repas qui ne vous frustrera pas.

Les sirtuines, les anges gardiens de notre jeunesse

Les sirtuines sont des enzymes très particulières que notre corps produit naturellement. En cas de jeûne ou de restriction calorique, elles activent des circuits précis pour permettre à nos cellules de tenir le coup en attendant le prochain repas. Ce stress alimentaire a pour conséquence de renforcer la structure des cellules, qui deviennent moins vulnérables. Les cellules, manquant de nutriments, réagissent en recyclant les éléments cellulaires abîmés et vieillis, générateurs de maladies. Comme nous l'avons déjà vu, c'est ce que l'on appelle l'autophagie, un mécanisme biologique dont le but est de se débarrasser des déchets toxiques.

L'impossibilité d'éliminer les vieilles cellules abîmées fait vieillir vite, et provoque des maladies mortelles. Psychologiquement, nous pouvons faire un parallèle : mieux vaut vivre intensément dans le présent, et ne pas ressasser le passé en boucle en se disant que c'était mieux avant. Mobilisons notre énergie vitale pour que notre temps soit valorisé, et plein de sensations nouvelles que l'on ose découvrir. C'est la routine qui provoque une accélération dans la perte des capacités cérébrales, ainsi que l'absence de nouveauté et d'apprentissage. Chaque fois que nous avançons vers des territoires inconnus, nous gagnons en puissance intellectuelle. Gardons aussi en mémoire que les individus optimistes vivent en moyenne sept ans de plus que les autres. Ils bénéficient d'une source d'énergie renouvelable pour le corps et l'esprit, qui rayonne autour d'eux. Ils sont beaucoup plus nombreux à vivre en bonne santé très longtemps. À force d'être jeunes, un jour, ils ont 100 ans.

Le temps est notre plus belle richesse, alors évitons de le gaspiller pour des choses qui n'en valent pas la peine. Apprenons à le valoriser, à le préserver et à le défendre, car c'est notre trésor. Fuyons ceux qui dévorent notre temps, les sangsues qui pompent notre énergie vitale et qui nous laissent vides et déprimés. Les gens dangereux, fuyez-les. Bien gérer son temps, c'est jouir d'un luxe invisible qui génère un bien-être secret et merveilleux. Rien à voir avec les faux luxes qu'on nous vend. C'est un luxe authentique, qui ne se mesure pas par l'argent dépensé. Vous pouvez vous l'offrir pour devenir plus heureux. En changeant votre perception du temps, vous aurez l'impression de vivre plus longtemps.

Lorsqu'on regarde les résultats d'une prise de sang, on s'aperçoit souvent qu'il existe une grande variabilité dans le spectre de ce que l'on définit comme la normale. C'est dans cet espace que beaucoup de choses se jouent. Parfois, il vaut mieux être proche du plancher ; dans d'autres cas, du sommet.

Les apports en protéines, par exemple, sont essentiels à la vie. Mais dans le cas de la méthionine, il en faut un minimum, pas plus. Chez les rongeurs, une dose limitée de méthionine augmente nettement l'espérance de vie en bonne santé. Les aliments qui en contiennent beaucoup sont globalement les viandes, les fromages et les poissons. Il ne s'agit pas de les bannir, mais d'en manger moins. La noix du brésil est trois fois plus riche en méthionine que les amandes. Pour mémoire, manger l'enveloppe des amandes augmente le péristaltisme intestinal et permet de lutter contre la constipation. Dans une portion de thon, il y a 17 fois plus de méthionine que dans une portion de coquilles Saint-Jacques. Deux tranches de jambon couvrent l'apport journalier nécessaire.$Les végétariens ne consommant pas de produits d'origine animale, ils absorbent de ce fait peu de méthionine au quotidien. Des analyses montrent que les gros consommateurs de protéines animales multiplient par quatre les risques de cancer par rapport à ceux qui en consomment peu. L'excès de méthionine est peut-être à l'origine de ces résultats. Il a été noté qu'une alimentation réduite en méthionine et en cystéine augmentait la production de sulfure d'hydrogène, un gaz à l'odeur d'œuf pourri et qui peut donner des flatulences. Ce gaz est bénéfique pour la santé et contribuerait à la prévention du vieillissement. Les brocolis sont une source de sulfure d'hydrogène, ce qui explique peut-être ses effets dans la prévention de certains cancers. Le resvératrol, que l'on trouve dans le raisin, les mûres, le chocolat noir à plus de 85 %, le vin rouge et les cacahuètes, stimule également la production de sirtuines.

Deux repas au lieu de trois

Le jeûne séquentiel active les gènes réparateurs qui s'expriment en cas de manque de nutriments. En cinquante-deux jours de pratique quotidienne, autrement dit en passant à deux repas par jour, on constate des effets bénéfiques comparables à une cure de jouvence.

À la question de savoir quel repas éliminer, des chercheurs ont répondu en mettant en avant une piste nouvelle. Ils ont testé une restriction calorique de 30 % sur la ration quotidienne d'une population de souris. L'étude a montré que les résultats différaient selon l'heure des repas. La restriction calorique avec accès libre à de la nourriture 24 heures sur 24 n'augmente la longévité que de 10 %. Si l'apport calorique est associé à une période de jeûne correspondant seulement à la phase de sommeil, la durée de vie est augmentée de 20 %. En revanche, si le même apport restreint en calories est associé à une période de jeûne effectuée pendant la journée, le bénéfice en matière de longévité est de 40 %.

30 % de calories en moins, 20 % de vie en plus

Réduire ses apports alimentaires, c'est plus facile à dire qu'à faire. Les tentations sont grandes, et il n'est pas simple de résister à l'envie d'avaler plus de nourriture que nécessaire. Or même avec deux repas par jour, on peut se retrouver en excès calorique.

L'augmentation de la durée de vie en bonne santé est un enjeu qui en vaut la peine. Imaginez deux lampes électriques à piles, dont l'une fonctionnerait à sa puissance maximale seize heures par jour et l'autre, à sa puissance minimale huit heures par jour. L'une s'éteindra rapidement, quand l'autre continuera à vous éclairer longtemps. Elle durera même deux fois plus. C'est ce qui se passe avec les repas. Trois portions copieuses en seize heures nécessitent toute notre énergie pour être digérées et assimilées. Comme n'importe quelle machine, l'organisme s'use avec le temps. Des pièces finissent par lâcher ; chez les humains, ce sont les organes, et nous ne disposons généralement pas de pièces détachées.

Commencez toujours vos repas par deux grands verres d'eau plate ou gazeuse afin de ne pas confondre la faim et la soif. Évitez les produits qui stimulent l'appétit, comme le sel. Pour mémoire, des études ont montré que les restaurants « à ambiance », où il fait sombre avec beaucoup de musique et de bruit, conditionnent les clients à boire et à manger davantage. Quand vous le pouvez, commencez par manger un avocat, qui agit comme un amortisseur et offre une bonne satiété. Surtout, ne salez pas. Pensez à poser vos couverts quand vous arrivez à la moitié de chaque plat, et attendez cinq vraies minutes avant de poursuivre votre repas. Vous éduquerez ainsi le centre de la satiété qui se situe dans le cerveau.

Notre santé est étroitement liée à ce que nous mettons dans notre assiette et au timing des repas. Plus nous usons notre organisme à digérer les excès, plus nous accélérons son vieillissement prématuré et raccourcissons notre espérance de vie. C'est vraiment du gâchis, surtout si le plaisir n'est pas au rendez-vous. Ces pseudo-plaisirs éphémères compromettent tellement la santé...

Vous pouvez donner plus de joie et de relief à votre vie sans vous détruire. Vous avez la capacité d'amplifier vos sensations autrement, avec une plus belle intensité. N'allez tout de même pas jusqu'à la réduction calorique extrême, comme l'ont fait les moines du monastère d'Alcobaça au Portugal qui, en 1178, construisirent une porte de 2 mètres de haut sur 32 centimètres de large pour accéder aux cuisines. Cette porte, considérée comme la plus étroite au monde, se nommait *pega gordo*, terme correspondant à la « porte du gras ». Ce n'était pas une erreur d'architecture, mais une façon de ne pas laisser les moines qui avaient trop grossi accéder aux cuisines. Il était interdit de manger en dehors de cette pièce. Le but était de punir le péché de gourmandise. Rappelons que les aliments riches en graisses saturées influent négativement sur le système de défense immunitaire en l'affaiblissant.

La restriction calorique a largement montré son efficacité dans l'augmentation de la longévité des animaux, par exemple les lémuriens, chez qui cette pratique accroît la durée de vie en bonne santé de 50 %. Mais, jusqu'à récemment, nous manquions d'éléments robustes pour démontrer la même chose chez les humains.

« Un petit pas pour votre nutrition,
un grand pas pour votre espérance de vie »

En 2022, des chercheurs américains ont apporté la preuve que manger moins permet de vivre plus vieux en bonne santé. Pour cela, ils ont suivi deux cents sujets pendant deux ans, en leur proposant de réduire leurs portions habituelles de manière à abaisser de 14 % seulement leurs apports alimentaires par rapport à un groupe témoin. Ils ont alors eu la surprise de constater que cette restriction calorique légère avait un impact visible au niveau du système de défense immunitaire. C'est une découverte essentielle, quand on sait que la majorité des humains meurent parce que leur système immunitaire n'est plus au rendez-vous pour combattre les cellules cancéreuses, les virus et tous les agents destructeurs.

Les scientifiques ont constaté que le thymus des individus du groupe sous restriction calorique présentait à l'IRM une structure plus performante que celle des membres du groupe témoin, avec un taux surprenant de régénération. Ils ont également remarqué qu'un gène précis (PLAG7), inactif avant la mise en place de la restriction calorique, s'activait avec une restriction prolongée. L'expression de ce gène est liée à la performance du système immunitaire. Les scientifiques ont étudié plus en détail l'évolution du thymus en période d'apports alimentaires réduits. Le thymus est un organe qui permet l'éducation du système immunitaire, notamment des lymphocytes T, pièces essentielles de notre système de défense.

Rappelons que l'excès de poids et l'obésité sont responsables d'un décès sur six aux États-Unis. Nous assistons à une grave crise de santé publique. Les sujets avec un indice de masse corporelle (IMC[1]) bas, entre 18,5 et 22,5, ont une espérance de vie plus longue que les autres. Aujourd'hui il a été montré que plus encore que le calcul de l'IMC, c'est la mesure du périmètre abdominal qui est liée à l'espérance de vie en bonne santé. Le périmètre abdominal ou tour de taille se mesure en centimètres à l'aide d'un mètre ruban à mi-chemin entre la 12ᵉ côte et la crête iliaque, les pieds légèrement séparés et en expiration normale. Si la mesure dépasse les 102 centimètres pour les hommes, c'est ce que l'on appelle l'« obésité abdominale ». Pour les femmes, le seuil est fixé à 88 centimètres. Ce dernier est le reflet de la graisse qui se situe au niveau abdominal et même chez un sujet qui ne présente pas de surpoids, avec un IMC normal, c'est le caractère le plus prédictif pour juger de la survenue de pathologies cardiovasculaires.

Mincir pour rajeunir

Pour mémoire, des scientifiques israéliens ont remarqué que le fait de perdre du poids faisait rajeunir le cerveau. L'élimination des mauvaises habitudes alimentaires inhibe les marqueurs du vieillissement cérébral. Les chiffres sont éloquents. Une perte de poids de l'ordre de 1 % permet de rajeunir son cerveau de neuf mois. Cela donne très envie d'oublier les excès alimentaires.

1. L'IMC, ou indice de masse corporelle, correspond au poids en kilos divisé par la taille en mètres au carré. Par exemple, si vous faites 60 kilos et 1,60 mètre de hauteur, le résultat est de 23. Si le chiffre se situe entre 18 et 25, la corpulence est jugée normale. Au-delà de 25, on entre dans la surcharge pondérale, et à partir de 30, on parle d'obésité.

Découvrez le bon timing pour ne pas prendre de poids

Les études récentes confirment que le fait de manger à des heures indues augmente la prise de poids. Un même repas, selon l'heure à laquelle il est pris, ne produira pas les mêmes effets métaboliques. En pratique, on brûle plus ou moins de calories selon le timing. Les adipocytes (nos cellules chargées de stocker le gras) sont très sensibles aux cycles lumière-obscurité, et s'y réfèrent pour savoir quand libérer de la chaleur en brûlant leurs graisses. En mangeant au mauvais moment, on perturbe nos cycles biologiques internes. Nous sommes réglés comme des horloges, et si nous n'en tenons pas compte, nous risquons de détraquer le mécanisme de haute précision qu'est l'organisme humain. La preuve : si vous mesurez votre cortisol sanguin, vous constaterez qu'il est à son maximum chaque jour à 8 heures du matin. Ce résultat explique peut-être pourquoi l'obésité est plus fréquente chez les personnes qui doivent travailler la nuit. Suivre l'harmonie des cycles circadiens biologiques permet de respecter notre physiologie originelle, et d'être en bonne santé tout en contrôlant notre poids. L'horloge interne, qui se situe dans une zone précise du cerveau, est le chef d'orchestre de nos différents rythmes biologiques. Cette zone est très sensible à l'intensité des signaux lumineux perçue par nos yeux. Dans la nature, on observe un alignement entre les épisodes jour/nuit et la prise de nourriture chez les animaux en liberté. La vie moderne casse ces cycles naturels, entraînant des prises alimentaires excessives et vectrices d'obésité. D'ailleurs, chez des souris recevant toutes la même quantité de calories par jour, on constate que celles qui s'alimentent en permanence prennent nettement plus de poids que celles qui se nourrissent ponctuellement. Si les repas ne sont pas pris à la bonne heure, les adipocytes stockent davantage de gras.

La difficulté au quotidien consiste donc à préserver nos rythmes biologiques personnels comme un espace de liberté fondamental pour être en bonne santé. Se mettre à table sans avoir faim, sans écouter les signaux du corps, génère inutilement de l'inflammation et provoque le stockage des calories en excès dans les adipocytes. L'organisme n'a pas besoin de les brûler pour vivre. La pression sociale nous pousse à obéir à l'injonction « À table », à faire plaisir à notre entourage sans tenir compte de notre biologie interne.

Si vous ne pouvez pas faire autrement que de vous attabler avec les autres, je vous propose quelques conseils que j'ai d'ailleurs expérimentés personnellement. Quand le repas commence par un apéritif, j'accepte que l'on remplisse mon verre pour trinquer par convivialité, je pose mes lèvres sur le liquide, mais « j'oublie » de le boire, et personne ne le remarque. Refuser le verre de l'amitié obligerait à se justifier et créerait une mauvaise ambiance, avec le risque d'être considéré comme un rabat-joie, quoiqu'il soit socialement mieux accepté maintenant de ne pas boire d'alcool. Les infusions glacées sont par exemple d'excellentes boissons rafraîchissantes en été, et sans risques pour la santé.

Au cours du repas, si vous cherchez à réduire vos apports caloriques, prenez quelques minibouchées de façon démonstrative, en montrant que vous appréciez le plat, et savourez-les lentement, en prenant le temps de bien mâcher. Ne cherchez pas à vous faire aimer en finissant à tout prix votre assiette, parfois au prix de votre santé. Personne ne vous regarde. Ce n'est plus comme quand vous étiez bébé, et que votre maman applaudissait quand vous aviez tout mangé… De même, au moment du dessert, n'hésitez pas à passer votre tour en demandant plutôt une boisson chaude sans sucre.

Pour réussir à atteindre et à maintenir son poids idéal, la force du mental est fondamentale. C'est ce que vient de montrer une équipe de chercheurs outre-Atlantique. L'objectif de l'étude était de découvrir, à partir de la composition d'une équipe (basket, foot, baseball, cricket) et son mode de fonctionnement, la probabilité de victoire avant même que le match ne démarre. Les scientifiques ont constaté que l'élément clé résidait dans le fait d'avoir partagé des succès antérieurs, cet élément étant plus fort que la somme des talents des différents joueurs. Le succès transcende les cultures et les rivalités, créant une dynamique puissante. Le cerveau, grâce au système limbique qui associe émotion et mémorisation, stocke cette information de manière durable. La mémorisation des victoires déclenche une volonté instinctive de réussir à nouveau afin de revivre le même bonheur. Pour bien contrôler vos apports alimentaires, faites comme les sportifs qui gagnent : ne pensez jamais à vos échecs, mais à toutes les fois où vous avez triomphé des tentations. Cela renforcera votre estime de vous-même, ainsi que votre volonté de réussir à nouveau pour retrouver les mêmes plaisirs.

À propos de repas « qu'il faut prendre absolument », je ne peux m'empêcher de parler du petit déjeuner. Une étude scientifique réalisée par des chercheurs référents, et publiée dans la prestigieuse revue *Cell Metabolism*, a fait le point sur ce sujet. En résumé, le fait de prendre un gros petit déjeuner n'a pas d'impact sur la consommation d'énergie au cours de la journée ni sur l'évolution des taux de sucres et de graisses dans le sang. Cela augmente la sensation de satiété, mais il n'y a pas d'effet sur la perte de poids, contrairement aux idées reçues.

Les chercheurs ont poussé plus loin leurs expérimentations. Chez les personnes qui aiment prendre un repas copieux le soir, ils ont remarqué la même absence d'effet que dans le cas d'un solide petit déjeuner. Conclusion : écoutez avec bon sens les signaux de votre corps, et mettez-vous à table si vous avez faim. Afin de ne pas confondre celle-ci avec la soif, pensez à vous hydrater avant. Bien s'alimenter, c'est avant tout une question de bon sens, et une façon de préserver notre liberté d'expression physiologique. Notre corps n'a pas la capacité d'éliminer toutes les calories qu'on lui donne en excès. Pendant des millénaires, nous avons été programmés pour nous nourrir de manière à survivre aux famines autrefois si fréquentes. Les excès sont stockés sous forme de graisses et servent normalement à faire face aux potentielles disettes, qui ont disparu dans notre pays. Notre héritage biologique nous oblige à tenir compte de ce changement si l'on veut éviter les maladies liées à la surcharge pondérale. L'être humain n'a pas optimisé son génome au cours des millions d'années passées dans l'optique de manger des chips dans un canapé, mais plutôt pour chasser, se mouvoir, et traverser des périodes de manque plus ou moins longues.

Adoptez de petits réflexes pour vous aider à résister à la tentation. Au supermarché, placez vos aliments dans un panier ou prenez-les même directement à la main plutôt que de les mettre dans un Caddie afin de ne choisir que l'essentiel. À la maison, ne laissez pas entrer les aliments qui veulent du mal à votre santé.

Évitez de manger mou. Des tests ont montré que les pâtes sont avalées 45 % plus vite et avec 30 % de sauce en plus si elles sont molles. Au contraire, les pâtes *al dente* favorisent la satiété et élèvent moins le taux de sucre dans le sang. L'index glycémique est de 60 quand les pâtes sont molles et de 40 pour la version *al dente*.

À ce propos, il semblerait que mâcher soit bon pour notre santé comme pour celle de la planète. Des chercheurs ont réuni un panel de cinquante-quatre gastronomes âgés de 18 à 55 ans, et leur ont fait consommer à chacun quatre plats de pâtes différents sur une période de trois jours. Les plats contenaient des pennes et des carottes cuites, soit dures, soit molles, et certains étaient accompagnés d'une sauce. Les participants ont pris des notes sur leur consommation alimentaire et évalué leur faim, leur satiété, leur soif et leur envie de manger avant de consommer les pâtes.

Conclusion de l'étude : plus c'est mou, plus on mange. Les aliments trop cuits ont été consommés 45 % plus rapidement que leurs équivalents à la texture plus dure. Autre élément révélé par cette étude scientifique : plus les pâtes étaient molles, plus les participants ont consommé de sauce (+ 30 %). Ce résultat nous montre que la surcuisson a un impact sur la quantité de nourriture absorbée, sa qualité et la vitesse à laquelle on l'avale. Trop cuire un aliment, c'est détruire les vitamines et autres nutriments qui le composent, pour les transformer en sucre.

L'index glycémique est un indice utile qui permet de savoir, après l'ingestion d'un aliment donné, quelle quantité de sucre va circuler dans le sang et, plus tard, se transformer en graisses. Plus l'index glycémique est bas, mieux c'est. Considérez schématiquement qu'au-delà de 70, on parle d'un score élevé, et qu'il vaut mieux rester sous la barre des 55.

L'exemple des pommes de terre illustre les subtilités de cet index. Selon leur origine et le mode de cuisson, leur apport glycémique et calorique peut beaucoup varier. La Bintje a ainsi un index plus haut que la Belle de Fontenay ou la Charlotte. Le score de la purée est beaucoup plus élevé (90) que celui des pommes à la vapeur (65). Le simple fait de laisser les pommes de terre refroidir fait chuter l'index glycémique de 25 % du fait de la transformation de l'amidon.

Si vous pensez que « les carottes sont cuites », vous avez raison. Des carottes molles ont un index glycémique de 45 contre 15 lorsqu'elles sont crues, par exemple râpées. Pour ce qui est des frites, bien sûr, la charge calorique est plus forte, avec en moyenne 310 calories pour 100 grammes en utilisant une friteuse traditionnelle, mais les nouvelles friteuses qui ne requièrent qu'une cuillère à soupe d'huile réduisent l'apport énergétique à environ 190 calories, ce qui fait une nette différence. Une étude vient de montrer que les produits frits, consommés régulièrement et en quantités importantes, exposent à la dépression. En pratique, les frites augmenteraient le risque d'anxiété de 12 % et celui de dépression de 7 %. L'acrylamide, substance produite lors du processus de friture, en serait responsable. Sa neurotoxicité entraînerait de l'inflammation, avec une incidence sur le psychisme.

II

JEÛNE SÉQUENTIEL,
LE BONHEUR EST DANS L'INTESTIN

Nous vieillissions par les intestins.
En 2023, on a découvert que l'on pouvait rajeunir son système digestif

En pratiquant le jeûne séquentiel, on laisse aux intestins le temps de se régénérer et de se réparer. C'est essentiel pour qu'ils remplissent leur rôle vital de barrière sélective. Les intestins ont pour mission de laisser passer les bons nutriments et d'éliminer les déchets à travers les selles. Le revêtement cellulaire intérieur des intestins est renouvelé tous les cinq jours.

Les dernières recherches ont mis en évidence le fait que le jeûne séquentiel permettait de stimuler la croissance des bonnes bactéries intestinales pour une flore mieux équilibrée. Ce mode d'alimentation offre aux « bonnes pousses » des conditions adaptées à leur développement et le temps de prospérer. Quand on sait qu'un être humain consomme en moyenne plus de cent mille repas au cours de sa vie, comment faire autrement pour que les intestins puissent souffler ?

Hygiène de l'intestin

Savez-vous que votre intestin peut se comporter en assassin ? Négligé et maltraité, il se venge toujours. Il ne vous tuera pas à bout portant, mais plutôt à petit feu, en vous faisant souffrir pendant des années. Pourtant, il vous aura prévenu. Il est d'abord devenu irritable, tendu, sous pression, mais vous n'en avez pas tenu compte. Il vous a même fait prendre du poids, ruinant vos efforts diététiques. À n'y rien comprendre. Vous avez mis ses plaintes sous le tapis, sans y prêter suffisamment attention. Vous avez tenté de les masquer par une consommation anarchique de médicaments, ou par des régimes absurdes qui n'ont servi à rien. Vous avez confondu les signaux positifs de la digestion, comme les « glouglous » émis par l'intestin grêle lorsqu'il s'autonettoie, avec les signaux de détresse d'un intestin qui souffre.

Les intestins font 7 mètres de long, et ont plus d'un tour dans leurs replis. Ils émettent chaque jour entre 0,5 et 1,5 litre de gaz, qui sont évacués de façon plus ou moins discrète. La composition des gaz peut être saine ou préoccupante. Quoiqu'invisibles, ceux-ci sont en réalité assez variés. Bien que 99 % d'entre eux soient inodores, certains sont nocifs pour la santé et attaquent l'organisme de façon sournoise. Il suffit de songer aux gaz anesthésiants ou euphorisants, ou encore au monoxyde de carbone, qui est mortel lorsqu'il s'échappe d'un système de chauffage défectueux, pour se faire une idée de la puissance des gaz et de leur impact potentiel sur la santé. Selon l'état de notre flore intestinale, nous produisons des gaz bénéfiques ou non pour l'organisme.

Je fais un aparté sur l'utilisation d'une cuisinière à gaz. En plus du méthane, les gazinières émettent de l'oxyde d'azote, qui nuit à la bonne santé pulmonaire et aggrave même l'asthme. C'est comme avoir à la maison un fumeur dont on se passerait bien.

Il existe de nombreuses façons de mourir à cause de ses intestins. La plus connue est le cancer colique, souvent dépisté trop tard. L'excès de viande rouge, surtout lorsqu'elle est trop grillée, et de charcuteries en est une cause fréquente. Tout saignement dans les selles doit inciter à consulter rapidement un médecin afin d'exclure cette hypothèse et de s'assurer qui s'agit de simples hémorroïdes.

Selon un spécialiste américain, certaines bactéries protectrices ne se développent dans les intestins qu'après quinze heures de jeûne. Des chercheurs ont d'ailleurs montré que les centenaires présentaient les mêmes bactéries spécifiques dans leurs intestins, signe de longévité. Mais il existe aussi des bactéries fichées au grand banditisme. Qui opèrent de différentes façons.

Les scientifiques ont établi des liens entre la maladie d'Alzheimer et la flore intestinale. Les protéines amyloïdes, qui colonisent le cerveau des malades, font leur première apparition dans l'organisme au niveau du système digestif. Il existerait également des bactéries particulières de la flore intestinale, capables de perturber le sommeil. Il ne tient donc qu'à nous d'entretenir un cocktail de bactéries intestinales protectrices, ou, au contraire, de laisser notre flore ruiner notre bien-être et notre santé. Le moindre indice doit éveiller les soupçons, par exemple un inconfort digestif récurrent après les repas. En un mot, quand l'intestin va mal, on va mal.

Pendant des années, nous n'avons pas vraiment su pourquoi certaines selles flottaient et d'autres coulaient comme des ancres. Des théories ont suggéré qu'une augmentation de la teneur en graisses dans les selles pouvait conduire à une meilleure flottabilité de celles-ci.

Cependant, une étude datant de 1972, publiée dans le très prestigieux *New England Journal of Medicine* a porté sur les selles de 33 sujets sains (9 d'entre eux ayant des selles flottantes, 24, des selles coulantes et 6, des selles graisseuses), et a conclu que tous les excréments flottants coulaient lorsque le gaz contenu dedans était « comprimé par pression positive » (en écrasant les selles).

« Après dégazage, les selles précédemment flottantes et coulantes avaient des poids spécifiques similaires, ce qui indique que la propension à flotter ou à couler de ces selles dépend des différences de gaz plutôt que de la teneur en graisse », a écrit l'équipe, ajoutant que les selles graisseuses étaient moins denses que les autres, bien que cela soit dû à une augmentation de la teneur en eau plutôt qu'en graisse.

« Ainsi, les selles flottent en raison d'une augmentation de la teneur en gaz ou en eau (ou les deux) ; les selles flottantes ne doivent pas être considérées comme un signe de stéatorrhée (augmentation de la teneur en graisses dans les selles). » Depuis ces années la question de la flottabilité des selles était restée en suspens. Nagarajan Kannan et son équipe de recherche, de la très connue Mayo Clinic aux États-Unis, se sont intéressés à ce problème. Alors qu'environ 10 % des humains en bonne santé produisent régulièrement des « flotteurs », ce pourcentage est beaucoup plus élevé chez les souris (environ 50 %). L'équipe a remarqué que les crottes des souris exemptes de germes avaient tendance à couler. Pour aller plus loin, les chercheurs ont prélevé des bactéries intestinales sur des souris saines et les ont introduites dans l'estomac de souris dépourvues de germes. Bien sûr, les selles de ces dernières se sont mises à flotter, elles aussi. Cette expérience a démontré de manière concluante que la colonisation de l'intestin par le microbiote était une condition préalable à la flottaison des matières fécales, bien que les scientifiques soulignent que d'autres études sont nécessaires. Le fait que les selles flottent reflète donc la teneur en bactéries de la flore intestinale de l'individu.

1

Une flore en or

Cet inconnu dans votre corps

Il existe un mystérieux inconnu qui habite à l'intérieur de votre corps et pèse entre 1 et 5 kilos, en moyenne 2,5.

C'est une sorte d'organe à lui tout seul, qui peut faire la pluie et le beau temps sur votre santé. Vous ne faites peut-être pas attention à lui, mais lui fait très attention à vous. Vous l'entretenez plusieurs fois par jour en lui donnant à boire et à manger. Selon la qualité de ce que vous lui servez, il peut devenir votre allié ou votre ennemi. Son hébergement occupe près de 400 mètres carrés : c'est la surface totale de vos intestins mis à plat. Le côlon à lui seul représente déjà 1,5 mètre de longueur.

Le nom de cet inconnu, c'est le microbiote intestinal. Il est l'une des sources essentielles de notre bien-être intérieur et conditionne notre état de santé général. Comment être serein avec un intestin irritable ? Perturbé par des gaz et des spasmes, l'appareil digestif supporte une tension intérieure qui interdit de lâcher prise et de se sentir bien. Les intestins sont reliés au cerveau par un gros câble électrique appelé le nerf vague, qui agit sur le mental et l'humeur. Il transmet des informations quand le contenu qu'on lui offre par l'alimentation ne convient pas, informations dont il faut absolument tenir compte si l'on veut rester en bonne santé.

Le microbiote représente la communauté des micro-organismes, en particulier les bactéries, vivant dans les intestins. On trouve 100 milliards de bactéries dans chaque gramme de selles. En comparaison, notre cerveau est constitué de 100 milliards de cellules. En pratique, la moitié du poids des selles est fait de bactéries.

Le microbiote est l'autre nom de la flore intestinale qui, selon sa qualité, optimise ou non le système de défense immunitaire pour mieux défendre l'organisme. Lorsqu'il est défaillant, on devient plus vulnérable aux cancers, aux maladies métaboliques, cardiovasculaires ou neurodégénératives comme Parkinson ou Alzheimer, ainsi qu'à l'obésité. Le bien-être est aussi en jeu. Le syndrome de l'intestin irritable dont souffrent trop de gens, en est un bon exemple. Au niveau du microbiote a donc lieu une bataille décisive qui se joue à votre insu. La bonne nouvelle est que vous pouvez agir.

Les choses sont claires. Vous avez la possibilité de manger « pour » ou « contre » vous. Les aliments jouent un rôle décisif dans l'entretien de votre santé. Certains, par leur composition, agissent comme des médicaments. Si vous ne prenez pas les bons ou si vous dépassez les doses recommandées, vous faites le lit des maladies à venir. Votre flore intestinale ne demande qu'à vous faire du bien.

De la bouche à l'anus

Entre l'aliment tel qu'il apparaît dans l'assiette et ce que l'organisme va en faire, il y a un gouffre. Tout se joue à l'intérieur du corps. Le passage dans la bouche se fait en une poignée de secondes, mais il faut 24 heures pour que l'aliment se retrouve en partie dans les selles. De la bouche à l'estomac *via* l'œsophage, il ne faut là encore que quelques secondes. Selon leur consistance, les aliments séjournent plus ou moins longtemps dans l'estomac. C'est un point important. Plus ils y restent, moins on a faim. Une soupe minestrone avec des morceaux de légumes demande du temps avant de passer dans les intestins, à l'inverse d'une soupe mixée. Pensez aux aliments « à retardement » comme les sardines, qui restent plusieurs heures dans l'estomac. Ils sont d'une aide précieuse pour contrôler votre poids.

Un estomac bien rempli coupe l'envie de grignoter n'importe quoi. Cet organe a une contenance allant jusqu'à 4 litres. Il fonctionne comme un mixeur qui tournerait lentement pour transformer, à l'aide d'enzymes, les aliments en bouillie. Les sucs gastriques acides transforment vite le bol alimentaire. L'acide chlorhydrique, qui est sécrété dans l'estomac, est déterminant dans le processus de digestion. C'est un acide très puissant, capable de détartrer et de décaper. Son action détruit beaucoup de microbes présents dans les aliments ingérés, mais pas tous. Ainsi, la bactérie *Helicobater pylori*, responsable des ulcères gastriques, lui résiste. Les aliments qui, dans l'assiette, peuvent être considérés comme basiques ou acides, se retrouvent quelques secondes plus tard, une fois arrivés dans l'estomac, dans un bain d'acide chlorhydrique dont le rôle est de les rendre plus assimilables. Le citron, par exemple, a la réputation d'être très acide, avec un PH (degré d'acidité) de 2,4. L'estomac, en comparaison, a un niveau d'acidité jusqu'à trois fois supérieur. Sa paroi interne est conçue pour résister au PH de tous les aliments. Heureusement, l'acidité de notre sang est parfaitement contrôlée par notre organisme. Des organes comme les poumons ou les reins en sont d'excellents régulateurs. Dans certains cas, comme celui d'un diabète décompensé, l'acidité peut monter, ce qui constitue une urgence.

Quand nous vomissons, la sensation de brûlure acide dans la gorge et la bouche en dit long sur l'action de l'acide chlorhydrique. Pour l'anecdote, il faut savoir que certains vomis valent des fortunes, en particulier celui de la baleine. Il contient de l'ambre gris, qui est une fabuleuse base pour les parfums.

Les pêcheurs qui en découvrent le vendent très cher, et l'ont d'ailleurs baptisé l'or flottant. Ses blocs peuvent peser plus de 100 kilos et se vendre jusqu'à 50 000 dollars le kilo. L'ambre gris correspond aux aliments non digérés par les baleines, comme des becs de pieuvre ou la peau de certains poissons, qui s'agglutinent en masse compacte avant d'être expulsés. Pour mémoire, les Égyptiens, dans l'Antiquité, l'utilisaient comme aphrodisiaque…

Les différentes étapes de la digestion sont déterminantes dans le maintien de la bonne santé ou, au contraire, le déclenchement de maladies. Au niveau des intestins se déroule une phase clé du tri entre les déchets et les nutriments essentiels à la vie. Si ce tri est mal fait, des déchets passent dans la circulation, et des nutriments vitaux se retrouvent dans les selles. La durée de la digestion peut varier d'une personne à l'autre, selon les aliments, la prise d'un traitement anti-acide, la sédentarité et le niveau d'activité physique.

Les effets d'une mauvaise digestion des aliments mettent parfois longtemps à apparaître. Comme dans le cas de la cigarette, les désastres ne se produisent pas tout de suite, mais il ne faut que quelques années pour arriver à l'infarctus du myocarde ou à certains cancers. Nous pouvons détecter les signaux émis par nos intestins, même si nous ne savons pas bien les traiter. Il faut être à l'écoute des signaux faibles, surtout s'ils se répètent. Ce sont des SOS lointains, émis dans la nuit noire des intestins pour nous alerter. Prendre de son propre chef des médicaments pour masquer les symptômes n'est pas une bonne idée. Le temps joue contre vous. De même, bannir arbitrairement certains aliments essentiels à la santé parce qu'une connaissance vous a dit qu'ils étaient coupables ouvre la porte à des carences génératrices de maladies.

La bonne dose

Le scorbut en est un bon exemple. C'est une maladie qui se déclenche après trois mois de carence drastique en vitamine C. L'organisme est incapable de produire par lui-même ou de stocker d'avance cette vitamine essentielle à la vie. Le scorbut commence par une fatigue intense, un essoufflement, une chute de l'appétit avec amaigrissement progressif et des douleurs rhumatismales, des hématomes et des ecchymoses qui apparaissent sans qu'il y ait eu de choc. Les dents tombent et des œdèmes se forment. Le système de défense immunitaire chute en efficacité. Autrefois, les marins, qui ne disposaient pas de fruits ni de légumes à bord, en mouraient.

On voit aujourd'hui réapparaître des cas de scorbut, ce qui est aberrant dans nos sociétés d'abondance. En dehors des personnes issues de milieux très défavorisés, cela concerne des sujets qui suivent des régimes à la mode, des diètes absurdes comme celle qui consiste à se nourrir exclusivement de viandes et de fromages.

Les besoins en vitamine C varient selon les individus. Ils sont plus importants que la moyenne chez les femmes enceintes ou allaitantes, les alcooliques, les fumeurs… Certains aliments en contiennent de grandes quantités, comme le persil (à condition d'en manger beaucoup), le thym, le chou frisé ou les brocolis. Pour donner quelques chiffres, l'orange apporte 57 milligrammes de vitamine C tous les 100 grammes, à condition de la consommer tout de suite après épluchage ; l'ananas, 36 milligrammes, contre 93 pour le kiwi et 106 pour les brocolis. La vitamine C participe aussi au bon maintien de la masse musculaire. Elle illustre le vieux proverbe selon lequel le mieux est l'ennemi du bien. Si l'on dépasse 500 milligrammes par jour, les effets bénéfiques ne sont plus au rendez-vous, notamment l'action antioxydante de cette vitamine. Les chercheurs ont montré à l'inverse des effets pro-oxydants, avec augmentation du stress cellulaire et lésions mutagènes. Les effets positifs se retournent à ce moment contre l'utilisateur, qui pensait bien faire en augmentant les doses par la prise de comprimés en automédication. D'autres vitamines et oligoéléments comme la vitamine E, A, le sélénium ou le zinc produisent eux aussi des effets contraires s'ils sont consommés sans prescription et au-delà des besoins réels de l'organisme. L'exemple de la vitamine C illustre très bien la notion de dose utile, essentielle à la bonne santé.

Souvent, on me pose la question suivante : quels sont les aliments bons ou mauvais pour la santé ? Que faut-il manger tous les jours ? Le même aliment peut devenir Dr Jekyll ou Mr Hyde selon la quantité ingérée. Le café, par exemple, est une boisson qui, selon la quantité journalière absorbée, se comporte comme une alliée ou une ennemie. Tant qu'on ne dépasse pas 400 milligrammes de caféine par jour, soit environ quatre tasses, tout va bien. Des recherches soulignent d'ailleurs que le café préviendrait les maladies neurodégénératives (Parkinson, Alzheimer), les maladies cardiovasculaires, certains cancers (sein, prostate, pancréas, foie) et le diabète de type 2. Une étude réalisée en Corée a montré que la consommation de deux à quatre tasses de café par jour, même décaféiné, réduisait de 17 % le risque de mourir d'une maladie cardiaque, de 24 % le risque de diabète de type 2, et de 4 % la mortalité liée aux cancers. Or si les quantités sont excessives, il n'est plus question d'effets protecteurs, mais au contraire d'augmentation de la fréquence cardiaque, d'hypertension, de polyarthrite rhumatoïde, d'anxiété et d'insomnies. Pour être précis, boire plus de cinq tasses par jour accroît de 22 % le risque de maladies cardiovasculaires.

Parfois, le plus fort n'est pas celui qu'on croit. Sachez qu'un expresso de 5 centilitres contient de 80 à 100 milligrammes de caféine, et qu'une tasse de 20 centilitres de café filtre en contient 150 milligrammes. Attention, donc, au « jus de chaussettes », moins inoffensif qu'il en a l'air. L'Arabica contient moins de caféine que le Robusta ; comme quoi, l'habit ne fait pas le moine… Habituez-vous à consommer votre café sans sucre.

Vous y parviendrez au maximum en trois semaines. Au début, ça vous semblera difficile et vous grimacerez. Mais avec le temps, vous modifierez votre seuil de tolérance au goût sucré au niveau cérébral. Ensuite, au bout de trois semaines, si quelqu'un met un sucre dans votre café pour vous faire plaisir, vous trouverez cela écœurant et vous ne pourrez pas le boire.

Dans le classement des aliments qui provoquent le plus d'addictions, nous privant d'une part de notre liberté, c'est le sucre qui tient le haut du podium. Il stimule dans le cerveau les mêmes zones que la cocaïne.

2
Rajeunir nos intestins

Nous vieillissons par l'intestin.

C'est ce que vient de découvrir une équipe de scientifiques français. Ils ont injecté à des poissons-zèbres, qui ont la particularité de vieillir au même rythme que les humains, de quoi fabriquer de la télomérase *via* leurs cellules intestinales. Les poissons ont non seulement rajeuni au niveau des intestins, mais de tout l'organisme. Pour mémoire, les télomères sont de petits manchons situés au bout des chromosomes, et qui raccourcissent tout au long de la vie. C'est une sorte de marqueur de l'âge biologique par opposition à l'âge chronologique. L'enzyme appelée la télomérase permet justement de les rallonger pour remonter le temps.

Les résultats de l'étude ont donc montré non seulement que les intestins ont rajeuni, mais également que le corps entier était impacté. La longévité en bonne santé des poissons a augmenté de façon spectaculaire, gagnant 40 %.

Un intestin qui vieillit devient trop perméable et poreux, et laisse passer dans le sang des molécules qui n'ont rien à y faire. Normalement, ces molécules, par exemple des toxines cancérigènes, des fragments de microbes ou des particules d'aliments mal digérés, devraient se retrouver dans les selles. Les Anglo-Saxons nomment ce phénomène le « *leaky gut* ». Ces éléments indésirables, qui ont franchi de façon illicite la barrière intestinale, génèrent des réactions immunitaires et inflammatoires vectrices de maladies, qui affectent notre espérance de vie en bonne santé. De plus, ils causent de l'inconfort digestif sous la forme de spasmes et d'un volume anormal de gaz intestinaux.

Les cellules qui constituent la couche protectrice des intestins doivent rester bien soudées entre elles pour éviter que des passages se créent inopinément dans les interstices, ouvrant la porte à des composants qui n'ont rien à faire dans le sang. Le contrôle de la perméabilité intestinale est essentiel, et une molécule y tient un rôle clé : il s'agit de la zonuline. Celle-ci commande l'ouverture des jonctions serrées entre les cellules. Si elle est produite en excès, les vannes s'ouvrent et laissent passer dans la circulation des substances nocives et autres déchets qui devraient se retrouver dans les selles. La zonuline est sécrétée par les cellules intestinales et agit directement sur la cohésion des jonctions entre ces dernières. Pour information, il est possible de la mesurer dans les selles ou dans le sang en tant que biomarqueur de la bonne santé intestinale, mais ce n'est pas un examen de routine. Certains éléments peuvent faire monter en flèche la sécrétion de zonuline : une trop grande quantité de bactéries dans l'intestin grêle, la consommation de gluten… Certaines céréales, comme le blé, l'orge ou le seigle, peuvent produire des protéines spécifiques qui se fixent sur les récepteurs intestinaux, augmentant la production de zonuline et ouvrant entre les cellules des couloirs qui laissent passer des intrus dans le sang. Cela explique la sensibilité de certaines personnes au gluten. Dans le cas de la maladie cœliaque, les sujets possèdent ces récepteurs intestinaux en excès, ce qui provoque une forte production de zonuline en cas de consommation de gluten.

D'autres facteurs augmentent la perméabilité intestinale ; c'est pourquoi de plus en plus de gens se plaignent d'intestins irritables ou de ventres douloureux et ballonnés. Il s'agit des perturbateurs endocriniens, dont le bisphénol A, que l'on retrouve fréquemment dans les emballages alimentaires plastiques. Des scientifiques ont d'ailleurs découvert que les microplastiques, une fois ingérés, avaient la capacité de se lier avec certains virus, ce qui leur permet de persister dans l'organisme et de générer des maladies. De premières études conduites chez les rongeurs ont mis en évidence le fait que ces perturbateurs augmentaient la sécrétion de zonuline. Il est également possible que d'autres facteurs interviennent, notamment les aliments ultra-transformés à cause des nombreux conservateurs chimiques qu'ils contiennent, les pesticides, certains médicaments antibiotiques, la cortisone ou encore une consommation excessive d'alcool. Des recherches récentes ont même suggéré que la sécrétion excessive de cette fameuse zonuline perturbait l'étanchéité de la barrière hématoencéphalique protégeant le cerveau, ce qui explique les troubles neuropsychiques qui lui sont associés. On observe alors des états d'anxiété, de stress ou de dépression inexpliqués. Une première maladie inflammatoire ouvre donc la porte à d'autres maux.

À l'origine du microbiote

Différentes études récentes confirment que les accouchements par césarienne (qui représentent 20 % des naissances) ont pour conséquence de perturber le microbiote intestinal des nouveau-nés, les prédisposant à l'inflammation intestinale, aux allergies et à l'obésité une fois adultes. La naissance, c'est l'occasion d'une transmission de la flore intestinale de la mère à l'enfant.

La bouche, notre premier filtre santé

Notre bouche est un filtre à microbes : les dents en sont un bon exemple. La parodontite est une maladie inflammatoire buccale qui détruit lentement l'ancrage des dents et provoque leur déchaussement. C'est une forme aggravée de gingivite, causée par des microbes et trop souvent négligée. Elle se manifeste par des saignements occasionnels au moment du brossage des dents, ainsi que par des gencives gonflées, sensibles et très rouges. Souvent les personnes qui en souffrent ont mauvaise haleine. En dehors de son impact au niveau des dents, cette inflammation augmente les risques de maladie cardiovasculaire, d'Alzheimer et de certains cancers, en créant un terrain favorable au développement de ces affections. Dans le cas d'Alzheimer, une bactérie responsable de l'infection chronique des gencives serait également à l'origine de lésions cérébrales caractéristiques de cette maladie. Au niveau cardiovasculaire, de nombreuses études ont relevé des liens étroits entre la parodontite et l'augmentation des risques d'infarctus du myocarde et d'AVC.

De même, l'incidence du cancer colorectal est plus élevée de 50 % chez les personnes souffrant de parodontite. D'ailleurs, une bactérie parodontale bien précise, appelée *P. Gingivalis*, est souvent retrouvée chez les individus atteints d'un cancer du côlon, du rectum, de la bouche ou du pancréas. Dans un domaine différent, des chercheurs ont mis en évidence la relation entre l'arthrite rhumatoïde et la parodontite.

Dans le cas du syndrome de l'intestin irritable et de toutes les maladies inflammatoires chroniques des intestins, il faut vérifier systématiquement l'état bucco-dentaire du patient, afin d'éviter que des bactéries nocives soient continuellement parachutées dans les intestins et perturbent la qualité de la barrière intestinale.

L'équilibre de la flore buccale est indissociable de notre état de santé général. Chaque millilitre de salive contient environ 100 millions de cellules bactériennes. Ce n'est pas le nombre qui importe, mais le fait qu'il s'agit de bonnes bactéries bénéfiques à la flore, et pas de bactéries destructrices. Il existe environ deux cent cinquante espèces de bactéries différentes. Pour information, un «*French kiss*», ou baiser avec la langue, provoque l'échange instantané de 80 millions de bactéries. Vingt secondes suffisent pour que le *French kiss* déclenche par ailleurs une cascade de réactions hormonales. La salive contient, tant chez l'homme que chez la femme, de la testostérone, qui booste le désir, mais aussi de la dopamine, qui augmente la sensation de plaisir, et de l'ocytocine, l'hormone de l'attachement à l'autre. Un baiser favorise aussi la sécrétion d'endorphines, qui donnent envie de recommencer dans un climat d'euphorie et de détente. Enfin, la salive est aussi un antalgique jusqu'à six fois plus fort que la morphine. Elle contient de l'opiorphine, un antidouleur très puissant.

L'écosystème d'une bouche en bonne santé doit être préservé avec soin. On y trouve de bonnes bactéries qui possèdent un pouvoir anti-inflammatoire. Une petite gingivite ou une carie témoignent déjà d'un déséquilibre de l'écosystème, et d'une première maladie inflammatoire ouvrant potentiellement la voie aux suivantes.

Afin d'éviter tous ces risques, une visite semestrielle chez le dentiste est nécessaire. De plus, de même que faire la vaisselle permet de ne pas prendre tous ses repas dans la même assiette sale où des microbes se seront développés entre-temps, il est obligatoire de se brosser les dents avec soin après chaque collation, de manière à ne pas laisser prospérer un état buccal infectieux et inflammatoire. Le fil dentaire est très utile et se glisse dans les interstices entre les dents, là où la brosse ne passe pas. Il faut en revanche être vigilant en ce qui concerne les bains de bouche, afin que ceux-ci ne cassent pas l'équilibre de la flore buccale en tuant les bonnes bactéries et en laissant croître les mauvaises. En dehors des bains de bouche prescrits par le dentiste ou le médecin pour une indication précise et sur une période limitée, il vaut mieux éviter l'usage systématique de ces produits, trop souvent employés pour masquer une mauvaise haleine causée par une gingivite. Leur pouvoir détergent et antiseptique, en cas d'usage prolongé, risque de déstabiliser la flore buccale et peut être à l'origine de mycoses. Certaines personnes utilisent des bains de bouche alcoolisés en lieu et place du brossage des dents, ce qui a un effet catastrophique sur l'équilibre bucco-dentaire et la santé en général.

Il faut rester vigilant sur tous les plans pour veiller sur nos intestins. Manger une portion d'un poisson sauvage d'eau douce revient dans certains cas à boire de l'eau contaminée pendant un mois. L'anguille des rivières concentre par exemple dans sa chair un nombre important de polluants. Ce poisson gras retient particulièrement les molécules toxiques, qui se bioaccumulent dans son organisme puis dans le nôtre après ingestion. Le fond des rivières atteint trop souvent des records de pollution. En dehors des effets neurotoxiques de ces polluants chimiques, les conséquences sur la barrière intestinale sont lourdes. Or, comme en matière de nutriments, tout est une question de doses. L'anguille en contient beaucoup, mais il ne faut pas se faire peur sans raison. Ainsi, l'aubergine contient de la nicotine, mais il faudrait en consommer 10 kilos pour absorber l'équivalent d'une cigarette.

3

Les pouvoirs de l'intime

Les interdits qui font du bien

Boire de l'alcool avec modération, tant que cela relève du plaisir et pas du réflexe quotidien, pourquoi pas. Il semblerait qu'en petites quantités, les boissons alcoolisées consommées ponctuellement aient un impact positif sur la diversification du microbiote intestinal. En revanche, une consommation excessive influe négativement sur l'équilibre de la flore.

Surtout, ne pas manger tout le temps la même chose

La flore de chaque individu est unique : on peut la considérer comme sa signature génétique. Lors de l'accouchement, le premier contact du nouveau-né avec la flore maternelle, au moment du passage par les voies naturelles de la mère, ou, en cas de césarienne, le contact avec la flore de la chambre d'hôpital, lui permet de commencer à construire la sienne. L'allaitement maternel complétera plus tard la flore de l'enfant. Au fil de la vie, l'alimentation, les maladies, les médicaments et l'âge apporteront eux aussi des modifications au microbiote originel.

Les recherches soulignent que plus la flore change, mieux c'est pour la santé. Les sujets dont les bactéries intestinales se renouvellent peu pendant de nombreuses années ont une durée de vie plus courte que ceux dont la flore évolue en permanence. L'adaptation constante de la flore semble être un atout pour stimuler l'immunité et les défenses naturelles de l'organisme. Afin de disposer d'une flore tonique, il ne faut pas toujours manger la même chose. De temps en temps, allez vers des aliments dont vous n'avez pas l'habitude. Sortez de vos routines pour une meilleure santé. Si vous suivez un régime sain à base de légumes et de poisson, vous pouvez ponctuellement vous autoriser du pâté en croûte, une blanquette, une assiette de coq au vin... La nouveauté fait du bien au corps humain. Au niveau du cerveau, c'est la même chose : la routine détruit les neurones et fait perdre en capacité intellectuelle comme en acuité cérébrale. S'adonner à de nouvelles activités, par exemple apprendre une langue étrangère, jouer d'un instrument de musique, découvrir une nouvelle danse, faire des rencontres ou tester de nouvelles recettes de cuisine favorise la formation de circuits cérébraux supplémentaires et fait monter en puissance l'intelligence et la mémoire.

Votre côlon et votre rectum ont pour mission, entre autres, de réabsorber l'eau présente dans les selles. S'il n'y a pas assez d'eau, vous serez constipé ; à l'inverse, des selles trop liquides seront émises sous forme de diarrhée.

La bonne perméabilité de la muqueuse anale facilite l'action de certains médicaments sous forme de suppositoires, qui passent ainsi plus vite dans la circulation sanguine. Cette muqueuse est fragile, d'où les risques de transmission, lors de rapports anaux, de certaines MST, risques qui sont supérieurs à ceux encourus lors de rapports vaginaux. La muqueuse vaginale est faite pour protéger la femme d'éventuels microbes.

Certains virus ont un tropisme pour les neurones situés sur la paroi du rectum et de l'anus. Des recherches récentes ont montré que le virus de l'herpès, quant à lui, pouvait infecter et tuer les neurones du côlon, entraînant une affection appelée mégacôlon toxique. Les muscles du tube digestif ne peuvent alors plus se contracter pour faire glisser les aliments vers la sortie.

Nous disposons d'un système immunitaire spécifique dont le rôle est de protéger la santé rectale. Rappelons l'importance d'une alimentation saine et équilibrée, riche en fruits, légumes, céréales complètes et protéines maigres. Ces aliments sont pleins de nutriments qui soutiennent le système immunitaire, tels que les vitamines A, C et E, le zinc et le fer. L'hydratation est également clé, l'eau aidant à diluer les selles et facilitant leur passage, ce qui réduit le risque d'infection. Le lavage des mains est par ailleurs l'une des meilleures façons d'empêcher la propagation des maladies. Lavez-les à l'eau et au savon pendant au moins 20 secondes, en particulier après avoir utilisé les toilettes, changé une couche ou manipulé de la nourriture crue.

Parmi les substances toxiques, le tabac est un facteur de risque de nombreuses maladies, y compris d'infections intestinales. Le stress chronique peut lui aussi affaiblir le système immunitaire, d'où l'importance de l'exercice physique, de la relaxation ou de la méditation.

Les intestins, votre réveille-matin

S'ils ne sont pas bien traités, les intestins se mettent à fonctionner comme un réveille-matin qui sonnerait n'importe quand au cours de la nuit. Les recherches ont d'ailleurs mis en évidence la présence de bactéries intestinales particulières chez les personnes insomniaques, qui pourraient aussi être en lien avec une forme de déclin cérébral.

Sur le plan physiologique, le bon sens nous pousse à adopter une position adéquate au lit, c'est-à-dire à ne pas dormir sur le ventre pour ne pas comprimer inutilement les intestins et gêner leur motilité.

Surtout, mâchez bien les aliments avant de les avaler, votre ventre vous dira merci

En mâchant bien, on permet aux aliments d'être plus longuement exposés aux enzymes salivaires, qui transforment une première fois la nourriture et facilitent sa digestion. Les dents fragmentent physiquement les aliments en petits morceaux, et les enzymes salivaires agissent chimiquement pour une meilleure assimilation. Chaque mastication supplémentaire est un effort de moins pour l'estomac et le tube digestif en aval. Surtout, le fait de mâcher permet de mieux réguler les prises alimentaires et contribue au contrôle des apports caloriques.

Utiliser les panneaux de limitation de vitesse

La vitesse à laquelle on mange joue un rôle clé en matière de santé. Selon leur rythme d'absorption, les aliments, une fois avalés, ne bénéficient pas des mêmes conditions dans le tube digestif. La libération des hormones et des enzymes intervient plus ou moins tôt. La sensation de satiété est donc de courte durée chez ceux qui « gobent » littéralement leur plat, ce qui les pousse ensuite à grignoter. Les mangeurs rapides consomment aussi plus de calories, sont globalement plus gros, et ont plus de cholestérol. Leur taux de sucre dans le sang monte beaucoup plus facilement, ce qui favorise l'obésité. À l'inverse, plus on mange lentement, plus les hormones de la satiété ont le temps d'opérer.

Des scientifiques ont voulu apporter une preuve de la sensibilité exacerbée du transit en mesurant le temps de digestion, après un même repas, chez des personnes stressées et chez des personnes dépressives. Ils ont pour cela utilisé des marqueurs radio-opaques, qu'ils ont suivis par imagerie médicale. Les résultats sont surprenants. Les sujets soumis à un stress important présentent un temps de transit accéléré, jusqu'à seulement quatorze heures, tandis que chez les sujets souffrant de dépression, on observe au contraire un allongement du temps de transit, qui peut atteindre quarante-neuf heures. Le score du groupe contrôle était en moyenne de quarante-deux heures. L'objectif était de savoir si la réalité psychique des sujets anxieux ou déprimés se traduisait par une réalité médicale. Les résultats montrent que les états mentaux se reflètent objectivement au niveau des intestins. Les chercheurs ont même noté que les individus stressés ou anxieux présentaient une augmentation de la fréquence des selles, et les individus déprimés, une tendance à la constipation.

À table : braver les interdits

« Ne saute pas de repas, tu vas te faire du mal » : voilà une injonction qui a des conséquences directes sur notre tube digestif. Le nerf vague, sorte de câble électrique qui relie les intestins au cerveau, fonctionne dans les deux sens. Des messages sont transmis des intestins vers le cerveau, ce que nous venons de voir, mais aussi du cerveau vers les intestins. La flore intestinale joue certes un rôle important dans notre bien-être psychologique, mais notre état mental influe en retour sur notre santé intestinale. Lorsqu'on ne parvient pas à lâcher prise, le stress agit sur le transit : tout le système digestif est soumis à rude épreuve. La force de notre mental nous aide à puiser dans notre pharmacie intérieure des molécules capables de nous protéger de nombreuses maladies, mais lorsqu'elle fait défaut, nous sommes exposés aux pathologies. Autrement dit, vous disposez d'un arsenal qui peut servir à vous guérir ou à vous détruire, selon ce que vous en faites. Vous avez le pouvoir de sécréter des molécules corrosives, comme le cortisol, ou des hormones protectrices comme les endorphines, la dopamine, la sérotonine ou l'ocytocine. Ces molécules ont des effets sur l'ensemble du système digestif, conditionnant à la fois votre état de santé et votre bien-être intérieur et général.

La fameuse injonction « à table » incite à faire comme tout le monde même lorsqu'on n'a pas faim. Parfois, les personnes qui vous recommandent de manger le font pour soulager leurs propres angoisses, sans tenir compte de ce que vous êtes. C'est une forme d'amour culpabilisateur, qui nie ce que vous ressentez. Cela vous oblige à être conforme aux autres.

Nous avons tous en mémoire le vieil adage suivant : « Petit déjeuner comme un roi, déjeuner comme un prince et dîner comme un mendiant. » Comme nous l'avons vu plus tôt, des études ont montré que le fait de prendre un petit déjeuner copieux n'influait pas sur les quantités consommées le midi ou le soir. Au petit déjeuner, beaucoup n'ont pas faim. À quoi bon les forcer, sous prétexte qu'il ne faut pas commencer la journée « à vide » ? Cela ne tient pas debout. Dans les pays industrialisés comme la France, on ne meurt pas de carences ou de faim, mais trop souvent d'excès. Un Français sur deux est en surpoids en 2023, ce qui est affolant quand on sait que la surcharge pondérale est vectrice de maladies cardiovasculaires et de diabète.

De nombreux cancers sont également liés au surpoids. Nous ne disposons pas d'une énergie infinie. Lorsque cette énergie est sans cesse mobilisée pour digérer des repas trop copieux et mal équilibrés, il nous manque des ressources pour la réparation et la régénération cellulaire.

Pour savoir tout de suite si vous êtes concerné par la surcharge pondérale, faites un rapide calcul en utilisant la formule de l'IMC.

Il faut savoir faire preuve de bon sens et écouter les signaux de son corps pour se faire du bien. Je répète que l'essentiel est de penser à s'hydrater, car le manque d'eau provoque des coups de fatigue et parfois de déprime. Pour compenser, on croit à tort qu'il faut consommer des aliments gras et sucrés, alors que deux verres d'eau suffisent à redonner une belle énergie. Optez pour des boissons sans sucre, comme de l'eau pétillante ou plate, du thé, un peu de café, des tisanes… J'ajoute qu'il ne faut pas hésiter à boire pendant les repas, car cela ne pose aucun problème. Au contraire, c'est un moment idéal pour penser à bien s'hydrater.

Si vous êtes encore en train de digérer et que vous cédez au grignotage intempestif, vous créez de l'inflammation : votre énergie, au lieu de servir à réparer les éventuels dégâts cellulaires, est employée à faire fonctionner l'usine intérieure de la digestion.

Nous ne digérons pas tous à la même vitesse. Il faut respecter son rythme biologique pour apprendre à se respecter soi-même. Pour mémoire, le temps de digestion des aliments diffère beaucoup selon la composition de ces derniers. Voici quelques moyennes pour vous orienter. De la bouche à l'anus, il faut compter vingt-quatre heures avant d'éliminer un repas complet. Plus la teneur en gras et en protéines est élevée, plus la digestion sera longue. Prenons l'exemple du poisson. Les poissons blancs, comme le cabillaud ou le lieu, nécessitent un temps de digestion beaucoup plus court que les poissons plus gras, comme le saumon, le thon, le maquereau ou les sardines. Mettre des sardines au menu est donc une bonne idée : elles favorisent la satiété, car elles restent longtemps dans l'estomac, limitant ainsi le grignotage. De plus, elles sont riches en omégas 3 et sont relativement épargnées par les métaux lourds (plomb, cadmium, mercure) que l'on trouve dans le saumon ou le thon.

Il est important de bien analyser ce que l'on ressent après un repas. Le bien-être postprandial fait partie intégrante des plaisirs de la table. Identifiez les aliments qui vous semblent difficiles à digérer, et éliminez-les. Construisez ainsi le tableau de bord de votre santé, et ne vous laissez pas influencer par celui des autres. Après un repas, on doit se sentir en forme, et non pas lourd et transpirant.

Jouer à maigrir

En 2022, une équipe de chercheurs américains a mis en lumière les pouvoirs insoupçonnés de la mastication. Comme nous l'avons évoqué plus tôt, celle-ci constitue une bonne façon de lutter contre les excès alimentaires destructeurs.

Les scientifiques viennent de découvrir qu'une mastication prolongée augmentait la dépense énergétique associée à la prise alimentaire de 10 à 15 %. Mais les bénéfices ne s'arrêtent pas là. Bien mâcher permet également de stimuler la sécrétion de substances naturelles qui jugulent l'appétit, avec pour conséquence de réduire d'environ 15 % les apports caloriques. Cela augmente également la durée du repas : les molécules biologiques à l'effet coupe-faim ont le temps d'arriver jusqu'au centre de la satiété, situé dans le cerveau. Si l'on mange très vite des aliments mous, les messages de satiété sont perçus beaucoup plus tard. Enfin, nous avons déjà souligné que la mastication favorisait également les sécrétions enzymatiques, qui optimisent la digestion et baissent la production de gaz intestinaux pour un ventre bien plat.

À table, pensez à la relation entre la notion de besoin et celle de plaisir. Si vous réussissez à faire correspondre les deux, vous serez toujours gagnant, car le plaisir est un régulateur naturel de la prise alimentaire. Lorsqu'on mange vite et mécaniquement devant un écran de télévision, on satisfait son désir à l'excès, mais sans plaisir.

Dans cette optique, évitez les aliments mous qui s'avalent comme des boissons. Préférez-leur ceux qui demandent à être bien mastiqués : le calamar, le poulpe, la partie dure de l'ananas… Ne faites pas trop cuire les légumes ni les pâtes, comme nous l'avons vu. Préférez-les *al dente*. En mâchant dix fois de suite chaque bouchée, vous verrez l'aiguille bouger dans le bon sens sur la balance. D'ailleurs, beaucoup de personnes qui se plaignent d'avoir tout le temps faim présentent un dénominateur commun : elles avalent très vite leurs repas, mais consomment aussi des aliments qui attisent l'appétit et ne rassasient pas du tout. Les sucres, en particulier, donnent faim, tout comme le sel, tandis que les protéines et les légumes génèrent une satiété bienvenue. À propos du sel, j'ai déjà souligné la nécessité de ne pas en abuser : en 2023, des chercheurs coréens ont découvert que les sujets qui ne salaient jamais leur assiette avaient 18 % de risques en moins de développer un trouble du rythme cardiaque comme la fibrillation auriculaire, vectrice d'AVC.

En un mot, il faut manger mieux pour manger moins. Concernant le sucre, les scientifiques ont tracé la ligne rouge à ne pas dépasser, qui est de six cuillères par jour (ce qui inclut les sucres ajoutés), sachant que les boissons sucrées représentent jusqu'à 50 % des apports.

Jouez avec les interdits alimentaires

La pomme de terre a bien des atouts. Elle contient des vitamines comme la C, le magnésium ou le potassium, et des acides aminés comme la lysine, déficitaire dans les céréales. Ces protéines sont très concentrées sous la peau : soyez avare quand vous épluchez. J'ajoute que les pommes de terre sont naturellement sans gluten. Pour rappel, en ne les cuisant pas trop et en les laissant refroidir, on obtient la formation d'un amidon résistant, qui est excellent pour la santé. Il agit comme un prébiotique et contribue à la bonne santé intestinale, mais pas seulement. L'amidon résistant ferait en partie écran, dans le tube digestif, à des molécules issues des viandes rouges ou de la charcuterie qui, consommées en excès, représentent un risque cancérigène reconnu par l'OMS. Les végétariens présentent d'ailleurs 14 % de cancers de moins que les mangeurs réguliers de viande rouge, en particulier de ce qui concerne les cancers digestifs.

La consommation de pommes de terre génère une sensation de satiété agréable, qui évite de grignoter toute la journée.

S'agissant de leur impact sur le poids, elles peuvent être ange ou démon. Je rappelle que les pommes de terre vapeur apportent 80 calories tous les 100 grammes, contre quatre fois plus pour les frites, soit 320 calories, et 540 pour les chips. La purée avec du beurre (700 calories pour 100 grammes) atteint des sommets. Pour éviter les frustrations, optez pour les petites pommes de terre grenaille, qui ressemblent à des billes et que l'on mange avec les doigts. C'est ludique et joyeux à cuisiner. Avec 80 calories pour 100 grammes lorsqu'elles sont cuites à la vapeur ou à l'eau, elles limitent les risques de prise de poids. Si votre nostalgie des frites est trop forte, passez-les à la poêle avec quelques pulvérisations d'huile.

Le sourire au ventre

Notre précieuse flore intestinale est fortement impactée par ce que nous mangeons. Ainsi, les aliments ultra-transformés et très riches en calories (sucres et/ou mauvaises graisses, additifs chimiques) appauvrissent et cassent l'équilibre de la flore intestinale protectrice, à l'inverse des fibres ou des fruits et légumes, qui l'entretiennent. Il existe de nombreux aliments riches en fibres et bénéfiques à la flore intestinale, parmi lesquels on peut citer les noix, les poireaux, les brocolis, les oignons, les lentilles, l'artichaut, les asperges, les pommes ou les bananes. Ces bonnes fibres fournissent l'engrais nécessaire au développement des bonnes bactéries dans les intestins. D'autres aliments sont des trésors de bienfaits pour notre digestion. Il s'agit des aliments fermentés. Le choix est large, et on peut les adapter à son goût. L'idéal est d'en prendre tous les jours pour bien ensemencer sa flore.

La choucroute est une excellente option (sans les charcuteries), en sachant que le chou doit être récolté en août pour offrir un maximum de bienfaits. Les légumes fermentés en bocal, comme les cornichons, le vinaigre, obtenu par la fermentation de l'alcool, ou encore le miso, pâte fermentée japonaise à base de soja et de riz ou d'orge, utilisée dans la soupe du même nom, sont des alternatives tout aussi saines. Le *tempeh* indonésien, fabriqué à partir de soja fermenté par des moisissures spécifiques, est également excellent pour enrichir la flore intestinale, tout comme le *kéfir*, sorte de lait fermenté avec des grains de *kéfir*. Citons également le *kimchi* coréen, composé de chou chinois, de radis, d'épices, d'ail et de gingembre, le tout fermenté, bien sûr. Les yaourts, avec leurs bactéries lactiques, sont aussi très utiles. L'idéal est de varier les sources de ferments pour obtenir une flore intestinale saine et pérenne. Il n'est pas nécessaire d'en consommer en grande quantité; l'équivalent d'une ou deux cuillères à soupe par jour suffit pour apporter le bon terreau à vos anges gardiens intestinaux. Analysez votre niveau de bien-être digestif après une semaine de prise quotidienne d'un aliment fermenté de votre choix. Comparez les uns avec les autres pour définir ce qui vous convient le mieux.

En effectuant des recherches sur les aliments fermentés, je me suis particulièrement intéressé aux zones bleues. Ce sont des endroits de la planète où vit un nombre record de centenaires. Les scientifiques les ont étudiés à la loupe pour essayer de découvrir leurs secrets. Il existe cinq zones bleues : Nuoro en Sardaigne, Ikaria en Grèce, Okinawa au Japon, Loma Linda en Californie et Nicoya au Costa Rica.

Des études ont mis en évidence certains points communs entre les habitants de ces différentes zones, parmi lesquels une activité physique régulière. Les habitants d'Okinawa entretiennent leurs jardins, et aiment manger ce qu'ils font pousser. Les Sardes vivent dans des villages escarpés… Dans ces zones, les liens sociaux sont très développés, et différentes générations coexistent souvent, bien loin du modèle moderne des maisons de retraite.

La recherche a surtout mis en évidence des points communs au niveau de l'alimentation : une nourriture à base de nombreux produits d'origine végétale, beaucoup de fruits et de légumes, des aliments non transformés, de l'huile d'olive en Sardaigne et en Grèce, peu de viande et de poisson, une consommation très modérée d'alcool et limitée au vin. À cela s'ajoute, dans le cas de la Sardaigne, la Grèce, le Japon et la Californie, une certaine restriction calorique.

Nous l'avons vu, la réduction des apports caloriques au quotidien augmente significativement la longévité. On ne peut pas s'alimenter à 80 ans comme on le fait à 20 ans. On n'en a plus les moyens physiologiques.

L'énigme du Costa Rica

Le Costa Rica me posait une énigme. Le modèle alimentaire en vigueur là-bas ne collait pas du tout avec celui des autres zones bleues. Je ne retrouvais pas le fameux régime à base de végétaux, poisson et huile d'olive. Au Costa Rica, l'alimentation quotidienne comprend des tortillas, des galettes de maïs qui contiennent du sucre. Les Costariciens ne se privent pas non plus de fromage, de café, de riz, de haricots, de viande… C'est à n'y rien comprendre. Autre constatation pour laquelle nous n'avons pas d'explication, au Costa Rica, il y a plus de centenaires hommes que femmes alors que dans les autres zones bleues, c'est le contraire. Afin d'en savoir plus, je suis allé à la recherche de la pièce manquante qui permettrait d'expliquer cette longévité étonnante.

Le Costa Rica est un pays d'Amérique centrale recouvert par une forêt humide, et dont un quart de la superficie est consacrée à une jungle protégée. La flore et la faune y sont d'une variété exceptionnelle. La péninsule de Nicoya se situe sur la côte pacifique nord. Pour mémoire, le Costa Rica est la première nation au monde à avoir inscrit dans sa Constitution le renoncement à toute force armée. Les fonds qui étaient consacrés au budget militaire sont maintenant alloués à la santé, à l'éducation et à l'environnement. Ce pays occupe la première place mondiale sur l'échelle du Happy Planet Index : c'est le pays où les gens sont les plus heureux au monde. Pourtant, par rapport aux habitants des pays industrialisés, ils vivent modestement.

Le bonheur, au Costa Rica, se situe dans une autre dimension. Nous tenons déjà une première piste pour comprendre l'étonnante espérance de vie des locaux. Selon les chercheurs, chaque amélioration du score de bonheur abaisserait de 9 % le risque de mourir prématurément. Dans le cadre de leur étude, les scientifiques ont posé cette question aux participants : « À quelle fréquence, au cours de la dernière semaine, vous êtes-vous senti heureux, plein d'amour pour la vie et d'espoir pour l'avenir ? » Ils ont noté, en étudiant les résultats, que même les petits moments de bonheur étaient bénéfiques pour la santé.

D'autres recherches ont montré que les seniors qui s'estimaient heureux voyaient chuter de 35 % le risque de mourir dans les cinq prochaines années. Savoir que notre espérance de vie est liée à notre niveau de bonheur donne envie de tout faire pour se sentir mieux. Parmi les moyens d'y parvenir, les scientifiques sont unanimes sur l'importance des rapports sociaux et du dialogue. Plus on rencontre de nouvelles personnes, plus on échange avec les autres, mieux on se sent.

J'ai envie de vous faire une petite confidence. Quand je me sens trop sous pression et que le stress monte, je recours à deux rituels. On le sait, les rituels apaisent. Ils créent un cadre qui aide à débrancher. C'est un cocon, une zone de sécurité où se réfugier, à l'écart d'un monde parfois inquiétant.

Mon premier rituel, c'est d'être injoignable : autrement dit, je pratique le « jeûne social », qui génère un sentiment d'unicité puisqu'on se retrouve seul avec soi-même, en toute intimité. J'écoute une chanson d'Hervé Vilard intitulée « J'm'en balance », qui raconte l'histoire d'une personne capable de rire de tout avec légèreté et humour. C'est très joyeux et ça me fait du bien.

Mon second rituel est différent. Face à une situation difficile, je m'amuse à penser à la troisième personne. Au lieu de me dire : « Je dois lui expliquer que je n'ai pas envie d'accepter sa proposition et j'ai peur de le froisser », je me dis : « Frédéric Saldmann n'a pas envie... » S'imaginer un court instant en Louis XIV aide à se décontracter et fait sourire, tout en permettant de prendre de la distance face à une situation angoissante.

Cela n'est pas sans faire penser au syndrome du troisième homme, qui fait référence à certaines situations rapportées dans lesquelles une présence invisible telle qu'un esprit apporte réconfort ou soutien lors d'une expérience traumatisante.

Une autre équipe de chercheurs américains a voulu aller plus loin. Ils ont posé à un panel de personnes la question suivante : « Êtes-vous satisfait de votre vie ? » Ils ont classé les réponses en leur attribuant un score allant de 1 à 10. Ils ont constaté par la suite que ceux qui avaient répondu être satisfaits, voire très satisfaits, avaient aussi vécu plus longtemps. Voir la vie en rose donne donc plus de chances de devenir centenaire. La constance de cet état a été identifiée, dans le cadre de cette étude, comme un point important.

Mais comment font les habitants du Costa Rica pour être si nombreux à devenir centenaires ?

J'ai eu la chance, en arrivant au Costa Rica, de trouver un premier indice concernant la mystérieuse longévité des locaux. Alors que je souhaitais me rafraîchir, on m'a proposé du *vino de coyol*. C'est une boisson blanchâtre à l'aspect bizarre et pas très engageant, avec un goût étrange, obtenue à partir de la sève du palmier.

Les habitants de Nicoya ont une habitude particulière. Ils consomment quotidiennement des aliments fermentés variés et spécifiques à leur culture culinaire. Tous les jours, ils mettent au menu des mélanges de légumes fermentés spéciaux de manière à donner plus de relief aux plats. Mais, surtout, ils boivent lors des repas le café local du Costa Rica. Très jeunes, les enfants boivent déjà du café qui, dans un premier temps, est mélangé avec du lait, puis bu noir. Très vite, ils s'habituent à ce goût amer et y trouvent une source de plaisir gustatif. J'ai découvert que ce café local est justement très fermenté.

La fermentation a lieu parallèlement à la décomposition de la chair de la cerise de café, qui est pleine d'eau et de sucres favorables à ce processus. Elle accentue de façon considérable les arômes du café. Avant fermentation, on dénombre environ 30 marqueurs d'arômes dans cette boisson, contre jusqu'à 10 fois plus après. Il existe deux façons de faire fermenter le café : la méthode sèche, qui consiste à exposer les cerises de café au soleil, et la méthode humide, au cours de laquelle elles sont lavées et dépulpées.

Les petits arbustes sauvages sur lesquels fleurit le café auraient-ils le pouvoir de fournir un élixir de longévité qui n'existe nulle part ailleurs ? Leurs fruits, qui ressemblent à des cerises, offriraient-ils les bienfaits mystérieux que laisse présager le goût si particulier du café produit dans cette zone bleue ? Celui que consomment les habitants de la péninsule est riche en antioxydants, mais cela ne le distingue pas d'autres variétés de café. En revanche, les méthodes artisanales de fermentation appliquées aux grains sont spécifiques à Nicoya. Il est possible qu'elles contribuent à ensemencer la flore intestinale des locaux, faisant d'eux des centenaires. En effet, les études scientifiques soulignent que les individus très âgés, où qu'ils habitent dans le monde, ont pour point commun la présence de bactéries particulières au niveau des intestins, qui agiraient comme des anges gardiens protecteurs. La flore intestinale joue donc un rôle clé dans la longévité et la préservation de la santé : elle empêche les intestins de devenir des passoires laissant passer certains composants toxiques et cancérigènes normalement éliminés dans les selles.

On commence à vieillir par ses intestins. Les centenaires du Costa Rica ont peut-être trouvé la parade pour rester jeunes à l'intérieur. Et si leur café, issu de recettes ancestrales, était un philtre secret leur conférant le pouvoir de défier le temps ?

On ne compte plus le nombre de particules microplastiques qui se retrouvent dans nos intestins, véhiculées par les emballages alimentaires. Il suffit pour cela que le contenant et le contenu soient en contact direct. Les études scientifiques soulignent l'existence d'un lien entre plastiques, perturbateurs endocriniens et cancers du sein, des ovaires, des testicules et de la prostate. Les additifs cachés dans les aliments transformés sont eux-mêmes nocifs pour la flore. Ils augmentent en particulier la porosité intestinale et aident à passer dans le sang des molécules toxiques qui n'ont rien à y faire.

Une belle flore intestinale se mijote dans la cuisine

« Montre-moi ta cuisine et je te dirai dans quel état se trouve ta flore intestinale. » On a beau sélectionner les meilleurs aliments du monde pour choyer son tube digestif et sa santé, tout peut être gâché par ce qui se passe dans la cuisine. Celle-ci se transforme trop souvent en repère de mauvaises bactéries et de substances toxiques irritant les intestins.

Il faut prendre soin de ses intestins jusque dans les moindres détails de la vie quotidienne. Une étude récente illustre très bien ce point. Des scientifiques ont montré que les produits de rinçage utilisés dans les lave-vaisselle abîmeraient notre précieuse barrière intestinale. Cette altération serait responsable de certains épisodes d'inflammation digestive dont les causes ne sont donc pas liées à l'alimentation. Vous pouvez tout à fait remplacer ce liquide par du vinaigre blanc, un produit naturel, dilué à moitié avec de l'eau. Votre vaisselle n'en sera que plus éclatante et vos intestins aussi.

À faire froid dans le dos

Des scientifiques installés aux États-Unis ont reproduit, au cours d'une expérience, un geste que beaucoup d'entre nous font tous les jours. Ils ont mis au four à micro-ondes à 1 000 watts, pendant 3 minutes, des produits alimentaires contenus dans des récipients en plastique. Les résultats ont montré que chaque centimètre carré du contenant libérait jusqu'à 4 millions de particules microplastiques et 2 milliards de nanoplastiques au cours du réchauffage. Pour aller plus loin, les scientifiques ont voulu mesurer l'impact potentiel sur les bébés si les biberons en plastique étaient chauffés dans ces mêmes conditions. Ils ont mis en contact des cellules rénales, cultivées en laboratoire, avec une solution dont la concentration en particules plastiques était alignée sur les résultats de l'expérience précédente. Ils ont alors constaté qu'après deux jours d'exposition à ce liquide, les trois quarts des cellules rénales étaient mortes.

Il faut tout faire pour éviter d'absorber chaque jour un cocktail de microplastiques. Ceux-ci génèrent de nombreux risques pour la santé en se bioaccumulant dans l'organisme. Une petite partie en est éliminée dans les selles, mais pas tout. Leur ingestion peut entraîner une dysbiose, c'est-à-dire un déséquilibre de la flore. Ils déstabilisent l'étanchéité de la paroi intestinale. On retrouve même ces particules toxiques dans le placenta et le foie.

Les humains, aujourd'hui, absorbent en moyenne 5 grammes de plastique par jour, soit l'équivalent d'une carte de crédit (d'après WWF). Ces microplastiques se propagent aussi dans le sang et les poumons. De plus, les plastiques étant différents les uns des autres, ils contiennent chacun des additifs spécifiques auxquels se lient certains types de bactéries. Une fois dans le corps humain, ils élisent domicile jusque dans les cellules immunitaires du système nerveux central. C'est un risque inutile à prendre pour notre santé cérébrale. Les microplastiques agissent aussi comme des perturbateurs endocriniens, à l'origine de cancers hormono-dépendants comme les cancers du sein, des ovaires, des testicules et de la prostate.

Chaque année, des millions de tonnes de plastique sont déversées dans les océans, contaminant les poissons. La seule bonne nouvelle, c'est qu'ils restent dans les intestins de ces derniers, et ne s'infiltrent pas dans les muscles que nous consommons. Conclusion : pensez à toujours bien vider les poissons avant de les manger et, concernant les Saint-Jacques, n'en consommez pas le corail.

Afin de vous protéger, il faut que vous soyez vigilant sur les emballages en plastique. Prenons l'exemple des poêles en téflon. Elles sont pratiques, car elles n'adhèrent pas. Mais il faut en prendre grand soin et n'utiliser que des spatules en bois pour mélanger les aliments. Une seule petite éraflure sur ce revêtement libère jusqu'à 9 100 particules de plastique dans votre repas, qui se bioaccumuleront ensuite dans votre organisme. Elles s'infiltrent dans vos intestins et vos organes. Il s'agit d'une pollution très nocive pour la santé.

En dehors de ce que nous mettons dans nos assiettes, nous devons en permanence rester vigilants face aux polluants environnementaux, et les bannir chaque fois que nous en avons la possibilité. Par exemple, des scientifiques ont récemment pointé la nocivité de certains produits capillaires défrisants, qui perturbent la fertilité des femmes qui les utilisent.

Du plastique avant le premier repas

Des chercheurs ont trouvé une abondance de microplastiques dans les échantillons de placenta et de méconium qu'ils ont étudiés. Le méconium est la première selle d'un nouveau-né : elle correspond non pas à son premier repas, mais au contenu accumulé dans son intestin tout au long de son développement dans l'utérus de la mère. Des traces de microplastiques ont été retrouvées dans tous les échantillons, principalement du polyuréthane et du polyamide. Avant même de consommer de la nourriture, le nouveau-né a déjà avalé du plastique.

Il est essentiel de limiter l'accumulation de ces polluants dans notre corps, car ils ont la capacité de s'accumuler dans les différents tissus, notamment dans le cerveau. En 2022, des chercheurs ont étudié différents virus entériques, dont le rotavirus et le norovirus, responsables des gastroentérites. Ils ont découvert que ces virus, dénués d'enveloppe de protection, étaient capables de se lier avec succès aux microplastiques et que cette association leur permettait de persister plus longtemps en milieu organique. Les microplastiques peuvent donc aider les virus à survivre.

Les mouches qui vomissent sur votre repas

Afin de veiller sur votre santé intestinale, ne laissez pas non plus vos victuailles à l'air libre dans la cuisine. Sachez que les mouches qui s'y posent ont l'habitude de vomir dessus pour y relâcher leurs sucs digestifs. Elles sécrètent ainsi des substances liquéfiantes et se régalent des mets qu'elles ont découverts et prédigérés. Une solution efficace est de laisser sur la table un pot contenant de la menthe : les mouches en détestent l'odeur…

Le repère des mauvaises bactéries

Bien sûr, pensez à laver votre réfrigérateur et votre congélateur deux fois par mois avec de l'eau vinaigrée ou de l'eau de Javel, jusque dans les recoins. Vous vous prémunirez ainsi contre une bactérie redoutable, appelée listeria, capable de se reproduire en atmosphère humide et à une température de +4 degrés. Pensez toujours à bien séparer les aliments les uns des autres, notamment dans le réfrigérateur, pour éviter que d'éventuels microbes ne jouent à saute-mouton et ne colonisent des aliments vierges, en passant par exemple des traces de terre présentes sur les légumes aux tranches de jambon rangées à côté.

Utilisez toujours des torchons propres et, s'ils essuient mal à force d'usure, n'hésitez pas à en changer. C'est l'eau résiduelle des lavages successifs qui est à l'origine de la rigidification des serviettes. En conclusion, si vous souhaitez qu'elles durent longtemps, arrangez-vous pour ne pas les laisser en boule et faites-les bien sécher.

Lavez aussi avec soin vos éponges, car celles-ci, lorsqu'elles sont sales, deviennent très vite des repaires de bactéries nocives. Les débris d'aliments, avec le temps et l'humidité, permettent à ces dernières de croître et de se multiplier pour faire ensuite souffrir vos intestins.

Un autre conseil : regardez bien les dates de péremption des aliments avant de les consommer. Passé la date limite de consommation (DLC), ils peuvent vous rendre malades et perturber la flore intestinale. En cas de doute sur un reste de la veille, le principe de prudence s'applique. Il vaut mieux jeter un peu de nourriture que de prendre des risques. Afin d'éviter le gaspillage, mon conseil est de contrôler les quantités lors de la préparation. Certains aliments, enfin, ne doivent pas être mis au réfrigérateur mais consommés sur-le-champ. C'est par exemple le cas des tartares de viande ou de poisson, et des mayonnaises maison. Leur conservation présente trop de risques inutiles.

Je ne rappelle pas l'intérêt du lavage de mains avant de cuisiner et de passer à table : c'est une évidence. Et, bien sûr, comme nos ancêtres, gardez tous vos sens en éveil avant de cuisiner ou de manger quoi que ce soit. Fiez-vous à votre instinct, vous ne vous tromperez pas. L'aspect visuel, l'odeur, la texture et le goût sont de bons indicateurs de la fraîcheur du produit. N'hésitez jamais à recracher ce que vous avez en bouche si vous avez un doute. Mieux vaut s'autoriser à le faire discrètement que de se rendre malade pour rien. Vous disposez d'une barrière de protection neurosensorielle conçue pour vous protéger des toxi-infections alimentaires : n'hésitez surtout pas à l'utiliser chaque fois que nécessaire. C'est important, car chaque fois que vous tombez malade à la suite de l'ingestion d'un produit qui n'est pas frais, vous perturbez l'équilibre de votre flore intestinale si précieuse.

Dr Jekyll & Mr Rice

Le riz est un aliment connu de l'homme depuis plus de sept mille ans.

L'élément le plus important, lorsqu'on choisit du riz, est sa durée de cuisson. Ainsi, plus le riz cuit rapidement, plus il est probable qu'il ait subi des transformations avant d'arriver en magasin. Si le paquet indique 10 minutes ou moins, le produit a subi une fragmentation, processus qui permet à l'eau de pénétrer plus rapidement dans le centre du grain et d'en accélérer la cuisson. La contrepartie de cette transformation industrielle est une absorption plus rapide par votre organisme du sucre contenu dans le riz. Cela provoque un pic d'hyperglycémie suivi d'une hypoglycémie. Au contraire, un riz qui cuit lentement, en 20 minutes ou plus, est un produit plus naturel qui fera moins grossir, et qui épargne tout coup de fatigue après consommation. Les riz sauvages ont une durée de cuisson qui va jusqu'à 1 h 30 : ce sont aussi les riz qui ont les meilleurs index glycémiques. Il en va de même avec les pâtes : celles qui cuisent en 3 minutes sont des éponges à eau, qui libèrent rapidement du sucre dans l'organisme et font monter en flèche la glycémie. Sachez cependant que le riz raffiné et blanc est utile en cas d'épisode diarrhéique. En effet, il ne laisse pas de résidus au niveau de l'intestin et ne stimule pas la motricité intestinale, ce qui en fait un allié de qualité pour ralentir son transit.

Une fois le bon riz choisi, il convient de le préparer correctement. Portant sur cinquante-cinq variétés différentes de riz vendues au Royaume-Uni, une étude réalisée en 2020 a conclu que plus de la moitié d'entre elles contenaient des taux d'arsenic supérieurs à ce que les réglementations autorisent pour la consommation des bébés et des enfants. Il est donc important de bien préparer son riz afin d'éliminer les potentielles substances toxiques et en conservant au maximum les macro et micronutriments. Des scientifiques ont cherché quelle était la meilleure façon de cuire le riz. Pour ce faire, ils ont comparé plusieurs méthodes, appliquées aux différents riz vendus sur le marché. Conclusion : le mode de préparation optimal du riz est de porter l'eau à ébullition (quatre verres d'eau pour chaque verre de riz), d'ajouter le riz et de laisser l'eau sur le feu pendant 5 minutes. Puis, il faut jeter l'eau qui a permis d'éliminer une grande quantité d'arsenic, et la renouveler (deux verres pour chaque verre de riz). Enfin, il est suggéré de recouvrir le riz d'un couvercle et de poursuivre la cuisson à feu doux jusqu'à ce que l'eau soit entièrement absorbée.

Du fait de l'augmentation de leur volume lors de la cuisson, nous préparons souvent trop de pâtes ou de riz. Que faire de cet excédent ? Si vous en avez le temps, faites-le refroidir 1 ou 2 heures maximum dans un contenant en verre, puis conservez-le au frais. Il est déconseillé de mettre des éléments très chauds au réfrigérateur afin de ne pas faire monter la température moyenne à l'intérieur de ce dernier. Si vous n'avez pas le temps de laisser les restes refroidir, sachez au moins qu'il ne faut en aucun cas oublier un plat de pâtes ou de riz toute la nuit à température ambiante. Les féculents contiennent en effet une bactérie, *Bacillus cereus*, qui se développe facilement dans ces conditions, et a la capacité de sécréter trois entérotoxines. On risque alors une toxi-infection potentiellement mortelle. Lorsque vous n'avez pas la possibilité de laisser refroidir votre plat, isolez-le dans le réfrigérateur, sans contact avec d'autres aliments.

Le pouvoir du bon sens

Dès lors que vous vous sentez ballonné après un repas, avec de petits spasmes intestinaux, cela signifie que quelque chose ne tourne pas rond. Si, en plus, vous vous sentez fatigué, lourd, avec des maux de tête ou des migraines, n'attendez pas sans rien faire que cela passe. Vous avez vraisemblablement avalé au cours du repas un aliment qui vous fait du mal. Plusieurs possibilités sont à envisager. Ce peut être l'aliment lui-même qui pose problème, ou son mode de préparation; parfois, c'est l'association de deux éléments qui constitue un mauvais mélange. Les exemples sont nombreux : ajouter un nuage de lait dans le café pour en adoucir l'amertume n'est pas une bonne idée. Cela provoque des problèmes digestifs. Une fois dans l'estomac, les tanins du café font coaguler la caséine du lait qui forme des amas très difficiles à digérer, avec de nombreux risques de ballonnements. On souffre alors d'une sensation de lourdeur et de pesanteur gastrique, générée par ces protéines de lait qui floculent et ont du mal à sortir de l'estomac. Cela dit, comme le café au lait est très long à digérer, certains le consomment précisément pour essayer d'obtenir un effet coupe-faim, mais ils le font au prix de problèmes de convivialité du fait des gaz intestinaux générés par cette mixture.

Les bons et les méchants gaz

Les intestins, lorsqu'ils sont gonflés et distendus, engendrent des sensations désagréables ainsi que des douleurs abdominales lancinantes, qui jouent sur le moral. À la longue, ces douleurs grignotent de l'énergie vitale et nous laissent épuisés. Les gaz se retrouvent vite sur le banc des accusés, mais tous les gaz ne se valent pas. Certains sont bons et d'autres, mauvais. Nous pouvons agir pour sélectionner les meilleurs.

Une question de quantité : le mieux est l'ennemi du bien

L'excès de gaz intestinaux provoque un inconfort notable, et plus le volume augmente, plus la gêne est marquée. Lorsqu'ils sont expulsés, les gaz représentent un volume allant de celui d'un flacon de vernis à ongles à celui d'une canette de soda, parfois plus. Une portion de haricots blancs peut, à elle seule, générer plus de 600 millilitres de gaz, soit l'équivalent de deux canettes : de quoi être ballonné toute la journée.

Spontanément, nous avons tendance à incriminer des aliments solides, alors que les responsables se trouvent souvent parmi les boissons. Mon premier conseil est d'éviter de boire très chaud, car, pour refroidir le breuvage, nous avons le réflexe d'avaler de l'air. Mieux vaut utiliser un verre ou une tasse que boire avec une paille ou au goulot : cela fait également avaler de l'air, qui se retrouve ensuite directement dans le tube digestif. Si vous avez une tendance aux flatulences, les boissons gazeuses ne sont pas vos alliées, de même que le fait de fumer ou de vapoter. Éliminez aussi les bonbons, chewing-gums, et autres gommes de toute sorte qui obligent à mâcher longtemps et à absorber trop d'air. Ces produits sont encore pires pour la santé lorsqu'ils sont sans sucre, en raison des polyols comme le sorbitol qu'on y trouve en remplacement, et qui font gonfler les intestins. Des études récentes soulignent en outre le risque inhérent à la consommation de sucralose, que l'on retrouve dans la composition de nombreux produits allégés. Celui-ci endommagerait l'ADN des cellules et s'avérerait génotoxique. Il provoque surtout une « fuite de l'intestin », ce qui veut dire, comme nous l'avons vu à plusieurs reprises, que les substances qui devraient se retrouver dans les selles passent la barrière intestinale et circulent dans le sang. Les chercheurs ont également noté, après une ingestion de sucralose, l'apparition d'une réaction inflammatoire intestinale accompagnée de stress oxydatif.

Certains aliments comme la laitue entraînent aussi une production parfois excessive de gaz. Pour éviter ce désagrément, pensez à couper celle-ci préalablement en petits morceaux. Pour mémoire, autrefois, il était considéré comme très impoli de couper sa salade dans son assiette. Les couteaux, dans les milieux aisés, étaient en argenterie, et leur lame s'oxydait au contact de la vinaigrette. C'est pourquoi la salade était découpée en cuisine avant d'être servie.

À propos des produits laitiers, certaines personnes ne supportent pas bien le lactose, qui provoque chez eux des gaz intestinaux et une sensation d'inconfort. La capacité à digérer le lait, pour une grande partie de la population européenne, tient à la mutation d'un gène survenue il y a six mille ans. Certains d'entre nous ont hérité de cette mutation, d'autres, non, ce qui rend les produits laitiers indigestes pour ces derniers. Agissez donc toujours avec bon sens. Si vous présentez un ventre gonflé et souffrez de flatulences après un repas, remémorez-vous le contenu de votre assiette et menez votre propre enquête interne.

Beaucoup de gens ont des intestins qui ne supportent pas les légumes crus. Pour comprendre ce phénomène, il suffit de penser à la vapeur dégagée par une Cocotte-Minute lorsqu'on y fait cuire des légumes. La cuisson nécessite de produire de la chaleur, qui génère à son tour des gaz volatils. Dans l'intestin, c'est pareil : il faut faire chauffer les aliments pour les rendre assimilables. Chez certains sujets, cette montée en température et la production de gaz liée à la « cuisson interne » sont inconfortables.

S'agissant des aliments solides causant des flatulences, les haricots, flageolets, lentilles et pois chiches viennent immédiatement à l'esprit. Il est vrai qu'ils sont fréquemment responsables de gonflements intestinaux. Je recommande aux amateurs de légumineuses qui souhaiteraient éviter cet inconvénient de les faire tremper plusieurs heures avant de bien les rincer.

4

Les intrus de l'intestin

Sans le savoir, on peut porter en soi une véritable ménagerie de parasites qui ruinent sournoisement notre santé, à commencer par nos intestins, qu'ils ravagent.

La mauvaise réputation des oxyures

De son vrai nom *Enterobius vermicularis*, ce ver a l'aspect d'un filament blanc d'environ un centimètre de long et vit dans l'intestin. La nuit, les femelles migrent vers l'anus pour y pondre leurs œufs, qui se répandent dans les draps et les sous-vêtements et possèdent un grand pouvoir de contamination. On les retrouve sur différents objets de la maison, car ils ont la vie dure et peuvent survivre jusqu'à deux semaines à l'extérieur du corps. La contamination se fait à l'insu des sujets, le plus souvent par la transmission main-bouche. Une fois installés dans les intestins, les œufs donnent naissance à de petites larves qui arrivent à maturité trois semaines plus tard. Les enfants sont particulièrement concernés par ces parasites. Le signe de contamination le plus évident est l'apparition de fréquentes démangeaisons nocturnes au niveau de l'anus, qui provoquent des irritations à force de se gratter. On observe parfois une perte d'appétit et des troubles digestifs accompagnés de douleurs abdominales et de selles molles. L'examen des selles permet rarement d'identifier des œufs, mais en plaçant un morceau de ruban adhésif sur la marge de l'anus et en le faisant ensuite analyser en laboratoire, il est possible de diagnostiquer la présence des vers, ce qui permettra au médecin de prescrire un traitement pour les éliminer. La contamination touche parfois des familles entières, qui auront les plus grandes difficultés à éliminer ce parasite. Les mesures de prévention sont essentielles : lavage soigneux des mains en sortant des toilettes et avant de passer à table, sans oublier le nettoyage des espaces interdigitaux et le brossage des replis sous les ongles qui sont potentiellement des réservoirs de parasites. Enfin, si vous êtes concernés par les vers, il est essentiel, une fois le traitement achevé, de faire un ménage méticuleux de la maison : aspirateur, salle de bains, linge…

Souvenirs de vacances

Imaginez que vous êtes depuis plusieurs semaines de retour de vacances, après un merveilleux séjour dans des pays exotiques. Vous devriez être en pleine forme, et pourtant, vous ne vous sentez pas bien : fatigue inexpliquée, léger amaigrissement, troubles du transit à répétition avec douleurs fugaces ou lancinantes, ventre gonflé, flatulences…

Il se peut que vous ayez, sans le savoir, ramené des amibes dans vos bagages. On peut les retrouver dans le foie et les intestins. Ils se trouvent initialement à la surface des aliments, et contaminent le corps humain par le biais de kystes, qui sont très résistants et peuvent survivre quinze jours dans de l'eau. Une fois avalés, ils colonisent les organes cibles du corps humain. Pour mémoire, 10 % de la population mondiale est aujourd'hui contaminée. Les symptômes, dans certains cas plus rares, vont jusqu'à la dysenterie ou la formation d'abcès intestinaux.

Si vous ressentez un malaise inexpliqué à votre retour de vacances, n'hésitez pas à consulter votre médecin, qui vous prescrira un examen parasitologique des selles et, si nécessaire, le traitement spécifique pour éliminer les amibes.

Le plaisir en solitaire

Chaque année, au moins 500 000 Européens, dont 100 000 Français, sont victimes du parasite dont il est ici question. Il s'agit du ver solitaire, de son nom scientifique *taenia*.

La contamination se fait par l'ingestion d'une viande, le plus souvent de porc ou de bœuf, crue ou pas assez cuite. La mode des steaks tartares, des carpaccios et des viandes servies bleues a donné un nouvel élan à la propagation de ce parasite. Il est quasiment impossible de repérer à l'œil nu la larve du *taenia*, qui se présente sous la forme d'un petit point blanc de la taille d'une tête d'épingle. Il faudrait une loupe ou un microscope, difficiles à emporter au restaurant. Si vous aviez cette possibilité, vous feriez pourtant bel et bien connaissance avec ce parasite doté de quatre mamelons arrondis et de ventouses lui permettant de se fixer sur la paroi interne de l'intestin. À l'instant même de la contamination, on ne sent rien, ni les jours suivants. Mais plusieurs semaines plus tard, la larve sera devenue un ver blanc mesurant plusieurs mètres de long et aura élu domicile dans vos intestins. D'ailleurs, on parle de ver solitaire, mais sachez qu'ils peuvent en fait être plusieurs à se partager l'espace. Le ver solitaire, en l'absence de traitement, peut vivre jusqu'à quinze ans. Les personnes atteintes retrouvent parfois de petits anneaux blancs dans leurs selles ou leurs sous-vêtements. Les vers en expulsent cinq à vingt par jour, et chacun d'entre eux contient au moins 50 000 œufs.

Souvent, les sujets contaminés sans le savoir parlent de désordres digestifs, de fragilité intestinale ou d'intestins irritables et s'adonnent à des régimes qui ne produisent aucun effet bénéfique. D'autres symptômes fréquents sont une fatigue inexpliquée, un sentiment diffus de lassitude, des ballonnements, des troubles de l'appétit ou des démangeaisons. Dans certains cas, on a même assisté à des crises d'asthme. Le ver solitaire fait par ailleurs maigrir, et certaines personnes perdent jusqu'à 10 kilos.

Afin de poser un diagnostic, le médecin peut s'aider là encore du test du ruban adhésif. Il s'agit de placer un morceau de papier autocollant dans la région anale, sur lequel les œufs de *taenia* se colleront. Le cas échéant, les traitements vermifuges sont efficaces pour éliminer le ver solitaire.

Pour éviter d'en arriver là, il faut tuer le parasite avant même de le consommer. Si vous êtes amateur de steaks tartares ou de carpaccios, gardez à l'esprit qu'il faut impérativement congeler la viande de bœuf à - 10 °C, pendant 10 jours au minimum, avant de la manger crue. Le *taenia* déteste aussi la chaleur : une bonne cuisson à partir de 60 degrés suffit à le tuer. La saumure, en revanche, n'est pas très efficace : pour en venir à bout, il faudrait ajouter à la viande 20 % de sel pendant cinq jours, ce qui n'est bon ni pour le goût, ni pour la santé. Un traitement par ionisation, aussi appelé irradiation, serait efficace, mais mal perçu par le consommateur. Cette technique est pourtant utilisée sur les cuisses de grenouille afin d'en faire disparaître les salmonelles.

Le poisson piégé

En cuisine comme ailleurs, il existe des modes et des tendances, parmi lesquelles le poisson cru, actuellement sur le haut du podium. Que ce soit sous forme de sushis, sashimis, tartares ou simplement très rosé, ce nouveau goût des consommateurs figure sur tous les menus de restaurant, surtout en été. Ses adeptes pensent manger sain, alors qu'ils prennent des risques sans le savoir.

L'anisakis est un parasite d'environ 4 centimètres de long, qui peut vous conduire tout droit au bloc opératoire pour perforation intestinale. Les humains sont généralement contaminés en avalant de minuscules larves, qui se trouvent dans la chair du poisson cru et migrent ensuite vers les intestins. Ce parasite indésirable se développe plus volontiers dans les poissons sauvages que dans les poissons d'élevage. Les poissons les plus chers ne sont donc pas, dans ce cas précis, les plus sûrs. Les perforations intestinales entraînent des risques de septicémie et de péritonite. Souvent, les sujets se plaignent de maux de ventre à répétition, dont ils n'arrivent pas à se débarrasser. Ils incriminent de nombreux aliments qui n'y sont pour rien, s'autodiagnostiquent des intolérances. Le médecin, s'il est consulté, sera alerté par des anomalies au niveau de la prise de sang, notamment un taux d'éosinophiles élevé. L'identification formelle du parasite nécessite cependant une endoscopie digestive. Les traitements vermifuges ne fonctionnent pas, et la seule solution est de retirer l'anisakis à la pince sous anesthésie générale.

Afin d'éviter de se retrouver sur la table d'opération après avoir avalé des sushis, il faut respecter certaines mesures de prévention. En seulement quarante-huit heures de congélation, les parasites sont détruits, et on peut alors consommer le poisson en toute sécurité. Cette pratique n'est malheureusement pas toujours adoptée dans les restaurants. Au moindre doute, optez pour du poisson cuit, la cuisson détruisant ces parasites.

Bien cultiver sa flore intestinale au quotidien

Notre flore intestinale est comme un jardin intérieur, qu'il faut entretenir et cultiver. Il nous revient d'enlever les mauvaises herbes et d'entretenir un terreau favorable à la pousse des plus belles plantes, des fleurs et des légumes de notre potager. Prenez-en soin, respectez-le, nourrissez-le avec les meilleurs ingrédients qui soient. Nous sommes les jardiniers de notre santé et de notre bien-être. William Shakespeare l'exprimait déjà par ces mots : « Mon corps est un jardin, ma volonté est son jardinier. »

Nous devons prendre grand soin de notre capital biologique intestinal, qui est essentiel au maintien de notre longévité en bonne santé. Ce que nous avalons nous protège ou, au contraire, nous expose aux maladies. Nous sommes les gardiens du temple, et notre bien-être dépend de notre vigilance. Plus on avance en âge, plus il faut être attentif à la préservation du capital jeunesse de ses intestins, en évitant tous les aliments qui provoquent inutilement de l'inflammation. Hippocrate l'écrivait déjà il y a deux mille ans : « Toute maladie commence dans les intestins. »

Le bien-être intérieur influe sur le bien-être général. Votre intestin produit 90 % de la sérotonine, hormone du bonheur, qui circule dans votre corps. Cette production est en étroite relation avec la santé intestinale et l'équilibre de la flore. On comprend pourquoi les personnes qui se nourrissent de manière déséquilibrée sont souvent déprimées. Elles contrôlent mal leurs apports alimentaires, ce qui conduit à des états extrêmes d'obésité et à une mauvaise image de soi. Une belle flore intestinale, ce n'est pas seulement un ventre plat et l'absence de flatulences, mais une santé éclatante et une belle joie de vivre.

ainsi qu'en bonnes graisses, excellentes pour le microbiote. Pensez à l'huile d'amande douce pour vous faire une idée des bienfaits de ce fruit à coque. Manger des amandes, c'est faire des câlins à vos intestins, qui vous le rendront bien.

La médecine d'Égypte ancienne, la traduction ayurvédique en Inde et les enseignements d'Hippocrate soulignaient déjà, il y a des milliers d'années, les atouts santé des amandes. Ces observations étaient justes et continuent d'être confirmées par les découvertes actuelles. En dehors de leurs effets étonnants sur la flore intestinale, les amandes offrent encore d'autres bienfaits. Elles participent à la prévention des troubles cardiovasculaires, du syndrome métabolique et de l'hypertension artérielle. Leur composition explique qu'elles aient le pouvoir d'abaisser naturellement le mauvais cholestérol, notamment grâce à leur teneur en phytostérols et en omégas 3.

La consommation d'amandes aide à maintenir son poids de forme. Une poignée représente environ 130 calories, ce qui est raisonnable à l'échelle d'une journée entière et génère une bonne satiété, coupant court à toute envie de grignoter après. De plus, les amandes étant dures, il faut bien mastiquer avant d'avaler, ce qui facilite la digestion.

Ce qui se passe à l'intérieur se voit à l'extérieur

Des scientifiques ont découvert que la qualité du microbiote intestinal avait des conséquences sur notre teint et sur la qualité de notre peau. D'ailleurs, l'expression selon laquelle « manger des carottes rend aimable » trouve son origine dans les bienfaits scientifiquement prouvés du bêta-carotène, autre nom de la vitamine A, qui permet d'améliorer l'écran solaire naturel de la peau et favorise sa pigmentation ; on est donc plus aimable au sens où notre capital séduction s'en trouve augmenté.

D'autres chercheurs ont observé que les inflammations provoquées par un côlon irritable influent sur les réponses immunitaires de la peau, générant ainsi un seuil d'inflammation plus bas. Cela ne se joue pas au niveau du microbiote cutané, mais dépend de réactions biologiques internes. Ces recherches illustrent que « la vraie beauté vient de l'intérieur ».

L'oignon fait la force

Un aliment est considéré comme prébiotique s'il favorise la croissance ou l'activité des bactéries à l'origine d'une bonne santé intestinale. Les prébiotiques font partie des carburants qui nourrissent les bactéries bénéfiques. Ils représentent un atout santé au quotidien, auquel il faut penser lorsqu'on compose ses menus. Certains d'entre eux sont malheureusement difficiles à consommer tous les jours : le niébé, qui est un haricot noir d'Afrique, le pissenlit, le topinambour, mais aussi l'ail qui, s'il est facilement accessible, donne mauvaise haleine. D'autres relèvent au contraire de l'évidence.

La star des prébiotiques, c'est l'oignon, qu'il soit cru ou cuit. Un demi-oignon apporte la dose parfaite de prébiotiques recommandée pour une journée, soit environ 5 grammes. Préparé en rings, il apporte du goût et du relief aux plats. Les poireaux et les asperges sont également riches en prébiotiques. J'ai pour ma part une préférence pour les poireaux, disponibles toute l'année et bien plus abordables.

Vous pouvez compléter vos apports par d'autres aliments à la teneur en prébiotique moins élevée, mais intéressante, comme le cacao, la banane, les lentilles, les endives, les amandes, les noix de Grenoble ou du Brésil, le pamplemousse, le pain de seigle…

Arrosez tous les jours votre flore intestinale avec du thé vert, elle sera belle

Pensez à accompagner vos repas de thé vert. Celui-ci a fait l'objet de nouvelles recherches mettant en évidence son rôle dans la prévention des maladies cardiovasculaires, dans l'optimisation de l'immunité et du bien-être mental, ainsi que dans la lutte contre certains cancers. On sait d'où le thé tire ses bienfaits : il contient des flavonoïdes et des catéchines, aux propriétés antioxydantes et anti-inflammatoires. Le thé vert est, de ce point de vue, plus riche que le thé noir, en particulier s'il est bio, ce qui nous épargne de boire des pesticides au passage. Il faut cependant savoir que le thé contient de la caféine (35 à 65 milligrammes par tasse), ce qui peut nuire au sommeil lorsqu'il est pris le soir. Les insomniaques seront donc avisés de surveiller leur consommation, car deux tasses de thé vert contiennent autant de caféine qu'une tasse de café.

La découverte la plus surprenante sur les bienfaits de ce breuvage concerne la flore intestinale. Le thé vert influence beaucoup le microbiote dans le bon sens. Il favorise la croissance des bactéries protectrices et nuit à la croissance des bactéries nocives. C'est un engrais qui vous veut du bien. La flore intestinale métabolise les composants du thé vert et produit des molécules bioactives précieuses. Le thé vert et le microbiote intestinal agissent donc ensemble sur la santé, ce qui explique le rôle de cette boisson dans la prévention des maladies cardiovasculaires. Cinq tasses par jour abaissent de 31 % le risque de décès par cause cardiovasculaire chez les femmes. Une consommation régulière est associée à une diminution de 22 % du risque de cancer du sein et de 57 % du cancer du côlon. Les Japonaises, qui consomment du thé vert au quotidien, présentent un risque de diabète de type 2 réduit de 42 %. Cette boisson agit aussi dans la prévention des maladies neurodégénératives et améliore les fonctions cérébrales. Une étude a également montré qu'elle agissait presque immédiatement sur le cerveau. Une heure après son ingestion, l'activité de certaines zones cérébrales augmente. Enfin, des travaux récents ont montré que le thé vert améliorerait la sensation de satiété, permettant de mieux contrôler les pulsions alimentaires intempestives.

La grasse matinée qui attaque votre précieuse flore

Des scientifiques viennent de découvrir un fait étonnant à propos de la grasse matinée. S'il avait déjà été démontré que les lève-tôt sont globalement plus minces et plus heureux que les couche-tard à quantité de sommeil égale, on sait désormais que la régularité de l'heure du lever compte pour beaucoup dans ce phénomène. Et que compenser le week-end les heures de sommeil sacrifiées au cours de la semaine ne donne pas de bons résultats : au contraire, cela accentue la fatigue, la somnolence et la mauvaise humeur. Évitez donc de vous rendormir quand le réveil a sonné, sans quoi vous serez toute la journée « dans le brouillard ». Éloignez le réveil de votre lit, vous serez sûr de vous lever du bon pied.

Des liens surprenants ont été établis entre la durée de sommeil et la qualité de la flore intestinale. Avec seulement une heure trente de sommeil en trop, on s'expose à une prolifération de bactéries intestinales nocives pour la santé, comme dans le cas d'un aliment qu'on laisserait trop longtemps sur la table par une forte chaleur, type pièce à 37 degrés.

Le fitness des intestins

Par de simples mouvements, il est possible d'accélérer l'élimination des déchets que le corps fabrique tous les jours. Pour vous en convaincre, pensez à un tuyau d'arrosage jaune qui mesurerait précisément la longueur de vos intestins, soit 7,60 mètres en

muscle grand droit abdominal, provoquant par là une hyperactivité compensatrice des muscles situés en regard de la partie haute de l'estomac. D'où les maux de ventre à répétition, accompagnés d'une mauvaise digestion, de brûlures gastriques et de remontées acides.

Un scientifique britannique a très bien illustré ce phénomène. Imaginez un tube de dentifrice pressé en son milieu : il se crée une poussée à la fois vers le haut et vers le bas. Dans le cas du corps humain, la pression orientée vers le haut perturbe la mobilité du diaphragme et la respiration. Je rappelle que le diaphragme est un muscle essentiel dont le rôle est d'assurer la ventilation de l'organisme. Poussé vers le haut, il ne peut pas descendre suffisamment, ce qui limite le jeu respiratoire. De plus, la compression orientée vers le bas concerne les intestins, l'utérus et la vessie, et entraîne de petites fuites urinaires.

Dès lors qu'on rentre exagérément le ventre, la mécanique des forces abdominales est perturbée. Ce réflexe est aussi à l'origine de douleurs dorsolombaires récidivantes. La bonne nouvelle, c'est qu'il suffit de corriger cette mauvaise habitude pour que tous les désagréments associés disparaissent progressivement.

L'obsession du ventre plat me fait penser aux filtres photographiques disponibles sur les applications pour smartphone, qui ne servent qu'à masquer la réalité. Ils véhiculent une vision du corps irréaliste qui sape la confiance en soi et le bien-être de trop de gens, en les empêchant d'être naturels. La seule manière d'obtenir durablement un ventre plat consiste à travailler ses muscles abdominaux avec l'aide d'un spécialiste, qui connaît les mouvements efficaces. Cela prend du temps, mais ce n'est pas de la poudre aux yeux. Surtout, on évite ainsi de faire monter la pression intra-abdominale pour rien, et en particulier de faire souffrir inutilement les intestins.

Trois minutes chrono : je vous propose une première séance fitness pour vos intestins

Le premier exercice que je vous suggère d'essayer est très simple : mettez-vous successivement debout puis accroupi, en joignant vos deux mains près du thorax comme pour prier. Descendez le plus bas possible, tout en gardant une bonne stabilité. Faites cela dix fois de suite en inspirant bien lors de la descente. Cet exercice muscle progressivement les fessiers. En dehors de l'aspect esthétique et digestif, ces muscles puissants sont clés dans le maintien de la stabilité du bassin et la protection des hanches. Ils permettent de se tenir bien droit et, surtout, d'éviter les douleurs lombaires récurrentes.

Le second exercice est très rapide. Il suffit de se placer à plat ventre sur le sol puis, de cette position, de passer à genoux. Répétez ce mouvement dix fois de suite. Complétez en effectuant avec le plat de la main un massage circulaire ferme autour du nombril, sur un diamètre approximatif de cinq centimètres. Vous en ressentirez le bénéfice immédiat.

Le troisième exercice reprend la position dite du « cocooning ». Allongez-vous sur le côté en ramenant vos genoux serrés contre votre poitrine. Comptez jusqu'à cinq et passez à l'autre côté.

Pour terminer sur une note joyeuse, twistez trente secondes. Cette danse est très facile à apprendre. Il suffit de se tortiller en faisant bouger son bassin. En regardant n'importe quelle vidéo des années 1960, vous verrez à quel point cette danse est à la portée de tous. Ces mouvements accélèrent le passage du bol alimentaire dans le tube digestif.

Dans la journée, si vous sentez malgré tout l'inconfort digestif se manifester à nouveau, levez-vous et asseyez-vous six fois de suite. Une fois assis, faites un mouvement de balancier d'avant en arrière six fois d'affilée sur votre chaise. Dernier petit conseil : évitez de porter des vêtements trop serrés, car cela favorise la stagnation des aliments et des gaz intestinaux.

Le muscle de l'âme

C'est le nom donné en médecine chinoise au psoas, dont on dit qu'il libère les émotions. Dans d'autres civilisations, ce dernier a porté le nom de « muscle poubelle » du fait de sa proximité avec les urines et les matières fécales. Les médecins d'autrefois pensaient qu'il accumulait les toxines.

Le psoas est un muscle fléchisseur de la hanche qui permet de rapprocher les cuisses du ventre : il est essentiel par exemple pour monter des marches. Il part de la colonne lombaire, passe autour de la hanche et s'attache au fémur. S'il devient trop rigide, il provoque des douleurs dorsales, car il tire sur la colonne. Des répercussions sont également observées au niveau de la sphère digestive, plus particulièrement des intestins. Ce muscle se contracte en cas de stress, provoquant une constriction des organes. Détendre son psoas, c'est soulager la pression qui pèse sur les intestins. Essayez les deux exercices simples que je vous propose dans la section suivante, et que je recommande de faire le matin en vous réveillant.

Détente du psoas au sol

Mettez-vous sur le dos. Attrapez avec vos deux mains le genou gauche pour le rapprocher doucement de votre poitrine, toujours en inspirant. La jambe droite reste bien tendue pendant ce temps. Puis, faites la même chose avec l'autre jambe. Recommencez trois fois.

Le cobra

Il s'agit d'une posture bien connue des adeptes du yoga. Mettez-vous à plat ventre sur le sol, jambes tendues. Placez vos bras pliés de chaque côté de votre tronc en inspirant. Expirez en repoussant le sol de vos mains de manière à soulever votre buste. Les coudes restent au sol près du corps, et les épaules doivent être détendues.

6

Les déodorants, ennemis du ventre plat

Les sueurs de viande

Imaginez l'effet que vous feriez en lançant, au cours d'un dîner, à votre voisin de table : « As-tu des sueurs de viande ? » L'ambiance deviendrait immédiatement pesante.

Beaucoup de gens sont pourtant frappés par ce phénomène de transpiration excessive après avoir mangé un plat de viande. La responsable en est peut-être la belle entrecôte ou la côte de bœuf qui pourrait convenir pour deux personnes, mais que l'on avale tout seul. Le système digestif est alors débordé. Cet excès de protéines que l'organisme doit absorber est aussi mauvais pour la santé que le fait de courir 5 kilomètres en plein soleil. Tous les systèmes de production d'énergie et de défense immunitaire sont mobilisés par la digestion, au lieu d'être employés à la réparation des dégâts cellulaires et à la régénération. C'est comme si, symboliquement, l'organisme transpirait de voir son bon fonctionnement ainsi menacé.

Les personnes qui souffrent de ce syndrome se plaignent fréquemment de douleurs diffuses au niveau du ventre pendant la digestion, accompagnées de flatulences. Si vous êtes concerné, en plus de limiter votre consommation de viande, buvez beaucoup d'eau quand cela se produit et marchez doucement pendant une demi-heure. Et, surtout, faites votre possible pour que cela ne se reproduise pas.

Les découvertes récentes ont permis d'identifier un facteur de risque important du syndrome des intestins irritables, qui se manifeste par des ballonnements et des flatulences récidivantes. Il s'agit du sel qui, consommé en excès, attaque l'équilibre de la flore intestinale. Les scientifiques font tous le même constat : de nos jours, la consommation moyenne de sel est trop élevée par rapport à nos besoins physiologiques. Concrètement, il n'est pourtant pas évident d'en réduire l'utilisation. Le sel est partout, sans même que l'on s'en aperçoive.

Des études soulignent que l'excès de sel augmente au moins d'un tiers les ballonnements intestinaux, en faisant « gonfler » le ventre. Il provoque aussi de la rétention d'eau ainsi qu'une modification de la flore intestinale avec fermentation colique. La grande étude médicale sur le sujet, du nom de DASH-Sodium, a mis en évidence le rôle prépondérant de la surconsommation de ce minéral dans la survenue des ballonnements et des flatulences.

La peau, notre troisième rein

Saviez-vous que la peau est l'organe le plus étendu du corps humain ? Parmi ses fonctions essentielles, on compte la protection face aux agressions extérieures, la thermorégulation, la perception des sensations liées au toucher, mais aussi le stockage et la gestion du sel.

Tous les mammifères possèdent des glandes sudoripares au niveau des mains et des pieds ; il ne s'agit pas, dans ce cas précis, de réguler la température de la peau, mais uniquement d'améliorer les capacités de préhension et d'adhésion. Quand on a peur, on sécrète de l'adrénaline. La transpiration au niveau des mains et des pieds est un réflexe archaïque permettant de fuir ou de se défendre.

Notre organisme élimine le sel principalement de deux façons : par les reins et l'urine d'une part, mais aussi à travers la peau et la sueur d'autre part. Certains médecins appellent la peau notre « troisième rein » pour cette raison.

Chaque organe sécrète un liquide qui lui est propre afin de filtrer le sel. Les reins, notamment, évacuent chaque jour de l'urine. La peau, de son côté, produit de la sueur. Contrarier cette fonction naturelle est une très mauvaise idée. Transpirer, c'est laisser son corps respirer et lui offrir une cure détox quotidienne. La sueur est le reflet de notre physiologie. Par exemple, après avoir mangé de l'ail, on en retrouve l'odeur dans la sueur. Dès que l'on boit un café, on exsude de la caféine, ce qui vaut également pour l'alcool et les toxines. Enfin, les hormones et les médiateurs de l'inflammation sont également présents dans la transpiration.

Pour rester en vie, l'organisme doit réguler sa propre température par un mécanisme qui contribue à l'élimination des déchets comme les métaux lourds. L'utilisation de produits antitranspirants sur toutes les surfaces du corps concernées par la sueur bloque ce phénomène naturel d'autonettoyage. La sueur trouvera alors une autre issue, pas forcément plus acceptable socialement : personne ne souhaite se retrouver avec un sillon interfessier qui suinte ou des pieds malodorants.

Le sel, absorbé en excès, sature les voies naturelles d'évacuation : c'est la flore intestinale qui en fait les frais, et réagit en émettant des flatulences.

Pour mémoire, des scientifiques ont découvert qu'une même quantité de sueur avait un pouvoir détoxifiant bien moindre quand elle était produite dans un sauna que lorsqu'elle résultait d'une séance de sport. C'est donc plus particulièrement pendant l'exercice physique qu'il ne faut pas bloquer la transpiration.

Lutter contre les odeurs et non pas contre la transpiration

Les odeurs et la quantité de sueur varient d'un individu à l'autre, mais on retrouve souvent des dénominateurs communs. Afin d'en limiter les désagréments, il est possible d'intervenir au niveau de l'alimentation, en évitant l'ail ou le curry en cas d'odeurs désagréables.

Certains de mes patients aiment tester des remèdes naturels. Je ne dispose pas d'études permettant d'en prouver l'efficacité, mais dans la mesure où il n'y a pas de danger, je considère que c'est à eux seuls de juger du résultat. Parmi les témoignages que j'ai reçus, je citerais l'utilisation de l'huile de coco, du vinaigre de cidre dilué, de l'aloe vera… En matière d'habillement, il faut éviter les vêtements synthétiques et porter des tissus « respirants » et légers, en pensant à les changer souvent. De même, tenez-vous-en aux sous-vêtements absorbants en coton. Certains utilisent du bicarbonate de soude pour saupoudrer l'intérieur de leurs chaussures. Enfin, l'épilation des aisselles donne aussi de bons résultats. La sueur stagnante provoque des proliférations bactériennes et des odeurs désagréables.

Pour faire sourire, je rappelle que la transpiration contient des phéromones qui influent sur l'attraction sexuelle. Celles-ci jouent en effet un rôle subtil dans l'attirance entre deux personnes. Ce sont comme des messages codés qu'il serait dommage de détruire avec un déodorant. Je pense à cette lettre écrite par Napoléon à Joséphine, quinze jours avant son retour auprès d'elle : « Ne te lave pas, j'arrive ! »

Les étranges effets de la constipation sur la santé

Il faut toujours prendre au sérieux un mal de ventre qui se répète sans raison, et en chercher la cause avant de faire porter le chapeau à des aliments qui n'y sont pour rien. N'hésitez pas à consulter votre médecin, qui dispose des outils nécessaires. Regardez vos selles régulièrement : elles peuvent constituer le premier symptôme de pathologies bénignes ou potentiellement plus graves. Il faut également être attentif à des troubles du transit d'apparition récente et qui persistent, car ils peuvent là encore être les premiers signaux d'alerte d'une maladie.

La constipation chronique donne mauvaise haleine et fait vieillir plus vite le cerveau

On parle de constipation en dessous de trois selles par semaine, ou lorsque le poids total des excréments est inférieur à 100 grammes par jour. Parfois, la constipation n'est trahie par aucun symptôme ; dans d'autres cas, elle s'accompagne de ballonnements et de maux de tête. Souvent, les personnes atteintes ressentent des difficultés ou des douleurs au moment de la défécation, et ont l'impression que le rectum n'est pas bien vidé. Les selles ont tendance à être sèches et dures. Dans d'autres cas, la constipation s'accompagne d'une prise de poids, et provoque des nausées liées au fait que les toxines s'accumulent dans le corps sans jamais être évacuées.

Lorsque la constipation dure trop longtemps, il est fréquent qu'une mauvaise haleine apparaisse. Les selles, stagnant dans les intestins, donnent au souffle une odeur désagréable qui rappelle celle des matières fécales. La respiration est en effet une voie d'élimination naturelle des substances toxiques et des déchets produits quotidiennement par le corps, au même titre que les reins, le foie ou les glandes sudoripares de la peau. Il existe d'ailleurs un test qui fonctionne comme un alcootest et sert à mesurer la présence de gaz responsables des flatulences dans l'haleine. Le méthane, en particulier, ralentit la motricité des intestins s'il n'est pas évacué, ce qui aggrave la situation. Ne vous retenez pas, et allez aux toilettes chaque fois que nécessaire. Vous serez plus décontracté.

Je rappelle qu'une constipation chronique doit toujours être prise au sérieux. C'est un facteur de risque des maladies cardiovasculaires, car les sujets atteints, en poussant fort, font monter la pression dans toutes les artères du corps. Des scientifiques ont remarqué que la constipation augmentait fortement les risques d'hypertension artérielle, d'infarctus du myocarde et d'accidents vasculaires cérébraux. Une équipe de médecins australiens a par ailleurs établi qu'en dehors des efforts de poussée, les sujets constipés subissaient une modification de leur flore intestinale, qui devenait inflammatoire et aggravait à son tour les risques cardiovasculaires.

Il existe un moyen très simple de lutter contre la constipation. Mangez deux kiwis verts tous les jours. Ces fruits ont plusieurs effets : ils provoquent un ramollissement des selles avec augmentation de la fréquence d'émission, grâce à leurs fibres spécifiques qui accélèrent le transit, et influent positivement sur le microbiote intestinal tout en apaisant le syndrome du côlon irritable.

Je préfère toujours avoir recours, lorsque c'est possible, à des remèdes naturels plutôt qu'à des traitements médicamenteux. Au contraire, les Américains viennent de concevoir une pilule vibrante à prendre quotidiennement, censée lutter contre la constipation. Je serais curieux de connaître les impressions des volontaires qui optent pour ce type de traitement

Faut-il faire passer la séduction ou la santé en priorité ?

Des chercheurs britanniques ont récemment conduit une analyse sur le sulfure d'hydrogène, un gaz qui dégage une odeur d'œuf pourri. Certains aliments en produisent davantage au moment de la digestion : le chou, le brocoli, le chou-fleur ou de Bruxelles, l'ail… Eh bien ce gaz aurait des effets protecteurs contre les cancers intestinaux.

Chaque humain émet en moyenne vingt gaz tous les jours. Afin de mieux maîtriser la qualité et le volume de ces derniers, il est utile de s'appuyer sur certaines boissons et certains aliments alliés. Commencez les repas par des aliments amers : roquette, trévise, radis blancs, endives si vous en trouvez, pamplemousse… En termes d'assaisonnement, l'huile d'olive et le vinaigre de cidre feront une parfaite vinaigrette. Pour finir sur une note également amère, boire un expresso non sucré en fin de repas est une bonne idée.

Concernant le plat de résistance, si vous aimez les haricots verts, faites-les cuire longtemps. Ils contiennent de la phasine, une substance très irritante pour les intestins mais facilement détruite par une cuisson efficace. Autre précaution utile : enlevez les taches vertes des pommes de terre avant de les consommer, car celles-ci contiennent de la solanine, qui est toxique et provoque des spasmes digestifs. On en trouve aussi dans le pédoncule de toutes les tomates, y compris les tomates cerises que l'on déguste à l'apéritif sans prendre soin d'enlever cette partie verte. Enfin, même si vous n'aimez pas les choux pour diverses raisons, soyez vigilant quant à votre apport quotidien en fibres : une quantité adéquate réduit de 22 % les risques de mort prématurée et protège les intestins, tout en abaissant la pression artérielle, la glycémie et l'inflammation.

Du côté des féculents, préférez le riz complet au riz blanc. Tandis que ce dernier constipe, le riz brun favorise le transit et limite la montée du taux de sucre dans le sang. Les carottes cuites constipent elles aussi, là où les crues accélèrent la digestion. La banane est, pour les mêmes raisons, à consommer très mûre plutôt que verte.

Pendant le repas, je vous conseille de boire des infusions froides ou chaudes, si possible bio. Optez par exemple pour le romarin, connu depuis l'Antiquité pour son action bénéfique sur la santé. Il contient des substances actives comme les flavonoïdes et les diterpènes, soulage les ballonnements intestinaux par son action antispasmodique et favorise la sécrétion de bile.

Pour cette dernière raison, il est cependant contre-indiqué chez les personnes souffrant de calculs biliaires. Une infusion à base de graines de fenouil ou de mélisse, favorisant un transit de qualité, est aussi une excellente option.

Conseil intime et confidentiel

Des chercheurs américains ont mis au point une technique naturelle très efficace pour lutter contre la constipation. Ils ont noté que 70 % des sujets étaient soulagés après l'avoir testée, et que 82 %, parmi ces derniers, l'avaient même adoptée à long terme.

La méthode développée est la suivante : une fois aux toilettes, exercez une pression avec vos doigts, l'index et le majeur, sur un point précis au niveau du périnée, sous la forme d'un petit massage. Pour ce faire, inclinez vos doigts à 45 degrés en direction de l'anus. Le périnée est un petit muscle situé entre l'anus et le vagin chez la femme, et entre l'anus et les bourses chez l'homme. Si, en pleine miction, vous décidez de vous arrêter, c'est lui qui permet de stopper l'écoulement de l'urine. Faites le test de vous retenir, et vous saurez exactement où il se situe. En exerçant une pression à cet endroit, on provoque un mouvement réflexe des intestins, et les selles s'évacuent plus vite. Pour mémoire, un rectum en bonne santé est généralement vide en dehors du moment de la défécation.

Parfois, des poussées d'acné accompagnent la constipation. Beaucoup de personnes atteintes se plaignent aussi de fatigue lorsque les selles sont bloquées de manière prolongée. Sur le plan psychologique, on observe souvent que les sujets constipés ont du mal à lâcher prise.

Notons que certains médicaments constipent, par exemple la codéine. La sédentarité, le manque d'exercice et une hydratation insuffisante sont également des causes fréquentes de constipation. Pour dire les choses de façon triviale, si on ne bouge pas, ça descend mal. Certains aliments favorisent la constipation : le chocolat, la banane…

Le fécalome est une complication rare de cette affection. Il s'agit d'un agglomérat de matières dures qui forment une sorte de bouchon impossible à expulser. Le médecin doit alors l'éliminer par fragmentation en pratiquant un toucher rectal. Cette intervention est nécessaire, car il y a un risque d'occlusion intestinale. Les fécalomes se produisent le plus souvent chez des personnes alitées sur une longue période pour des raisons médicales.

En cas de constipation chronique, certains sujets utilisent des suppositoires de glycérine ou de l'huile de paraffine, cette dernière étant plus active si elle est prise avant les repas. Une autre technique consiste à placer un tabouret face au « trône » afin de surélever les pieds. Lorsqu'on est assis normalement, l'angle anorectal est trop fermé et les selles ont du mal à sortir. En surélevant les pieds ou en s'accroupissant (c'est possible dans les cabinets à la turque), l'angle s'ouvre et les excréments sont évacués trois fois plus vite.

J'insiste sur le fait qu'il faut éviter de forcer. Cela provoque un pic de tension artérielle. Une étude scientifique réalisée en 2019 aux États-Unis a montré que les personnes souffrant de constipation présentaient, par rapport aux autres, un taux de mortalité plus élevé de 12 % (toutes causes confondues). Le risque concernait particulièrement les AVC et les maladies cardiaques. Pousser trop fort fait aussi gonfler les hémorroïdes. Les hommes d'environ 30 ans présentant des troubles de l'érection souffrent d'ailleurs également dans 90 % des cas d'hémorroïdes. Le gonflement de certains vaisseaux proches du rectum irrite les nerfs voisins intervenant dans l'érection.

Pour mémoire, des scientifiques viennent de découvrir que le virus de l'herpès, lorsqu'il se manifeste, est capable d'attaquer en même temps les neurones de l'anus et ceux du côlon, et de provoquer ainsi de la constipation.

Des recherches récentes ont permis d'identifier un nouveau problème lié à la constipation chronique, définie, nous l'avons vu, comme le fait d'aller à la selle tous les trois jours ou moins. La constipation serait en effet associée à un risque de déclin cognitif plus élevé que la moyenne de 73 %. Les sujets constipés auraient, par rapport aux autres, un cerveau plus âgé de 3 ans. Les performances cérébrales chutent à mesure que s'installe la constipation chronique, ce qui se répercute dans tout l'organisme. Ce risque est particulièrement sérieux chez les sujets âgés.

De petits troubles comme la constipation peuvent donc déboucher sur de grands maux, si l'on n'y prête pas attention. Notre organisme est une horloge de précision. Un dysfonctionnement minime a tôt fait d'entraîner des réactions en chaîne, aboutissant à un effet domino qui fait s'effondrer l'ensemble. Vous êtes le mieux placé pour veiller quotidiennement sur votre santé. Si quelque chose ne tourne pas rond, n'hésitez pas à consulter votre médecin afin de vous assurer que tout va bien.

Bichonnez vos intestins pour éviter de grossir

Le matin, commencez par boire un à deux verres d'eau tiède. Cette température permet de mettre le transit en route, et d'optimiser l'hydratation qui ramollit les selles et facilite leur évacuation. Cela favorise donc l'élimination des déchets. En cas de petit déjeuner, buvez l'eau avant afin de faire la différence entre la faim et la soif. En effet, on a tendance à les confondre et à manger alors que l'on n'en a pas besoin. Le manque d'hydratation fait plonger l'énergie vitale et génère un sentiment de déprime inexpliqué.

Sachez aussi que, lorsqu'il fait très froid dehors, adopter le réflexe d'une boisson chaude est une bonne idée. L'eau chaude stimule les récepteurs à la chaleur situés dans le tube digestif, ce qui participe à une meilleure thermorégulation et calme les frissons. Le nez se dégage et l'on respire mieux. Pensez à vous moucher chaque matin, une narine après l'autre, de manière à évacuer la stase qui s'y forme au cours de la nuit. Il existe d'ailleurs une façon de se moucher qui ne fait pas rougir le nez : à force de frotter celui-ci, on détruit la fine couche de cellules protectrices à la surface de l'épiderme. En exerçant une friction répétée, ces cellules disparaissent, la barrière naturelle s'abîme et le nez rougit du fait de l'inflammation ainsi causée. Prenez l'habitude de tamponner légèrement vos narines : vous éviterez de ressembler à un clown.

Le café, bon ou mauvais pour la santé ?

Une étude portant sur 450 000 Britanniques, conduite pendant douze ans, vient d'être publiée sur le sujet. Elle démontre que l'absorption de deux à trois tasses de café par jour diminue les risques cardiovasculaires, mais que ces effets s'estompent à partir de quatre.

Nous avons vu précédemment que tous les cafés ne se valent pas. Le risque cardiovasculaire est réduit de 6 % avec le décaféiné, de 20 % avec le café moulu et de 9 % pour le café instantané. Cette boisson n'est pas composée uniquement de caféine, mais contient plus de cent éléments comme les polyphénols, qui influent sur l'oxydation et le microbiote intestinal.

En pratique, si vous aimez le café, vous pouvez aller jusqu'à 400 milligrammes de caféine par jour. Pour trouver la bonne dose, sachez qu'un expresso en contient en moyenne 80 milligrammes, et une tasse de café filtre de 250 millilitres, jusqu'à 200 milligrammes. L'explication est simple : plus le contact entre l'eau et le café est long, plus la teneur en caféine augmente.

Le café stimule la vigilance et maintient éveillé. Il peut atténuer les migraines, réduire le risque d'apparition de la maladie de Parkinson et aurait un impact positif dans la prévention d'Alzheimer. Par ailleurs, il abaisse aussi de 15 % le LDL (il s'agit du « mauvais » cholestérol). Une étude scientifique réalisée aux États-Unis et portant sur 3 724 hommes a établi que seulement trois tasses de café par jour suffisaient à réduire les troubles de l'érection de 42 %. Cela se comprend aisément : la caféine permet de relaxer les artères du pénis et d'augmenter l'afflux sanguin. Enfin, pour ce qui est de l'impact sur le sommeil, nous sommes tous différents. Certains prennent un café avant de se mettre au lit et dorment comme des bébés, quand d'autres ne ferment pas l'œil de la nuit. Il faut apprendre à se connaître.

Cela dit, au-delà de 400 milligrammes de caféine, il n'est plus question de bénéfices pour la santé. À partir de six tasses d'expresso, le risque cardiovasculaire, à l'inverse, augmente de 22 %, les mictions sont plus fréquentes et la fatigue s'accentue. Le café fonctionne donc selon le principe de l'hormèse : à dose modérée, il fait du bien et nous stimule, mais à forte dose, il épuise.

Dix fruits et légumes par jour ?

Les différents fruits et légumes n'ont pas tous le même effet sur la santé. L'un des points clés à cet égard est la teneur en sucre, qui varie de façon considérable d'un végétal à l'autre.

En ce qui concerne les fruits, certains sont de vraies confiseries. Par exemple, les dattes contiennent 60 grammes de sucre pour 100 grammes, le raisin et les litchis, 16, la banane, 15, la mangue et les figues, 14, l'ananas, 10 et les cerises, 8. Prenons l'exemple de la mangue, qui en moyenne pèse 400 grammes : en manger une entière équivaut à ingérer 56 grammes de sucre d'un coup. C'est un vrai tsunami à gérer pour le pancréas. Les apports recommandés en sucre pour un adulte sont, selon l'OMS, de 25 grammes par jour en moyenne, soit l'équivalent de 6 morceaux en dehors des sucres naturellement présents dans les aliments.

À l'inverse, certains fruits sont pauvres en sucre. Les fraises, les framboises ou le citron n'en apportent par exemple que 2 grammes pour 100 grammes, le pamplemousse, 6, et l'orange, 8.

À propos des oranges, il existe une grande différence entre le fait de les manger telles quelles et le fait d'en boire le jus. Mastiqué et digéré, ce fruit diffuse lentement son sucre dans l'organisme et apporte également des fibres précieuses, alors que les oranges pressées font comme un *flush* de sucre, équivalant à une vague d'insuline. Le fructose, consommé en grande quantité, va directement dans le foie où il est transformé en graisse.

Du côté des légumes, les carottes et les navets se situent entre 4 et 5 grammes pour 100 grammes, contre moins de 1 gramme pour les épinards et la salade.

III

JOUEZ À DEVENIR CENTENAIRE

De nos jours, la probabilité pour un individu donné de devenir centenaire est de 3 %. Rien à voir, pourtant, avec un jeu de hasard : les cartes sont entre nos mains. Chacun d'entre nous est libre de définir les règles de la partie. Et il n'est jamais trop tard pour mettre toutes les chances de son côté et relever le défi. N'oublions jamais que nous sommes tous légitimes à prétendre à une vie longue, au-delà des 100 ans, dans le meilleur état de forme possible. Des découvertes scientifiques récentes sont justement parvenues à « percer le secret » des centenaires. Le mode d'emploi est à la portée de tous : à nous de l'appliquer.

La potion des centenaires

Pour découvrir ce secret, il ne faut pas se contenter de l'existant mais toujours tenter de le dépasser. Recherchez en vous les ressorts endormis capables de vous propulser vers un nouveau bonheur. Ils peuvent se trouver dans votre enfance ou votre adolescence.

En repensant à l'enfance, vous passerez dans la dimension du temps inattendu de l'imaginaire, qui est une forme de luxe. Vous comprendrez les racines de votre complexité et de votre fragilité. Votre passé vous définit en partie, mais le repenser autrement pour tout simplement rajeunir est possible. Ce que vous aimez n'est pas toujours la réalité mais ce que vous imaginez. Vous irez vers les chemins de votre intuition originelle avec fluidité et élégance. L'objectif? Créer l'alliance fondatrice entre ce que vous êtes en profondeur et la réalité de votre vie. C'est aussi la voie pour savoir élargir son horizon en faisant des efforts intellectuels qui conduisent vers des territoires inconnus.

Plusieurs molécules sont produites lors de l'effort intellectuel. Parmi celles-ci, l'acétylcholine, un neurotransmetteur jouant un rôle dans la mémoire, la concentration et l'apprentissage, mais aussi la dopamine, molécule du plaisir, de la motivation et de la récompense, la noradrénaline, associée à l'éveil, à la vigilance et à la concentration. La science montre que des niveaux d'acétylcholine plus élevés sont associés à des durées de vie plus longues.

Le bonheur lui-même est associé à la sécrétion de dopamine, ce qui est un point commun avec l'effort intellectuel. Les gens heureux ont une durée de vie en bonne santé plus longue.

Nous pouvons donc décrypter pourquoi le bonheur issu d'une réalisation professionnelle, artistique, technique ou artisanale procure une joie si intense : c'est le flux décuplé de dopamine qui en est responsable.

Les accidents, maladies héréditaires et autres facteurs extérieurs qui influent sur la mortalité représentent, statistiquement, une part faible des décès. L'essentiel se joue en fait dans le mode de vie que l'on choisit d'adopter au quotidien. Différentes études réalisées sur des paires de vrais jumeaux attestent que l'hygiène de vie, plus que la génétique, influe sur la longévité en bonne santé. Pour l'anecdote, des scientifiques coréens ont prouvé que le quotient intellectuel lui-même dépendait de l'environnement et de l'éducation. Ils ont observé des paires de jumeaux dont l'un avait grandi en Corée du Sud et l'autre aux États-Unis : celui qui était resté en Asie présentait un QI supérieur de 16 points…

Considérons le vieillissement comme une maladie

La vieillesse ouvre la voie aux cancers, ainsi qu'aux maladies neurodégénératives et cardiovasculaires. La probabilité d'y succomber est très faible à 20 ans, mais beaucoup plus élevée à 90 ans. Imaginez que votre corps contient des bombes à retardement, qui se multiplient avec le temps : une hygiène de vie irréprochable est le seul moyen de les désamorcer.

Depuis plus de dix ans, je participe à la recherche sur le rat-taupe nu. Il s'agit d'une souris de petite taille, sans poils, naturellement présente en Afrique de l'Est et qui vit jusqu'à trente-deux ans en bonne santé – là où les souris plus communes vivent en moyenne deux ans. À l'échelle de l'être humain, c'est comme si l'on vivait six cents ans. Ces rongeurs présentent de nombreuses similitudes avec l'homme, et servent d'ailleurs de cobayes pour différents médicaments. Ils ne développent jamais ni troubles cardiovasculaires, ni maladies neurodégénératives, ni cancers, et conservent jusqu'à la mort une fertilité intacte. En d'autres termes, ils ne vieillissent pas. À l'autopsie, même après trente ans de vie, leurs organes sont jeunes et presque intacts. D'autres espèces ont elles aussi trouvé la voie pour prolonger leur durée de vie. Alors qu'un marronnier meurt au bout de deux cents ans, les pins Bristlecone aux États-Unis atteignent cinq mille ans. Dans le règne animal, les baleines boréales vivent deux cents ans, et certains requins, cinq cents.

Le vieillissement serait donc lui-même une maladie évitable qui, si l'on ne fait rien, s'accompagne d'un cortège de pathologies mortelles. Saviez-vous que quiconque atteint l'âge de 85 ans a, en moyenne, déjà été confronté à cinq maladies ? Plus l'on vieillit, plus notre système immunitaire s'affaiblit ; nos anticorps ne sont plus assez nombreux ni assez efficaces pour nous protéger. Fumer à 20 ans multiplie certes par cinq le risque de développer un cancer, mais à 50 ans, ce facteur est de cinquante. Il est donc urgent d'agir par la prévention. La disparition des maladies cardiovasculaires ferait bondir l'espérance de vie de 1,5 an à l'échelle du monde, et celle des cancers de 2,3 ans.

On vieillit parce que l'on cesse d'être jeune : les pistes actuelles

Certains individus souffrent entre 30 et 40 ans d'un phénomène appelé le syndrome de Werner, qui se traduit par une brusque accélération du vieillissement. Cette maladie très grave provoque en général le décès autour de 45 ans. Les patients concernés ressemblent prématurément à des vieillards, et succombent à des pathologies qui concernent habituellement des individus très âgés.

Des scientifiques ont réussi à isoler le gène responsable de ce syndrome, ce qui conforte dans l'idée que vieillir serait bel et bien une maladie. La mise au point récente de la méthode Crispr/Cas9 par deux femmes chimistes, récompensées pour cela par le prix Nobel, ouvre des perspectives proprement révolutionnaires. Cet outil fonctionne comme des « ciseaux moléculaires » et corrige les gènes défectueux. On peut sans trop s'avancer parler d'une des plus grandes avancées médicales de l'histoire, car cette méthode modifie totalement le champ des possibles en termes de traitement des maladies graves.

De manière générale, les pistes scientifiques porteuses d'espoir sont pour la plupart très récentes : les premiers essais n'ont été réalisés que sur des levures, des vers de terre, des souris… Dans certains cas, il faudra attendre encore de nombreuses années pour pouvoir étendre les résultats aux humains.

Domptons le tic-tac de l'horloge

Un groupe de chercheurs japonais vient, je l'ai expliqué au début de ce livre, de franchir une étape importante dans la lutte contre le vieillissement en testant sur des souris un vaccin pharmaceutique « anti-âge ». Celui-ci cible, rappelons-le, les cellules vieilles ou malades dont le corps n'arrive plus à se débarrasser avec les années, et vise à les détruire – car ces cellules « zombies » sont vectrices d'inflammation et dégénèrent parfois en cancer. Les premiers essais sont très prometteurs et ouvrent, on l'a vu, des perspectives fascinantes d'allongement de la durée de vie.

En attendant que tous ces progrès soient déclinés en traitements accessibles à tous et portent l'espérance de vie à 150 ans, des actions simples sont à notre portée pour ralentir la cadence vertigineuse du vieillissement. Plutôt que de subir ce dernier avec passivité, agissons, et vite. Apprenons à dompter le tic-tac de l'horloge qui tourne. Les conseils santé qui suivent ne comportent aucun risque. Je vous suggère de les considérer comme un pari sur le long terme, un jeu où l'on ne peut pas perdre.

Soigner ensemble le diabète et la vieillesse

La metformine est un médicament autrefois réservé aux diabétiques de type II. La plante médicinale dont il est issu, appelée *Galega officinalis* ou plus communément herbe aux chèvres, est utilisée depuis le Moyen Âge pour ses bienfaits sur la santé. Les scientifiques de notre époque ont émis l'hypothèse que sa consommation allongerait l'espérance de vie en bonne santé en faisant reculer à la fois la fréquence des cancers, celle des troubles cardiovasculaires et celle des maladies neurodégénératives. Cette plante « rajeunirait » les organes en activant les sirtuines, enzymes que j'ai mentionnées précédemment, au rôle prépondérant dans le processus d'autophagie des cellules. Récemment, des études sans précédent ont été lancées aux États-Unis par la Food and Drugs Administration pour confirmer ces effets.

Il s'agit d'une première planétaire : la metformine, ou un autre traitement à base de *Galega officinalis*, aurait pour but non plus de traiter les conséquences du vieillissement, mais de prévenir celui-ci. En somme, une nouvelle perspective s'ouvre à la médecine : celle d'intervenir en amont des maladies inéluctables liées à l'âge, et d'agir sur des corps sains pour remonter l'horloge du cycle de vie humain. L'idée est simple : après tout, si l'on craint la vieillesse, le mieux est encore de ne lui laisser aucune chance d'advenir. Il nous faut maintenant attendre les résultats des études approfondies pour savoir s'il existe une efficacité significative.

Les maîtres du jeu

Les jeunes gens de 20 ans ont 0,1 % de risques de mourir dans l'année. À cet âge, la moitié des décès est imputable à des causes extérieures, essentiellement des accidents de la route puis, dans une moindre mesure, des suicides et des homicides. À 90 ans, on a un risque sur quatre de mourir dans l'année, et un sur deux à 100 ans. Quel est alors le Graal, ce bouclier invisible qui protège les jeunes des maladies ?

La réponse est simple : ils disposent d'un système immunitaire performant. Je rappelle que c'est le thymus, un organe situé dans la poitrine, derrière le sternum, qui a pour mission d'éduquer les lymphocytes T, ces cellules immunitaires indispensables à l'éradication des infections comme à l'élimination des cellules cancéreuses. Le thymus offre sa performance maximale autour de 15 ans, âge auquel il pèse environ 35 grammes, après quoi il commence à « involuer », c'est-à-dire à rétrécir et à perdre en efficacité. Son déclin progressif est facile à mesurer : à 20 ans, il pèse 25 grammes, et à 70 ans, seulement 6.

Notre vie dépend de la qualité de notre système de défense immunitaire, mais nous pouvons agir. Bien qu'il n'existe aucun médicament pour renforcer son immunité ni même pour simplement la maintenir, le mode de vie que l'on choisit, je le répète, est capable de faire rempart au temps qui passe. Tenir le cap n'est pas facile : cela demande d'être bien informé, déterminé, persévérant. Mais il est libérateur de savoir que le code génétique reçu à la naissance n'est pas une fatalité. Vous êtes les maîtres du jeu, capables de moduler l'expression de vos gènes pour qu'ils interviennent en votre faveur.

Une manière adéquate de décrire le vieillissement serait de parler d'un « endormissement » de tous les systèmes physiologiques de l'organisme. Ce ralentissement généralisé se produit insidieusement, au fil du temps, comme une ampoule qui éclaire un peu moins bien chaque jour. Les capacités cérébrales, physiques, sexuelles, l'énergie vitale sont autant d'indicateurs qui baissent si l'on ne fait rien. Or les recherches récentes ont établi un lien essentiel entre ces niveaux d'activité et l'efficacité du système immunitaire. Des scientifiques allemands ont d'ailleurs montré que l'absence totale de « stress », au sens de *stimulus* qui mobilise l'attention et l'énergie, est une cause de décès prématuré.

Prenons l'exemple des muscles : à partir de 30 ans, on commence à perdre chaque année 1 à 2 % de la masse musculaire totale, et cela empire au-delà de 50 ans. Ceux qui ont déjà souffert d'une fracture le savent bien : il suffit de plâtrer une jambe pendant deux mois pour que ses muscles « fondent ». Il en va de même des capacités intellectuelles qui, en l'absence de stimulation et d'adrénaline, chutent. Sachez qu'en trois semaines de vacances, on perd 20 points de quotient intellectuel. La sexualité aussi, si elle sommeille trop longtemps, finit par être définitivement réduite à zéro : les axes physiologiques qui la rendent possible n'existent plus.

Les découvertes qui changent tout : la meilleure potion anti-âge

Supposons à présent que vous avez décidé de vous reprendre en main. Plein de bonne volonté, vous marchez 10 000 pas par jour, pratiquez le golf, le bridge et les mots croisés, faites attention à ne pas trop manger et refusez systématiquement le dessert… Mais les résultats ne sont pas au rendez-vous. Comment l'expliquer ?

Bien souvent, les conseils prodigués sont insuffisants et ne servent qu'à se donner bonne conscience. Prenons l'exemple des 10 000 pas que chacun d'entre nous devrait, si l'on en croit la rumeur, s'assurer de faire au quotidien. Cela ne suffit pas. Il existe aujourd'hui un consensus entre les médecins du monde entier, qui reconnaissent que seuls des exercices physiques réguliers et relativement intenses ont un impact mesurable sur la longévité.

C'est une évidence : la sédentarité rend malade, quand l'activité physique renforce aussi bien le cerveau que le corps. 30 minutes d'exercice physique continu suffisent à réduire de 40 % les risques de cancers, d'Alzheimer et de maladies cardiovasculaires, sans compter les bénéfices en termes de santé mentale, de qualité du sommeil, de capacités intellectuelles et de mémoire. Une étude a mis en évidence que les femmes pratiquant une activité physique régulière présentaient un risque de souffrir de la maladie de Parkinson inférieur de 25 % à la moyenne. Bouger est aussi un atout contre l'anxiété et la dépression, en plus de stimuler les hormones du désir sexuel (dopamine, ocytocine, testostérone, endorphines) et de booster ainsi la libido. Chez les hommes présentant une baisse de la libido et des troubles de l'érection, 4 heures de marche rapide par semaine permettent, dans un tiers des cas, de guérir sans aucun traitement. Au vu de cette longue liste d'avantages, on peut dire que le bien-être général et la qualité de la vie au sens large dépendent du niveau d'activité physique.

Chaque séance de sport permet à l'organisme de libérer plus d'un millier de molécules protectrices, un vrai bouclier qui perdure 24 heures. Pour en profiter à fond, il convient d'observer certaines règles : l'entraînement doit être quotidien, et chaque session, durer au moins 30 minutes. Dans les premiers moments, on brûle surtout des sucres ; ce n'est que dans la durée que l'organisme puise dans les mauvaises graisses. Une précision importante : s'exercer à jeun est possible, mais il est essentiel de bien s'hydrater avant.

Se mettre au sport est une résolution admirable. Mais trop de gens oublient le principe de l'hormèse, que j'ai évoqué en introduction. Il se décline ici de manière limpide : en se contentant de répéter les mêmes exercices chaque jour, sans en augmenter l'intensité ni la durée, on finit par y accoutumer son corps, qui n'en tire plus les mêmes bénéfices. Je conçois que cela soit dur à entendre, mais sans effort – et j'entends par là la sensation de l'effort, la fatigue, un certain essoufflement –, il n'y a pas de bienfait qui tienne. Il est donc crucial de garder à l'esprit l'idée d'une progression dans la pratique sportive.

Ce n'est qu'à cette condition qu'on jouit pleinement des avantages réservés aux personnes actives, notamment une fréquence cardiaque diminuée. Aussi incroyable que cela puisse paraître, un pouls plus bas influe sur la perception du temps. Les heures et les journées s'allongent : on n'est plus jamais pressé. Tout le contraire du stress, qui donne l'impression que les semaines passent à une vitesse folle. Voici un conseil validé par la science pour repérer un niveau de stress anormal : lorsqu'on se met à remuer sa souris d'ordinateur plus que nécessaire et à cliquer partout de manière incontrôlée, il est temps de s'inquiéter… avant d'arriver au burn-out.

Dans un autre domaine, une équipe de cancérologues a étudié l'impact du sport chez des sujets souffrant de différents types de cancers. Les résultats sont stupéfiants : une réduction de 72 % a été observée dans l'apparition de métastases chez les patients pratiquant très régulièrement des exercices à haute intensité. Selon toute probabilité, lorsque l'organisme brûle des sucres dans le cadre d'un effort physique, les tumeurs sont privées de leur source d'énergie privilégiée. Cette hypothèse est corroborée par le fait que, lorsqu'on utilise la méthode PET-scan pour diagnostiquer un éventuel cancer, le premier geste consiste à injecter au patient une intraveineuse de sucre : si tumeur il y a, les molécules de glucose s'y agglutinent alors sans faute. Le bon sens nous pousse donc à limiter les apports quotidiens de sucre pour mettre toutes les chances de notre côté.

Partez en retard... et courez pour rattraper le bus

Voici une bonne nouvelle pour ceux qui détestent les salles de sport comme pour les incorrigibles retardataires : se faire du bien n'est pas difficile, il suffit de se lever... un peu trop tard. Des scientifiques australiens ont découvert que 3 minutes d'exercice intense par jour suffisaient à obtenir des résultats spectaculaires en termes de prévention des problèmes de santé liés à la sédentarité. Piquer un sprint pour rattraper le bus, accélérer dans l'escalier pour être à l'heure en réunion, faire le ménage à toute vitesse avant l'arrivée des invités : autant de moments brefs d'agitation intense qui, en réalité, sont bénéfiques. Ils abaissent de 30 % la probabilité de mourir d'un cancer et de 49 % les risques cardiovasculaires. Le principe est simple : pendant 3 minutes par jour, appuyez sur l'accélérateur. Notez que ces minutes n'ont pas besoin d'être consécutives. L'effort peut être réparti tout au long de la journée : l'essentiel est d'être essoufflé. Pour ceux qui se sentent capables d'aller plus loin, sachez que onze pics de 4 minutes par jour avec essoufflement font chuter de 65 % le risque de décès par cause cardiovasculaire.

Nous l'avons dit, l'exercice physique intense est également un moyen de renforcer la mémoire. 15 minutes par jour suffisent à observer un véritable *boost*. Sur ce thème, des recherches passionnantes ont porté sur la molécule appelée BDNF, que j'ai mentionnée à plusieurs reprises et que l'exercice physique fractionné permet de produire en grande quantité. Nous avons vu que le BDNF était un facteur de rajeunissement du cerveau, dont il optimise la plasticité. Il rehausse en outre le niveau de testostérone, d'endorphines, d'hormone de croissance ainsi que d'irisine, une molécule participant au brûlage des graisses et à la protection de la santé cardiaque.

Ce cocktail de bienfaits, pour être libéré dans le sang, nécessite un exercice intense, fractionné et répété. Il s'agit d'une combinaison gagnante, une potion magique qui donne jour après jour un véritable coup de frein au vieillissement. La recherche a montré qu'avec seulement 2 minutes d'exercice soutenu chaque jour, quelques premiers effets bénéfiques se manifestaient ; mais pourquoi s'arrêter en si bonne voie ? La différence de résultats entre des sujets pratiquant 90 minutes de vélo à faible vitesse et des sujets ne pédalant que 6 minutes, mais à fond, est éloquente : les membres du second groupe présentent un taux de BDNF cinq fois supérieur. Cela vaut également à pied : en théorie, mieux vaut courir à pleine vitesse sur une courte distance que de faire une longue promenade. Mais l'un n'empêche évidemment pas l'autre.

Les bienfaits du HIIT

L'exercice physique par intervalles de haute intensité (*high-intensity interval training*, ou HIIT) consiste à fournir une série d'efforts courts et intenses, entrecoupés de phases de récupération. Le format s'adapte à tous les sports : course à pied sur tapis ou en plein air, rameur, vélo fixe ou mobile, natation, squats, pompes, corde à sauter… Avant de se lancer dans cette pratique exigeante pour l'organisme, il est préférable de demander un avis médical.

Lorsque le HIIT est bien réalisé, il donne des résultats étonnants. Les performances physiques s'améliorent au fil des semaines : la fatigue baisse, le niveau d'énergie se maintient même en fin de journée, la graisse fond tandis que les muscles gagnent en puissance. L'organisme se met à sécréter l'hormone de croissance, dont on connaît l'effet anti-âge. Une hausse de la libido a également été rapportée par les adeptes des exercices fractionnés. Enfin, des chercheurs ont observé un allongement des télomères, ces petits manchons fixés au bout des chromosomes que j'ai déjà évoqués plus tôt et qui sont, en quelque sorte, un indicateur de l'âge biologique. Le HIIT apporte donc un concentré de bienfaits, sans nécessiter de séances très longues : il est particulièrement indiqué pour les personnes très occupées, qui n'ont pas le temps de pédaler ou de courir sur des durées prolongées.

Bouger suffisamment : la dose exacte

Comment savoir si l'intensité du sport que l'on pratique est suffisante pour influer sur l'état de santé ? Il suffit pour cela de contrôler la fréquence cardiaque : celle-ci ne doit jamais dépasser 220 moins l'âge que l'on a. Un individu de 50 ans veillera par exemple à ne pas excéder 170 battements par minute. Mais il s'agit là d'un maximum, l'idéal étant de se limiter à 85 % de ce chiffre, soit, pour reprendre le même exemple, 144 battements par minute. Au-delà de ce plafond, le cœur se fatigue inutilement.

Lorsqu'on pratique le HIIT, certains repères aident à rester dans la zone de sécurité : les exercices doivent durer entre 10 et 60 secondes, et s'étaler sur une séance allant jusqu'à 30 minutes en fonction de l'expérience. L'effort doit être suffisamment intense pour empêcher de parler pendant les pointes. Il est par ailleurs naturel d'avoir chaud et de ressentir une brûlure dans les muscles du fait de la sécrétion d'acide lactique.

Dans les faits, il existe de nombreux protocoles de HIIT très variés, qui ont donné lieu à autant d'études scientifiques visant à en comparer l'efficacité. Des scientifiques canadiens ont montré que quatre sprints de 30 secondes, entrecoupés à chaque fois de 4 minutes de repos, faisaient fondre deux fois plus de graisses qu'un exercice à vitesse constante d'une durée similaire, soit 20 minutes. De leur côté, des chercheurs australiens ont observé que, chez des femmes pratiquant trois sprints de 8 secondes par minute pendant 20 minutes, la perte de masse grasse était six fois plus importante que chez d'autres pratiquant 40 minutes de jogging à une vitesse modérée, définie comme 60 % de la fréquence cardiaque maximale.

Après l'effort, les muscles ont besoin d'un temps de repos pour se reconstituer et se renforcer avant la prochaine sollicitation. Pour cette raison, il est avisé de varier chaque jour les exercices afin de ne pas les mobiliser trop souvent et à mauvais escient. Les muscles sont composés de deux types de fibres : les blanches et les rouges. Les premières, également appelées fibres à contraction rapide, entrent en jeu dans les efforts brusques et à haute intensité, comme les sprints ou les sauts, et ont tendance à fatiguer rapidement. Elles contiennent beaucoup de glycogène et peu de mitochondries. Leur consommation énergétique est très élevée – environ cinq à sept fois supérieure à celle des fibres rouges. Cela explique qu'elles soient capables de libérer beaucoup d'énergie en une fois, mais qu'elles soient ensuite « à plat ». Pour qui cherche à augmenter ses dépenses caloriques globales, il est intéressant de les mobiliser régulièrement. Les fibres rouges, aussi appelées fibres à contraction lente, sont plus petites et sont très vascularisées. Elles entrent en jeu dans les efforts lents – marche, course à pied –, et se fatiguent peu.

À force d'entraînement, et selon le type d'exercice privilégié, il est possible de modifier la proportion de chacun de ces deux types de fibres dans les muscles. Naturellement, des efforts de haute intensité répétés dans le temps mèneront plutôt à une augmentation de la proportion de fibres blanches, tandis que des exercices de longue durée auront tendance à encourager la formation de nouvelles fibres rouges.

Dans les faits, plus on sollicite un muscle et plus celui-ci voit sa proportion de fibres rouges augmenter. Il consomme alors moins d'énergie, comme si son seuil de tolérance à l'effort augmentait. Au contraire, lorsqu'on mobilise un muscle laissé longtemps inactif, celui-ci consomme jusqu'à sept fois plus d'énergie que la normale. Raison de plus pour varier les exercices. Dès que cela devient trop facile, passez à la vitesse supérieure.

J'ajoute que tous les muscles sont concernés, y compris le périnée, dont nous avons déjà parlé pour son rôle dans le traitement de la constipation. Ce petit muscle, qui contribue à supporter les 30 kilos que pèse en moyenne le tronc, a tendance à s'affiner avec le temps, ce qui cause des érections de mauvaise qualité et une difficulté à atteindre l'orgasme. Enchaîner les contractions brèves pendant une minute, trois fois par jour et durant au moins trois mois, redynamise la fréquence et l'intensité des orgasmes ; pour les hommes, les érections gagnent en stabilité, en rigidité, et leur angle est meilleur.

Activez vos centrales d'énergie soléaire

Observez l'eau qui dort dans les mares : à force de stagner, elle devient trouble, chargée de microbes et de toxiques qui s'y accumulent. Tout l'inverse d'un torrent, métaphore du mouvement perpétuel, dont l'eau est pure et transparente. L'être humain est régi par les mêmes lois : sans mobilité, il croupit.

Les Français restent assis en moyenne 7 heures et 24 minutes par jour. Une étude récente souligne que cette sédentarité extrême augmente le risque de mourir prématurément d'un cancer, mais aussi celui de développer du diabète et des maladies cardiovasculaires. Les cancers associés à une station assise prolongée sont celui du côlon et celui du rectum. Ils apparaissent souvent prématurément. Rester assis plus d'une heure chaque jour en augmente déjà le risque de 12 %, chiffre qui passe à 70 % au-delà de 2 heures. Mais il existe une parade : être assis ne signifie pas forcément rester immobile. Au contraire, réaliser des exercices en position assise contribue à renforcer les muscles et les os, améliore l'équilibre et la coordination, et réduit le risque de chute.

Une équipe scientifique américaine s'est intéressée aux chutes et à leurs causes. Le sujet est d'autant plus important que ces pertes d'équilibre représentent en France, dans la population active, 126 000 accidents du travail chaque année. Parmi les personnes âgées de plus de 65 ans, on en dénombre 2 millions par an, dont plus de 130 000 conduisent à l'hospitalisation et 10 000 au décès – c'est la première cause de mortalité accidentelle. L'équipe a montré que le simple fait d'avoir les bras libres réduit le risque de tomber de 70 %. Autrement dit, il est beaucoup plus probable de perdre l'équilibre lorsqu'on porte quelque chose. Il est donc sage de s'assurer qu'on a toujours au moins une main disponible pour se rattraper si besoin… et si cela oblige à faire plus d'allers-retours afin de tout transporter, c'est tant mieux : la journée sera plus active.

Pour en revenir aux exercices pratiqués en position assise, ils aident à réduire la douleur et la raideur des muscles et des articulations. Les personnes souffrant d'arthrite ou d'ostéoporose en bénéficieront donc particulièrement. Comme tout type d'exercice, ils améliorent également l'humeur et la santé mentale en réduisant le stress et l'anxiété. Pratiqués avant une journée de travail face à l'ordinateur, ils soutiennent le niveau d'énergie et réduisent la fatigue, favorisant la productivité.

L'exercice que je vous propose, baptisé le « soléus push-up », se concentre sur les muscles soléaires. Situés à l'arrière des jambes, ceux-ci sont comparables à de puissantes centrales à énergie : leurs fibres, riches en mitochondries, ont pour fonction de fournir à l'ensemble de l'organisme une vitalité essentielle. Elles brûlent également le trop-plein de calories. Ce sont, en somme, de véritables petites usines habilement cachées derrière les mollets. Chaque jour, il ne tient qu'à vous d'activer ces « soleils » pour réguler vos excès sans douleur. Cela ne remplace pas la marche ni la montée des escaliers, mais c'est une dépense d'énergie à portée de main.

Pour des raisons anatomiques, les soléus push-ups ne peuvent être réalisés qu'en position assise : le muscle gastrocnémien, également situé dans le mollet, risquerait autrement d'être mobilisé à la place du soléaire, qui est plus court. Asseyez-vous donc sur une chaise, les genoux doivent être joints et les pieds, bien à plat sur le sol. Puis, repoussez le sol de vos orteils de manière à élever vos talons. Relâcher, et recommencez. Ce simple mouvement permet de brûler presque la moitié des calories consommées par la marche. Des scientifiques américains ont étudié une population de personnes assises, dont une partie avait reçu pour consigne de rester immobile, et l'autre, de réaliser des soléus push-ups. Chez les participants du second groupe, ils ont noté une augmentation du métabolisme au niveau du corps entier, et une amélioration de 52 % dans la régulation de la glycémie après la consommation d'une boisson glucosée. Les scientifiques ont observé une amélioration de la circulation sanguine au niveau des jambes ainsi qu'une réduction du risque de formation de caillots.

Sachez qu'une heure de cet exercice permet de brûler en moyenne 100 calories, ce qui n'est pas négligeable. Il faut une heure et demie pour brûler l'équivalent d'une canette de soda, deux heures pour un petit croissant au beurre de 50 grammes et quatre pour une viennoiserie plus généreuse de 100 grammes. L'équation du poids est très simple et finit toujours par nous rattraper. À vous, qui êtes certainement assis au moment où vous lisez ce livre, je recommande de poursuivre votre lecture tout en faisant des soléus push-ups. Pour ceux qui se lasseraient de ce petit effort, il existe une variante qui sollicite les muscles fessiers, et qui consiste à les contracter à tour de rôle, puis ensemble, pendant 10 secondes avant de les relâcher. Simple et efficace.

La prison dont les barreaux sont en sucre

Nous l'avons vu, et j'insiste encore : l'obésité est aujourd'hui un enjeu de santé majeur dans les sociétés occidentales. Lorsque la vie du patient est en jeu, et que les régimes échouent à provoquer une perte de poids suffisante, il reste le recours à la chirurgie bariatrique, qui consiste à réduire la taille l'estomac. Or une analyse a dévoilé que les sujets qui bénéficiaient de cette intervention voyaient leurs risques de divorcer passer du simple au double. La preuve que nos relations sont en partie modelées par l'apparence et la vision que nous nous faisons du corps de chacun. Le surpoids entrave la mobilité physique, mais aussi, symboliquement, la flexibilité mentale. Se voir et se penser obèse mine la confiance en soi : sortir de ce schéma négatif change la donne.

Une autre étude souligne que les personnes obèses sont souvent en désaccord avec leur médecin quant à la manière de perdre du poids. Les conseils du professionnel de santé ne sont pas toujours suivis, ou ne fonctionnent pas aussi bien qu'espéré ; le patient cherche alors un bouc émissaire, et s'en prend à son docteur. Lorsqu'on sait que l'excès de poids peut parfois être le symptôme d'un mal-être profond, un cri de détresse que personne n'entend, il est difficile de ne pas éprouver d'empathie – sans quoi on passe à côté des ressorts profonds du surpoids. Tous les efforts pour maigrir seront alors vains, ou transitoires. De mon expérience, les sujets obèses savent mieux que personne ce qui les fait grossir, et cernent très bien leurs éventuelles addictions alimentaires. C'est un cercle vicieux, une « prison de sucre ». Pour libérer la personne de ces chaînes invisibles, le combat doit être mené à la fois sur le plan physique et sur le plan psychique.

La sollicitation des muscles soléaires s'inscrit dans la longue liste des « Neat » (*non-exercice activity thermogenesis*), autrement dit des diverses manières de brûler des calories sans faire de sport à proprement parler. L'idée est plutôt d'éliminer petit à petit tout au long de la journée, grâce à une activité légère, mais constante. La marche, le jardinage, le ménage, la montée ou la descente des escaliers... Autant de compléments utiles à l'exercice intense pour rester en bonne santé. Des scientifiques viennent de souligner tout l'intérêt de cette démarche : ils ont étudié 300 sujets seniors adeptes des « Neat », et ont noté que leur état de forme s'améliorait nettement à chaque nouveau palier de 300 calories brûlées.

Les bienfaits de la balade digestive

Effectuer une balade digestive est un bon moyen d'éviter tout pic de glycémie dans le sang après un repas copieux, les muscles sollicités pour la marche consommant du glucose. Pour en tirer tous les bénéfices, l'idéal est de se promener au moins 5 minutes, 60 à 90 minutes après le repas. La position debout permet de brûler davantage de sucres qu'en restant assis. Pour ceux qui n'ont pas la possibilité de sortir marcher, cela fonctionne aussi en faisant du rangement, du ménage, du jardinage... tout est bon à prendre pour bouger davantage. Ce conseil simple aide à prévenir le diabète de type II, qui touche une grande part de la population.

Nous n'avons aujourd'hui que l'embarras du choix entre diverses applications pour smartphones qui proposent de compter à notre place le nombre de pas que nous effectuons chaque jour. Pourquoi pas ? Attention cependant à ne pas trop se focaliser sur les chiffres, le risque étant de chercher uniquement à se donner bonne conscience et à « cocher la case » de l'activité requise quotidiennement. Trop de gens, après avoir atteint l'objectif suggéré par l'application, estiment être de bons élèves et pouvoir dormir sur leurs deux oreilles. Je rappelle qu'il faut faire au moins 8 000 pas par jour pour tirer de la marche quelques bénéfices en termes de prévention cardiovasculaire.

Pratiqué à dose suffisante, l'exercice est le carburant du bonheur, grâce auquel notre cerveau voit la vie en rose. À ceux qui le considéreraient comme une punition et préféreraient s'en tenir à quelques milliers de pas par jour, je ne peux que recommander de reconsidérer la question sous un angle nouveau. Lorsque vous bougez, soyez présent, à l'écoute du bien-être que votre corps ressent. Lâchez prise, au lieu de compter les pas ou les calories. L'objectif est d'offrir à votre esprit un terrain de jeu où il pourra se détendre et se régénérer. L'exercice physique, c'est un Spa pour votre cerveau. Songez aux enfants qui courent à perdre haleine dans la cour de récréation : pour eux, c'est une évidence. Imitez-les au moins 2 heures 30 minutes par semaine, seuil à partir duquel les premiers résultats se font sentir. Obtenir des bénéfices durables nécessite de persévérer entre 6 et 12 semaines, selon les sujets.

En s'exerçant dans la nature, on fait d'une pierre deux coups. Le simple fait de trottiner le long d'une rivière ou d'un canal fait beaucoup de bien : des émotions positives surgissent inévitablement, agissant comme des antidépresseurs. Une balade d'une heure en forêt est infiniment plus agréable et meilleure pour la santé qu'une marche équivalente en ville. Le chant des oiseaux, l'odeur de la verdure, la pureté de l'air… rien à voir avec l'environnement urbain auquel trop d'entre nous sont habitués, entre coups de klaxon agressifs, pollution et façades grises.

La puissance étonnante du mental : musclez-vous par la pensée depuis votre canapé

Une équipe scientifique installée dans l'Ohio, aux États-Unis, a fait une découverte surprenante : il est possible de muscler son corps… par la pensée. Pour en apporter la preuve, les chercheurs ont mobilisé pendant un mois quarante-quatre volontaires, qui présentaient la particularité d'être tous plâtrés au niveau du poignet. La moitié d'entre eux, sélectionnés de façon aléatoire, ont reçu pour consigne de s'adonner quotidiennement à un exercice mental consistant à s'imaginer très fort en train de contracter les muscles du poignet. Ils devaient ainsi visualiser chaque jour 260 contractions de 5 secondes. Les autres participants n'ont pour leur part reçu aucune consigne particulière.

À la fin du mois, tous les plâtres ont été retirés. Les scientifiques se sont alors aperçus que les volontaires qui avaient pratiqué quotidiennement des exercices mentaux n'avaient perdu que 24 % de leur force musculaire par rapport à la période précédant leur fracture, tandis que les autres en avaient perdu jusqu'à 45 %.

Il s'agit d'une piste de recherche passionnante : les représentations mentales que nous nous faisons de notre propre corps sont extrêmement puissantes. Ainsi, il n'est pas rare qu'une personne qui a perdu 30 kilos, ce qui est considérable, continue à se comporter et à se mouvoir dans l'espace comme si elle était encore en surpoids. Les personnes amputées ressentent pour leur part des douleurs « fantômes » pourtant bien réelles dans le membre qu'elles ont perdu… Nous sommes donc capables de visualiser et de « sentir » nos membres de l'intérieur grâce à des récepteurs proprioceptifs. En activant ces récepteurs par la force du mental, on fait des miracles sur notre réalité physique. Les athlètes de haut niveau sont familiers de ce phénomène : en cas de blessure, il leur est recommandé de faire tous les jours des exercices mentaux afin de limiter la perte de masse musculaire.

D'autres études scientifiques vont dans ce sens : des chercheurs américains ont par exemple obtenu des résultats similaires après avoir demandé à des volontaires de s'imaginer muscler leur auriculaire cinq jours par semaine. Après un trimestre, la force musculaire de ce doigt avait augmenté en moyenne de 35 % chez les participants, ce qui est considérable.

Plus fascinant encore, la proprioception permet de muscler le cerveau lui-même et de renforcer certains circuits neuronaux. Une expérience menée sur des sujets s'imaginant jouer du piano a montré qu'à l'IRM, ces personnes présentaient une activité cérébrale comparable à celle d'individus effectivement en train d'apprendre à jouer de cet instrument. Dans les deux cas, une zone spécifique du cerveau se développait.

Qu'on s'exerce physiquement ou par l'esprit, les résultats sont donc au rendez-vous, pour peu que l'on persévère. Nous avons en nous un potentiel immense : il suffit de le connaître et de l'actualiser. Pensez à une simple tomate, composée à 95 % d'eau et qui contient jusqu'à 400 graines. Chacune de ces graines est en puissance le point de départ d'un nouveau plant de tomates. Le cerveau humain n'est pas différent : en le cultivant, on trouve en lui les graines pour bâtir des empires.

Les sportifs professionnels ont l'habitude de mobiliser leurs muscles par la pensée et d'exploiter la force de leur mental ; mais ils n'ont nullement le monopole de cette technique. En cas de danger, par exemple, tout être humain est capable de se surpasser et de déployer des forces insoupçonnées. Les situations extrêmes produisent des miracles physiologiques. Cela revient à allumer une lampe à pleine puissance, alors que l'éclairage était jusque-là tamisé. Les muscles restent inchangés : c'est l'intensité du stimulus qui varie. La force réside autant dans la tête que dans les bras, sinon davantage.

Un entraînement mental régulier, en plus d'optimiser la puissance musculaire, génère un cercle vertueux pour le cerveau lui-même. L'acuité cérébrale et la mémoire deviennent plus performantes. De même que l'exercice physique oxygène le cerveau dès 40 minutes par jour, le « sport de l'esprit » provoque des changements visibles : en particulier, la taille de l'hippocampe, une zone du cerveau qui intervient dans l'apprentissage et la mémorisation verbale, voit sa taille augmenter. Les connexions cérébrales deviennent plus rapides, la pensée est plus vive, le stress s'efface et laisse place à un sommeil de meilleure qualité. Vous aussi, prenez tous les jours ce « comprimé » antivieillissement qui offre une cure de jouvence. Sachez que l'idéal est de coupler l'activité physique au renforcement mental : plus vos muscles préexistants sont importants, plus la proprioception les renforcera.

La formule suivante de Jean-Jacques Rousseau me paraît particulièrement éclairante : « Plus le corps est faible, plus il commande ; plus il est fort et plus il obéit. » Une étude danoise récente souligne que des sujets âgés en moyenne de 70 ans et ayant pratiqué toute leur vie une activité physique régulière sont globalement en meilleure forme que des jeunes gens continuellement allongés sur leur canapé…

Après un exercice physique intense, le relâchement, aussi bien physique que mental, arrive comme une récompense. L'expression populaire le dit d'ailleurs très bien : « Après l'effort, le réconfort. » L'un ne va pas sans l'autre. Lorsqu'on n'a dépensé d'énergie ni sur le plan physique, ni sur le plan intellectuel, la notion même de repos devient discutable. Il n'existe plus de frontière entre l'exercice et la récupération, tout se mélange dans une forme d'apathie. Ce genre de vacances interminables, si elles peuvent sembler plaisantes dans les premiers temps, ont tôt fait de tourner au cauchemar. Vivre, c'est accepter que le quotidien présente un certain relief et que l'intensité des plaisirs varie. Pour savourer l'existence, rien ne vaut une touche de piment. Ne vous obligez donc pas à rester au lit alors que votre corps ne demande qu'à être actif.

Pour les plus réfractaires à l'effort, s'autoriser à se féliciter après un entraînement physique est un bon moyen de tenir dans la durée. Encore une ressource mentale que trop de gens sous-exploitent. Recevoir des félicitations – serait-ce de soi-même – génère de la reconnaissance, de la motivation et du sens. L'autosatisfaction a bien sûr ses limites : elle ne doit ni être exagérée, ni intervenir lorsqu'elle n'est pas méritée. Cependant, lorsqu'ils sont judicieusement distribués, les compliments subtils favorisent l'estime de soi. Au lieu de se dire en culpabilisant : « Allez, il faut que je m'y mette », on se dira donc plutôt :

« C'est déjà la troisième session de HIIT que je fais cette semaine ! »

Les zones cérébrales qui bénéficient le plus de l'exercice physique sont aussi les plus gourmandes en oxygène. La moindre dose d'activité donne déjà des résultats sur l'acuité cérébrale, et cela va croissant : plus on bouge, plus les performances intellectuelles augmentent. Plus on marche vite et longtemps, plus on se fait du bien – une habitude à entretenir coûte que coûte tout au long de la vie. La recherche vient de démontrer que chez des sujets âgés en moyenne de 85 ans, une heure de marche par semaine suffit à réduire de 40 % le risque de décès, toutes causes confondues.

Actif toute la journée

Moins rébarbatives qu'un passage à la salle de sport, certaines activités du quotidien n'en sont pas moins formidables pour la santé. Le jardinage, l'entretien de la maison, le bricolage, la cuisine, la garde des enfants… toutes ces facettes du quotidien sont susceptibles de nous maintenir alertes tout en nous distrayant. Même 11 minutes de marche à bonne allure suffisent à éviter un décès prématuré sur dix.

À titre d'exemple, passer l'aspirateur permet en moyenne de brûler 200 calories. Quand on sait qu'une maison de 150 mètres carrés produit 20 kilos de poussière par an, il y a de quoi faire. Veiller à la propreté de son intérieur, c'est aussi, symboliquement, désirer vivre dans un espace sain. D'ailleurs, certains modèles d'aspirateur ont également une fonction de purification de l'air. Le seul point de vigilance se trouve au niveau du filtre, qui demande à être changé régulièrement afin que l'appareil ne se transforme pas en un véritable diffuseur de particules polluantes. En complément, quelques clous de girofle glissés dans le sac parfumeront agréablement la maison à chaque session de ménage.

En parlant de propreté, des chercheurs se sont intéressés aux moutons de poussière, qui se forment derrière les meubles et sous les lits par électricité statique. Leur composition n'est guère appétissante : peaux mortes, moisissures, débris ou déjections d'insectes, champignons, levures, grains de pollen et acariens générateurs d'allergies. Un seul gramme de poussière contient jusqu'à 10 000 acariens, et un quart de squame de peau suffit à nourrir plusieurs millions de ces intrus pendant un trimestre… de quoi faire froid dans le dos. Si vous avez une tendance aux allergies, avant d'en arriver à la prise de médicaments ou de traitements désensibilisants, commencez par faire le ménage à fond, jusque dans les moindres recoins. Passez l'aspirateur sur les rideaux, les tapis, la surface des canapés et les dessus-de-lit. Vous devriez déjà mieux respirer. Profitez-en pour enchaîner avec d'autres tâches ménagères : ranger son intérieur pendant une heure représente une dépense d'environ 250 calories et fait travailler les articulations.

Rien qu'en se tenant debout, on brûle au cours d'une journée 8 calories de plus par heure qu'en restant assis. Les emplois de bureau sont, de ce point de vue, souvent contraignants, mais rien n'empêche de se lever régulièrement sous différents prétextes. Dès lors que vous êtes assis, imaginez que vous avez des épingles sous les fesses…

Trente minutes de mouvement par jour réduisent de 45 % le risque de décès prématuré. C'est ce que vient de mettre en lumière une vaste étude américaine étalée sur douze ans et portant sur près de 92 000 participants. En mettant les muscles à contribution, on incite le corps à réagir, ce qu'il fait en fabriquant des molécules anti-inflammatoires, notamment des cytokines. Promener le chien, danser, se déplacer en téléphonant, repasser du linge (en veillant à solliciter les deux bras), jouer d'un instrument de musique, faire les carreaux, pousser un Caddie ou une poussette… autant de gestes en apparence anodins qui, à l'image du ménage, offrent donc des avantages considérables en matière de santé.

Pour les plus curieux, sachez qu'un rapport sexuel de 25 minutes permet de brûler entre 70 et 100 calories… soit l'équivalent d'une petite part de tarte aux fruits. Cela varie, bien sûr, en fonction des positions et de l'intensité de l'étreinte. Chaque gémissement représente à lui seul une dépense de cinq calories, n'ayez donc pas peur d'en abuser… Quelques derniers conseils en matière de sexualité : évitez les rapports qui interviennent juste après un repas lourd, pensez à bien vous hydrater, et soyez prudent en ce qui concerne l'alcool – une petite quantité aide certes à se désinhiber lorsqu'on est timide, mais tout excès est l'assurance d'un plaisir gâché.

L'épreuve du pot de confiture

Vous arrive-t-il de renoncer à ouvrir un pot de confiture à la main ? Peut-être n'obtenez-vous gain de cause qu'en utilisant la lame d'un couteau comme levier. Dans un autre scénario, c'est votre partenaire qui vient à votre secours, en lançant cette phrase passablement irritante : « Donne, je vais le faire »… et qui, en une seconde, réussit là où vous avez échoué malgré 3 minutes d'acharnement et de protestations du type : « Ça a été trop serré en usine ! »

Chaque fois que cela se produit, vous effectuez sans le savoir l'équivalent d'un mini-bilan de santé, et le résultat laisse à désirer. Des chercheurs autrichiens viennent en effet de mettre en évidence le fait que cette incapacité à ouvrir des bocaux, en apparence parfaitement anodine, est en réalité un indicateur fiable du risque de mortalité : elle est parfois le premier symptôme d'une maladie cardiaque ou pulmonaire.

Pour le prouver, les médecins ont réparti par tranche d'âge et par sexe plus de 8 000 personnes âgées de 50 à 80 ans, puis leur ont demandé d'actionner deux fois de suite un appareil servant à mesurer la force des mains. Ils ont ensuite calculé la force moyenne au sein de chaque groupe. Les statistiques ont montré par la suite que les sujets faisant preuve d'une force de préhension inférieure à la moyenne étaient davantage exposés à une mort précoce que les autres ; à l'inverse, les individus avec le plus de poigne jouissaient également de la meilleure longévité.

Lors d'un examen médical, un docteur qui demande à son patient de lui serrer les mains le plus fort possible obtient déjà un nombre d'indications fiables sur l'état de santé de celui-ci. Je rappelle que les muscles commencent à « fondre » dès l'âge de 20 ans à raison de 1 % ou 2 % par an ; des mains puissantes prouvent que ce déclin est maîtrisé, signe d'une bonne santé.

Renforcer la puissance des mains est un excellent point de départ pour redynamiser l'ensemble du corps, qui compte 639 muscles structurés par 206 os – la moitié de ces derniers étant situés dans les mains et les pieds. Lorsqu'il est solide, le système musculaire est une forteresse capable de protéger des assauts du temps. Ce rempart nécessite un entretien minutieux, régulier, et propre à chacun : en créant vos rituels d'exercices personnalisés, vous découvrirez une nouvelle manière de prendre soin de vous.

Voici quelques suggestions pour vous mettre sur la voie : tout d'abord, des équipements de bonne qualité sont indispensables. Des poignées à résistance, en vente sur Internet, vous aideront à raffermir vos mains, vos poignets et vos avant-bras. Commencez par effectuer 30 pressions par jour, d'une main puis de l'autre, en utilisant d'abord la plus faible résistance avant d'augmenter la difficulté mois après mois. Votre dextérité se développera à une vitesse surprenante. Pour les plus pressés, une balle de tennis, pressée fermement 40 fois de suite, fera parfaitement l'affaire.

Une alternative consiste à se servir d'un élastique serré. Passez l'élastique autour de vos mains jointes paume contre paume. Efforcez-vous ensuite d'écarter celles-ci, d'abord d'1 centimètre, puis 2, puis 5, et ainsi de suite. L'idéal est de réussir à maintenir la tension pendant 3 à 10 secondes. Ensuite, utilisez un élastique plus petit pour enserrer deux doigts, que vous vous amuserez alors à écarter.

Enfin, cela fonctionne aussi sans aucun matériel : formez un cercle avec votre pouce et votre index, en veillant à ce que la jonction se fasse au niveau de la pulpe des doigts. Mettez-y de la puissance et, de l'autre main, essayez de rompre ce cercle. Recommencez cinq fois de chaque côté. Lorsque vous serez suffisamment entraîné, vous pourrez mettre votre entourage au défi de briser cet anneau de force.

Des chercheurs américains ont découvert qu'une simple poignée de main en dit long sur l'état de santé d'une personne. Les individus au contact mou présentent ainsi un risque de mort prématurée plus élevé que les autres de 16 %. Mieux vaut donc afficher une certaine solidité. Cela dit, méfiez-vous de ceux qui ont la poigne trop franche et qui ne cherchent qu'à inspirer confiance pour mieux vous escroquer…

Et vous, docteur, que faites-vous ?

Vous vous demandez peut-être si je pratique moi-même l'exercice physique autant que je le recommande. Pour être parfaitement transparent, je pratique le vélo d'appartement tous les jours pendant 40 minutes. Je fais également des sessions de HIIT en alternant des phases d'effort intense et des phases de repos d'une minute. Au début, ces phases ne duraient que 15 secondes. Chaque mois, j'augmente en outre la difficulté de l'exercice en accord avec ma fréquence cardiaque.

Je m'entraîne toujours le matin, à jeun, après avoir bu deux grands mugs de thé vert. L'efficacité de l'exercice est ainsi « boostée » et le corps libère davantage de molécules protectrices.

Quant au vélo d'appartement, il ne me permet certes pas d'aller pédaler en forêt, mais il a l'avantage de m'obliger à être assidu, en ne m'autorisant aucune excuse comme : « Je n'ai pas le temps » ou : « Il pleut trop fort. » J'ai pris l'habitude de pédaler en regardant un film d'action pour me distraire : cela passe comme une lettre à la poste.

IV

ACCÉDEZ À UNE NOUVELLE DIMENSION EN FAISANT JEÛNER VOTRE CERVEAU

Chaque année, 30 millions de Français jouent au moins une fois au Loto ou à l'EuroMillions. À chaque tirage, la probabilité de remporter le jackpot est d'une chance sur 19 millions dans le cas du premier jeu, et d'une sur 139 millions dans le cas du second… Ces chiffres parlent d'eux-mêmes : il ne faut pas s'attendre à devenir riche à coup sûr. À titre de comparaison, un singe à qui l'on présente un clavier d'ordinateur a une chance sur 12 millions de taper du premier coup le mot « maman » ; les crashs aériens concernent un vol sur 11 millions ; le risque d'être frappé par un astéroïde est d'une chance sur 100 millions.

Statistiquement, remporter la cagnotte semble donc mission impossible. Ce qui explique que tant de gens continuent pourtant à participer de bon cœur, c'est que l'être humain, par nature, aime le jeu. La dimension ludique est essentielle à la vie ; elle rend celle-ci plus divertissante, plus excitante. Ce jeûne de l'esprit, qui ouvre une brèche dans notre quotidien pour y faire entrer une dose vitale de joie et de rêve, agit sur le cerveau et le corps comme un baume. Et s'il permettait, cerise sur le gâteau, de vivre plus longtemps ? Et si mener une vie longue et saine était le plus intense, le plus profond des jeux ? Dans les pages qui suivent, je vous propose de vous lancer dans une partie où les chances de gagner sont très élevées, et qui présente malgré tout un point commun avec la Française des jeux : tous ceux qui ont gagné… ont tenté leur chance.

1

Apprendre à voir la vie autrement

À vous de jouer

Passer en mode reset pour ne rien faire et rêver, jouer, faire jeûner son cerveau pour qu'il se régénère. Vous découvrirez alors peut-être vos failles dissimulées, celles par lesquelles peuvent entrer de nouvelles forces motrices et créatrices.

La sédentarité de l'esprit est une cause de vieillissement accéléré et de maladie. Vivre intensément dans le présent, sans ressasser le passé en boucle, est la manière la plus sage – et la moins risquée – d'envisager le passage du temps. Mobilisons notre énergie vitale et concentrons-nous sur les sensations nouvelles plutôt que de sombrer dans la routine, qui accélère la détérioration de nos capacités cérébrales. Chaque fois que nous nous risquons en territoire inconnu, nous prenons de l'envergure sur le plan intellectuel. Cette mentalité optimiste est associée, en moyenne, à une vie plus longue de sept années. Les personnes enclines à voir le bon côté des choses sont beaucoup plus nombreuses à vivre longtemps en bonne santé. À force d'être jeunes, un jour, elles atteignent 100 ans…

Je ne cesse de le répéter : le temps est notre plus grande richesse. Ne le gaspillons pas. Apprenons à le valoriser, à le faire durer, car c'est notre trésor. Fuyons les individus et les situations qui nous le volent, qui aspirent notre énergie vitale et nous laissent déprimés. Bien gérer son temps, c'est jouir du luxe secret de ne vivre que pour le meilleur, pour ce qui en vaut vraiment la peine. Le plaisir authentique du temps employé à bon escient n'a pas de prix. On peut se l'offrir à soi-même pour vivre plus heureux et plus longtemps.

Talleyrand pensait que « l'homme est une intelligence contrariée par des organes ». Autrement dit, l'esprit ne peut s'épanouir que si le corps se porte bien ; libérer notre potentiel et notre énergie vitale suppose d'abord de réunir les meilleures conditions physiologiques. Impossible de lâcher prise et de jouir pleinement de la vie quand on souffre d'un intestin irritable. En Asie, le côlon est parfois considéré comme le miroir de l'âme : les émotions et le stress se reflètent dans le fonctionnement du tube digestif. À l'inverse, des intestins et un microbiote en parfaite santé ne sont d'aucun secours si l'on est terriblement tendu et incapable de profiter de l'instant présent. La mauvaise humeur aura tôt fait de dérégler le transit.

Les enfants, impliqués dans un jeu qu'ils adorent, sont entièrement absorbés dans ce qu'ils font : ils bougent, rient, et ne pensent à rien d'autre – surtout pas à ce qu'ils vont grignoter plus tard ni aux courbatures qu'ils auront le lendemain. Je vous propose de prendre ces petits sages pour exemple et de réveiller l'enfant qui dort en vous ; de retrouver cette énergie joyeuse, pleine d'optimisme, qui n'est autre que l'alignement entre la santé physique et le bien-être mental. Relever ce défi est l'assurance de gagner de nombreuses années de vie en bonne santé. Mais avant de gagner, il faut apprendre à jouer.

Jouer pour libérer toutes les énergies positives

Imaginez que vous êtes assis devant un piano, et qu'on vous donne toute liberté pour composer et interpréter les plus belles mélodies. Si l'on ne vous a préalablement appris ni le solfège, ni le placement des doigts sur le clavier, cela vous fait une belle jambe. Il en va de même dans la vie : jouer est une activité à la fois merveilleuse et sérieuse, qui révèle toutes les facettes de votre personnalité. Mais cela s'apprend. Chaque personne est un diamant brut capable d'être tour à tour enfant, adolescent fugueur, élève, professeur… Là se trouve la richesse de l'existence. Jouer permet d'exister dans toutes les dimensions qui sont les vôtres. C'est vital.

Ma mission est de vous transmettre une méthode simple et rapide pour réapprendre à jouer et à vous amuser. C'est un objectif noble, et je suis heureux de vous présenter les pages qui suivent. Je ne souhaite pas vous enseigner le piano, mais bien vous inciter à « composer » votre bien-être en puisant dans les ressources naturelles de votre corps. Votre potentiel est illimité : reste à le révéler pour exister avec davantage de relief. Connaître des heures et des journées pleines d'intensité procure une joie indicible. C'est la voie vers un nouveau rapport à la réalité. Une chose est sûre : les résultats seront au rendez-vous, et ne se feront pas attendre.

Le corps humain est une aire de jeu sans commune mesure. En appuyant sur les bonnes touches, on peut tour à tour le soigner, le protéger des maladies et lui procurer un bien-être profond. Se familiariser avec cette nouvelle géométrie du plaisir est une manière de vivre « en haute résolution ».

La clé, c'est le jeu. Lui seul révèle votre âme d'enfant et sait dominer le stress qui, comme l'argent, est « un bon serviteur et un mauvais maître ». À dose raisonnable, il entretient le système immunitaire, comme la tension de la voûte fait tenir l'édifice. Hors de contrôle, il ronge l'organisme de l'intérieur en accélérant le vieillissement.

Saviez-vous que les tremblements de terre favorisent la croissance des arbres ? C'est ce que vient de démontrer une étude menée sur des pins au Chili. Dans ce pays a eu lieu en 2010 un séisme de magnitude 8,8 sur l'échelle de Richter, après quoi les arbres ont connu un regain de croissance dans cette région pourtant très sèche. Les bouleversements géologiques ont révélé de nouvelles ressources qui sommeillaient au fond de la terre. Les cartes de la distribution de l'eau ont été rebattues, de nouvelles racines se sont développées. La leçon que j'en tire est simple : le changement fait peur, parfois à juste titre, mais il est souvent inévitable. Il ne faut ni le craindre outre mesure, ni lui retirer ses bienfaits, qui sont réels.

Beaucoup de gens rêvent de changer, de se réinventer, mais sont démunis au moment de mettre cette résolution en pratique. Ils sont coincés dans leur schéma mental, désespérés de ne pas évoluer. Or se morfondre est mauvais pour la santé. Il ne faut jamais s'excuser d'être ce que l'on est. Les défauts et les faiblesses, après tout, font partie de nous comme le pôle négatif fait partie de la pile : sans lui, pas d'électricité. Vouloir gommer ses imperfections, c'est se rendre fragile et vulnérable, tandis qu'en faire des forces permet de trouver un centre de gravité inébranlable : l'acceptation de ce que l'on est en profondeur, et pas de ce qu'on souhaiterait être dans le regard des autres – car à vouloir plaire à tout le monde, on risque tout bonnement de se dissoudre et de ne plus exister.

En avançant tel que l'on est, on permet à des changements à la fois plus subtils et plus profonds de voir le jour. Des passions insoupçonnées émergent. Quand la vie se construit autour d'une passion, elle atteint une forme d'invulnérabilité qui défie le temps. Les passions mobilisent la puissance cérébrale et mettent à contribution le système immunitaire, qui est l'ange gardien de l'organisme. Si vous n'avez pas encore découvert ce qui vous passionne, ce qui constituera par la suite l'un des axes de votre vie, n'ayez pas peur d'aller vers vos défauts ou vos imperfections, et de regarder ce qui se cache derrière. La clé se situe parfois là où on l'attendait le moins.

Pour reprendre la métaphore du piano, une mélodie ne peut retentir dans toute sa beauté et sa complexité que si l'instrument est parfaitement accordé – autrement dit, s'il existe un équilibre harmonieux entre l'esprit et le corps. Jouer permet d'accorder notre instrument personnel en se reconnectant à l'enfant insouciant que l'on a été. Savoir se détendre et rire, c'est déjà se ressourcer. En jouant, on stimule aussi l'imagination et la créativité. Il ne reste plus qu'à se laisser doucement envahir par les hormones du bonheur. Comme l'écrivait Georges Bernard Shaw : « On n'arrête pas de jouer parce qu'on vieillit ; on vieillit parce qu'on arrête de jouer. »

Certains comportements nous ancrent dans un passé parfois douloureux, et bloquent notre capacité à avancer vers de nouveaux horizons. Le jeu permet de prendre le recul nécessaire pour visualiser clairement ce qui nous pèse au quotidien. Les gens qui perçoivent les loisirs comme des distractions inutiles sont statistiquement moins heureux que les autres : ils prennent moins de plaisir, sont plus souvent anxieux ou dépressifs, et ont globalement une moins bonne santé mentale. Rien d'étonnant.

Vous êtes désormais prêt à connaître les nouvelles règles du grand jeu de la vie et de la joie, auquel vous ne pouvez que gagner. La phrase suivante sera votre guide tout au long de ce périple : « Ouvrez-vous à la beauté du monde avec l'innocence d'un enfant. Ne jugez pas et n'analysez rien. Soyez juste heureux. »

Les idées parasites qui grignotent la vie

Vous arrive-t-il fréquemment de ressasser des idées négatives ? Comme je l'ai mentionné à plusieurs reprises, la rumination agit sur le mental comme un parasite qui grignote peu à peu la joie de vivre. Il existe un exercice simple permettant de s'en débarrasser : résumez en trois mots le problème qui vous obsède. Deux options s'offrent ensuite à vous : crier ces trois mots le plus fort possible ou, plus sobrement, les noter sur un carnet. Que vous laissiez les pensées parasites se dissoudre dans l'air ou que vous les confiiez au papier, l'essentiel est qu'elles soient hors de vous.

N'ayez d'ailleurs pas peur de parler tout seul si cela vous soulage. Des scientifiques américains ont découvert qu'exprimer ses pensées à voix haute était un signe de bonne santé intellectuelle : Albert Einstein lui-même le faisait sans cesse. Cela stimule la concentration et permet de mettre de l'ordre dans les idées grâce à une certaine prise de recul. Dire « je » lorsqu'on est seul est révélateur d'une unité intérieure saine et d'une grande indépendance d'esprit. En revanche, mieux vaut éviter l'utilisation du pronom « tu » qui laisse croire à l'existence d'une facture profonde dans la personnalité, comme cela arrive parfois dans le cadre d'une éducation trop stricte qui censure l'individu sans lui laisser l'espace de sa liberté.

Le rétroviseur, c'est 5 % de la taille du pare-brise

Les gens qui conduisent régulièrement le savent bien : à trop regarder en arrière, on risque l'accident. Il en va de même pour notre vie en général. N'oublions jamais que celle-ci se joue dans le présent. Se répéter que tout était mieux avant ne mène à rien, sinon à ancrer en nous un sentiment de déprime.

Les personnes qui dilapident leur temps en complaintes incessantes vieillissent beaucoup plus vite que les autres. La rumination est presque pire pour la santé que le tabac. Comme lui, elle est une substance toxique qui empoisonne à la fois le corps et l'esprit. Or si les dangers de la cigarette sont bien connus (cancers, maladies cardiovasculaires…), ceux du pessimisme sont plus insidieux. Lorsqu'on se morfond, en pensant constamment : « Pauvre de moi, je n'ai vraiment pas de chance, qu'est-ce que je vais devenir ? », on se fait du mal sans le savoir. La sécrétion de cortisol qui en découle fragilise le système immunitaire et réduit l'espérance de vie de sept ans en moyenne, ce qui est considérable.

Des chercheurs américains ont étudié un phénomène appelé l'« illusion du déclin moral ». Ils ont mené leur analyse dans soixante pays, sur une durée de soixante-dix ans, et ont commencé par attribuer un score aux différentes réalités observées au fil du temps, selon des critères moraux dont certains étaient communément admis comme étant positifs – l'altruisme, la gentillesse ou l'honnêteté – et d'autres, comme étant négatifs – le crime, la guerre, l'esclavage ou encore la colonisation. Ils ont ensuite interrogé les populations participant à l'étude, et leur ont demandé quel regard subjectif elles posaient sur leur environnement au quotidien. Concrètement, les questions ressemblaient aux suivantes : « Avez-vous été traité avec respect aujourd'hui ? », ou : « Pensez-vous que les gens ne pensent qu'à eux-mêmes ? »

Les résultats ont montré que le passéisme était très présent : beaucoup de gens avaient le sentiment de vivre dans une réalité sombre, mais dépeignaient le passé comme un « âge d'or », même lorsque celui-ci était objectivement pire. En embellissant à tort les époques révolues, on occulte tout un pan de la réalité. Penser que « tout était mieux avant », c'est voir les choses à travers un miroir déformant et s'empêcher d'être heureux. On rejoint les rangs des pessimistes, qui vivent en moyenne sept ans de moins que les autres…

Oublier juste ce qu'il faut

Trop de gens regardent constamment dans le rétroviseur de leur vie, ce qui est une très mauvaise habitude. Ils comparent leur passé, qui n'existe plus, au monde actuel, avec nostalgie et tristesse ; ou alors, ils se repassent en boucle des événements tristes et anxiogènes. Leur horizon s'en trouve rétréci, et ils sont incapables de faire de nouvelles expériences. Cela me fait penser à un spectateur qui s'obstinerait à ne regarder toute sa vie que le même film, soit parce qu'il l'adore et ne peut s'en détacher, soit parce qu'il le déteste, mais n'arrive pas à passer à autre chose : quel gâchis ! Des neurologues sud-coréens ont mis en évidence les dégâts que la rumination mentale occasionne sur le cerveau, en particulier les pensées obsédantes sur d'éventuelles erreurs passées, les regrets et les problèmes sans solution : il s'agit d'un facteur de risque majeur de la dépression et de l'insomnie, et d'une menace pour les connexions neuronales.

Dans ces conditions, peut-on effacer les mauvais souvenirs qui nous pèsent et affectent notre joie de vivre ? Il serait bien pratique de les enfouir au fond de notre conscience et de les laisser là, à la lisière de l'oubli…

Des chercheurs ont demandé à un groupe de volontaires de mémoriser des paires de mots. Au premier groupe, ils ont demandé de ne se concentrer à chaque fois que sur un mot de leur choix, et d'oublier l'autre. Aux membres du second groupe, ils ont demandé d'être au contraire attentifs aux paires, de sorte que l'évocation de l'un des deux mots les fasse immédiatement penser à l'autre. Lors de la restitution, ils ont constaté que les membres du premier groupe ne se souvenaient de rien, ni du mot qu'ils avaient choisi, ni de celui qu'ils avaient écarté, et ce même si on leur proposait de l'argent.

Cette conclusion est facile à mettre en pratique : associez tous les souvenirs que vous souhaitez éliminer, et qui tournent en boucle dans votre esprit, à des images ennuyeuses et fades, puis obligez-vous à ne jamais penser à l'un sans l'autre. Après plusieurs répétitions, focalisez-vous non plus sur les souvenirs, mais sur ces images sans intérêt. Vous constaterez que toutes ces paires d'ennui et d'angoisse ont déjà commencé à sombrer dans l'oubli. Vous vivrez enfin pleinement dans le présent, source d'énergie positive.

À propos de mémoire, je fais un aparté pour avertir sur la tendance actuelle à tout photographier et à tout filmer. Lorsqu'on a capturé un événement ou un paysage dans son smartphone, on a paradoxalement tendance à l'oublier beaucoup plus vite. Regarder les choses à travers un écran empêche de vivre intensément et nous relègue au rang de simple spectateur. Sans compter que d'autres sens comme l'odorat ou le toucher sont complètement laissés pour compte : se souviendra-t-on alors de la sensation du vent sur notre peau, de l'odeur des embruns ou du chant des cigales ? Sortons de cette anesthésie généralisée, et cessons de vouloir tout figer. Le smartphone n'a sa place que dans notre poche. On est alors en mesure de graver dans notre mémoire tout ce qui nous arrive.

Les radins ne font pas des centenaires

L'avarice est, comme le pessimisme, un travers qui a tendance à s'aggraver avec le temps. Les individus qui rechignent à la moindre dépense, ou les « radins », pour le dire simplement, me font parfois penser au figuier des banians que l'on trouve en Asie du Sud-Est : il s'agit d'un arbre étrangleur qui germe sur un voisin avant de l'envelopper et de l'étouffer par ses racines aériennes…

Toutes les religions et civilisations du monde considèrent l'avarice comme un péché. Un antique proverbe oriental énonce qu'elle est le « châtiment des riches ». Du côté occidental, Jean de La Fontaine écrit dans son poème *La Poule aux œufs d'or* : « L'avarice perd tout en voulant tout gagner. » J'ajouterai, de mon point de vue de médecin, que les pingres perdent surtout des années de vie.

Des chercheurs viennent en effet d'établir un lien entre la générosité et la longévité en bonne santé. Lorsqu'on est incapable de donner, on se referme sur soi-même et on laisse le stress grimper au lieu d'activer les circuits parasympathiques de relaxation. L'avarice a donc un coût psychologique élevé. Elle est associée à un degré de satisfaction de la vie bien plus bas que celui observé chez les personnes généreuses. Autrement dit, les radins sont nettement moins heureux que le reste de la population. Constamment insatisfaits et inquiets de préserver le contenu de leur « précieuse cassette », ils connaissent statistiquement des relations amoureuses plus courtes et souvent sans enfants.

Les stratagèmes employés par les avares pour justifier leur comportement peuvent prêter à sourire. Certains se disent simplement économes ou prudents, d'autres prétendent mettre de côté pour leur progéniture, mais la vérité est que personne n'est dupe. L'avarice n'est pas seulement un comportement vis-à-vis de l'argent ; c'est tout un état d'esprit. Les radins n'éprouvent ni compassion ni gratitude envers qui que ce soit. Cela s'entend dans leur conversation qui tourne essentiellement autour d'eux-mêmes, au détriment des autres, y compris de leur entourage propre. Le désir de posséder toujours plus s'accompagne d'une forte jalousie vis-à-vis des autres et d'une propension à se plaindre proprement insupportable. On comprend alors qu'il leur soit difficile d'entretenir des relations humaines durables.

Dans cette vie rétrécie où rien n'est vraiment réjouissant, la quête de la richesse aboutit à une sécheresse du cœur et à une pauvreté intérieure. Un individu pingre qui dîne dans un bon restaurant est incapable d'apprécier la cuisine : il ne pense qu'à l'addition. Une bonne thérapie serait nécessaire pour briser ces schémas de pensée néfastes, mais les séances sont évidemment payantes…

Suivez votre intuition

Parmi les différents conseils que j'ai donnés jusqu'ici, vous seul pouvez déterminer lesquels vous font du bien : c'est là votre intuition. Laissez-vous guider par ce mode de connaissance immédiat et essentiel qui ne fait pas appel au raisonnement. Votre capacité à saisir des indices invisibles aux autres constitue votre unicité, une différence précieuse qu'il faut cultiver. Vous ferez alors coïncider vos actes avec la personne que vous êtes au plus profond de vous. Ne vous y trompez pas :

dès lors que l'écart entre les valeurs et le mode de vie réel est trop important, le mal de vivre s'installe. C'est la porte ouverte à toutes les maladies. Votre corps cherche par tous les moyens à vous avertir que vous vous êtes égaré, écarté de votre centre de gravité.

La recherche montre que l'intuition, loin d'être un jeu de hasard, repose sur des éléments solides – simplement, ceux-ci n'affleurent pas à notre conscience. Ils se contentent de nous mettre sur la voie. Des scientifiques ont par exemple cherché à expliquer la capacité de certaines personnes à anticiper les averses à coup sûr. Les conclusions montrent qu'elles fonctionnent, sans même le savoir, comme des appareils de mesure humains. La pluie s'annonce en général par une concentration élevée d'ozone dans l'air, un phénomène qui survient naturellement, mais que l'utilisation massive d'engrais et de certains produits chimiques influence. L'ozone dégage une odeur détectable seulement pour une faible proportion d'individus : ceux-ci, à force d'expérience, deviennent capables d'associer inconsciemment cette odeur et la survenue d'une averse. D'autres sont « météo-sensibles » et ressentent, de manière plus intime, une baisse d'énergie physique ou mentale lorsque les conditions atmosphériques se dégradent.

S'agissant de l'intuition, d'autres chercheurs ont noté, dans un registre différent, que l'être humain regrette moins facilement les « coups de tête » que les décisions rationnelles. Une équipe chinoise a par ailleurs établi que l'intuition féminine était plus rapide et plus performante que l'intuition masculine.

Sachez également que certaines données physiologiques permettent de deviner ce qu'un individu va choisir par instinct, avant même que celui-ci ne se prononce. C'est notamment le cas de la rapidité de mouvement des yeux. Quelqu'un qui, dans un magasin, hésite entre deux produits et cherche à les comparer se trahira par ses petits regards saccadés. Au départ, il observera alternativement l'un et l'autre produit avec une vitesse égale. Mais, au bout d'un moment, ses coups d'œil s'attarderont davantage sur son option préférée.

Le sentiment de certitude qui, quoique dénué en apparence de tout fondement rationnel, nous envahit chaque fois que notre instinct nous parle, a des conséquences concrètes sur notre vie. Un premier baiser, par exemple, laisse une impression, une intuition sur laquelle se jouera la suite de la relation amoureuse : les partenaires sentiront qu'ils ne sont pas faits l'un pour l'autre, ou au contraire seront persuadés d'avoir trouvé l'âme sœur, mais sans savoir pourquoi.

Dans ce cas précis, la science offre une explication limpide : lors d'un baiser, un grand nombre d'informations est échangé par l'intermédiaire de la salive. Le taux de cortisol que cette dernière contient est révélateur d'un niveau de stress plus ou moins élevé. Le taux de testostérone et celui de kisspeptine – une hormone dont l'effet est de stimuler la libido – sont aussi des indicateurs précieux, interprétés inconsciemment lors d'un baiser. Bien qu'aucune analyse rationnelle n'entre en jeu, tous ces facteurs mis bout à bout constituent l'intuition, dont découlera la décision de prolonger ou d'interrompre le contact intime. Cette petite voix en nous est donc généralement de bon conseil.

Cette règle est valable en amour, mais aussi en amitié. Pour expliquer le lien affectif très fort qu'il partageait avec La Boétie, Montaigne a écrit cette phrase célèbre : « Parce que c'était lui, parce que c'était moi. » Insatisfaits de cette réponse, des scientifiques israéliens ont tenté d'éclaircir les raisons qui poussent deux personnes étrangères l'une à l'autre à devenir amies. Ils ont découvert que les individus possédant des odeurs corporelles similaires avaient beaucoup plus de chances de bien s'entendre. L'expression : « Celui-là, je ne peux pas le sentir » prend alors tout son sens.

D'après les chercheurs de ce groupe dirigé par Inbal Ravreby, de l'institut Weizmann des sciences, en Israël, « les mammifères terrestres non humains se reniflent constamment et se reniflent les uns les autres et, sur cette base, décident qui est ami ou ennemi». L'équipe a émis l'hypothèse selon laquelle les humains jugeraient de leur compatibilité par le même procédé et, pour le vérifier, a entrepris de collecter des échantillons d'odeurs provenant de paires d'amis du même sexe, engagés dans une relation non romantique, et ayant décrit leur rencontre comme un «coup de foudre amical», c'est-à-dire une situation «où un sentiment d'amitié s'est formé avant l'échange d'informations biographiques approfondies», selon l'article. Après un vaste effort de recrutement, ils ont réuni vingt paires, soit quarante personnes âgées de 22 à 39 ans, dont la moitié étaient des hommes et l'autre moitié, des femmes.

Afin d'éviter toute contamination des échantillons par des facteurs extérieurs, les participants ont dû suivre un protocole strict consistant entre autres à éviter les aliments épicés, et à dormir loin de leur partenaire comme de leurs éventuels animaux domestiques, en portant un T-shirt en coton propre fourni pour l'occasion. Tous les T-shirts ont ensuite été collectés et testés à l'aide d'un nez électronique (e-Nose), appareil équipé de capteurs permettant d'analyser la composition chimique d'une odeur. Il est rapidement apparu que les signatures olfactives étaient statistiquement plus proches entre amis.

Restait alors à déterminer si l'analyse de l'e-Nose reflétait fidèlement la perception humaine, sans quoi la validité des résultats ne pouvait être établie. Pour ce faire, le groupe de chercheurs a recruté de nouveaux participants, et leur a proposé de jouer le rôle de «nez humain» dans le cadre d'une série de tests. Dans l'un d'entre eux, par exemple, trois T-shirts étaient présentés : deux provenant d'une paire d'amis, et un intrus. Les nez ont réussi à identifier les paires et à rejeter l'odeur en trop. Un résultat éloquent, qui valide l'hypothèse initiale d'une amitié rendue plus probable par la proximité des senteurs individuelles.

«Nos résultats impliquent que nous sommes peut-être plus semblables aux autres mammifères terrestres à cet égard que nous ne le pensons généralement», ont conclu les scientifiques, tout en reconnaissant que les humains, contrairement aux animaux, utilisent un langage complexe pour interagir : il est donc possible que les effets de l'odeur en laboratoire aient été amplifiés par rapport à leur importance dans la vie réelle. Enfin, rappelons que l'odeur corporelle, propre à chacun, est déterminée en partie par des facteurs chimiques, mais qu'elle l'est aussi par l'environnement et le mode de vie, la nourriture, le lieu d'habitation… Serait-elle alors simplement le signe que deux individus ont connu des expériences de vie similaires, et qu'ils sont, par ces trajectoires proches, naturellement amenés à s'entendre ?

2

Les mécanismes physiques du bien-être

Livré à lui-même, le cerveau a tôt fait de se laisser envahir par des pensées moroses ou obsédantes – or il suffit de peu pour l'en distraire. Je vous suggère, avant d'explorer des jeux plus sophistiqués, de lister quelques gestes simples qui procurent sur-le-champ des sensations agréables. Une première porte d'entrée vers le bien-être.

Le nerf qui rend heureux : jouez avec la courroie de transmission cerveau-intestins

Nous avons vu en détail que la santé mentale n'était pas sans lien avec la qualité de la flore intestinale. Je rappelle que la communication entre le cerveau et les intestins se fait par le nerf vague, qui transmet les informations à une vitesse allant jusqu'à 400 kilomètres par heure. 90 % des fibres de ce nerf sont consacrées à la liaison cerveau-intestins. Or, intervenir sur cette courroie de transmission offre des perspectives de plaisir insoupçonnées. Que diriez-vous d'un *shoot* de sérotonine ? D'un paradis artificiel accessible sans aucune drogue ni substance dangereuse, et sans risque de surdose ?

La sérotonine est produite à 90 % dans le tube digestif. C'est le nerf vague qui provoque le déclic permettant de libérer cette hormone. On ressent alors une bonne humeur immédiate, sans compter les effets positifs sur le poids – la sérotonine a tendance à couper l'appétit, ce qui explique que les couples très amoureux, surtout dans les premiers temps de la relation, soient subjugués l'un par l'autre au point d'oublier de manger. Des spécialistes américains ont d'ailleurs réussi à faire perdre du poids à des patients obèses en leur implantant des stimulateurs au niveau du nerf vague : l'anxiété disparaît, et les pulsions alimentaires s'effacent avec elle.

Pour expliquer plus en profondeur la bonne humeur déclenchée par une stimulation douce du nerf vague, des scientifiques canadiens ont mis en évidence l'effet antidépresseur de celle-ci. Un des moyens d'obtenir un *shoot* de sérotonine est de faire l'amour, mais il en existe bien d'autres.

J'ajoute ici quelques mots d'avertissement : le nerf vague, correctement stimulé, libère de la sérotonine, comme si l'organisme faisait appel à sa pharmacie intérieure pour s'auto-prescrire un médicament bienfaisant. En cardiologie, cette méthode est utilisée pour calmer les crises de tachycardie, qui correspondent à un emballement du rythme cardiaque. Cependant, les différents points de stimulation sont exclusivement réservés aux médecins et aux patients avertis, par exemple au niveau du cou. Les patients souffrant de tachycardie, avec l'aval de leur cardiologue, ont ainsi à disposition des « boutons » très sensibles, mais il convient de ne les utiliser qu'avec toutes les précautions nécessaires.

Du cerveau aux intestins : les liaisons dangereuses

Les intestins peuvent être considérés comme notre deuxième cerveau, avec lequel ils entretiennent des liens intimes. Le tube digestif est tapissé de centaines de millions de neurones, répartis en réseaux sur toute sa longueur, d'où son extrême sensibilité. Ce système nerveux régule entre autres la motricité des organes digestifs. Il fonctionne de manière autonome et échappe à notre contrôle, mais il se révèle d'une redoutable efficacité lorsqu'il s'agit de nous alerter sur des menaces extérieures ou intérieures. Un stress important provoque par exemple une décharge de cortisol, qui perturbe l'étanchéité de la barrière intestinale, la mobilité du côlon et génère une inflammation : si le phénomène se répète, on augmente les risques de maladie.

L'humeur agit directement sur la motricité intestinale. Un état d'inquiétude ou de tension mentale fait perdre l'appétit à certains, prendre du poids à d'autres. Le mal-être est canalisé par des pulsions alimentaires souvent dirigées vers les plaisirs gras et sucrés. On parle alors de faim émotionnelle. Il perturbe en outre le sommeil, ce qui incite l'organisme à puiser dans une nourriture trop riche l'énergie qu'un repos insuffisant ne lui fournit plus. Enfin, des facteurs hormonaux interviennent dans le dialogue cerveau-intestin : le cortisol favorise les fringales et l'accumulation de graisses, en particulier au niveau du ventre. Mais une émotion négative très forte peut à l'inverse «nouer l'estomac».

L'état mental, lorsqu'il se détériore, est à surveiller de près, car il attaque l'espérance de vie. La preuve en a été apportée lors d'une expérience réalisée sur des souris. Celles-ci ont été soumises à un stress long et intense : sans surprise, leur longévité en a souffert. Chez les humains, des prélèvements sanguins effectués sur des sujets vivant avec un stress chronique ont révélé des écarts importants entre leur âge biologique et leur âge chronologique, traduisant un vieillissement prématuré. Une des explications plausibles est que l'adrénaline, sécrétée en quantité excessive, bloquerait l'action de gènes protecteurs face à de nombreuses maladies.

L'énergie dont nous disposons chaque jour n'est pas illimitée; dépensée pour des choses qui n'en valent pas la peine, consumée en angoisses, elle nous laisse vides et vulnérables. Lorsqu'on laisse un stress toxique nous envahir ou qu'on ressasse en boucle des idées noires, on se ronge de l'intérieur. Bien sûr, tenter de raisonner une personne stressée en lui enjoignant de se détendre n'a aucun effet. Il est beaucoup plus efficace de lui donner des clés concrètes l'aidant à lâcher prise. Mon premier conseil aux gens angoissés est d'orienter leur énergie intérieure vers leur bien-être.

Sérotonine maison : gardez la bouche pleine

Voici un exercice simple qui stimule la sensation de détente : remplissez votre bouche d'eau tiède, et gardez-la ainsi pendant 2 minutes en respirant tranquillement par le nez. L'objectif est de générer une certaine tension au niveau de la face intérieure des joues. Si vous n'avez pas d'eau à disposition, gardez votre salive jusqu'au moment où votre bouche est pleine – afin d'accélérer le processus, imaginez que vous mordez dans un citron très acide : vos glandes réagiront immédiatement.

Cette manœuvre fait réagir le nerf vague, qui active alors la libération de sérotonine pour votre plus grand plaisir. L'être humain produit chaque jour près d'un litre de salive : il y a de quoi faire !

Se taper sur le ventre par plaisir

Cela peut paraître anodin, mais se tapoter le ventre est également une source de relaxation. Je recommande de le faire soi-même et seul plutôt que de demander l'intervention d'un tiers : la proposition pourrait être mal interprétée... D'ailleurs, l'expression « se taper sur le ventre » traduit une familiarité excessive et non désirée.

Il s'agit ici de stimuler le nerf vague en se tapotant doucement le ventre une dizaine de fois avec le plat de la main, juste au-dessus du nombril, tout en contractant les abdominaux. Pour ce faire, asseyez-vous confortablement, et n'ayez pas peur de dégrafer votre jupe ou d'ouvrir un ou deux boutons de votre pantalon pour vous sentir plus à l'aise. De quoi vous détendre après un bon repas !

La caverne secrète

Connaissez-vous la caverne secrète du plaisir ? Nommée *cymba conchae* en langage médical, elle forme le renfoncement le plus creux du pavillon de l'oreille, en dehors du conduit auditif. Sa stimulation par de petits tours légers avec l'auriculaire aide à se détendre. Il est possible de choyer le creux de quelqu'un d'autre (consentant, bien sûr) du bout de la langue, en insistant sur le point le plus sensible : cela provoque une montée de frissons de plaisir par réaction du nerf vague, qui libère ses molécules merveilleuses. De quoi faire monter un partenaire au septième ciel en un temps record. Dans le cadre d'une relation sexuelle, des caresses au niveau de cette cavité sont un excellent préambule avant d'aller plus loin, car cela permet à la fois de se relaxer et de s'ouvrir à tous les plaisirs.

Des chercheurs viennent de mettre en évidence le fait que la stimulation de cette zone secrète de l'oreille renforcerait la communication entre le cerveau et l'estomac. Les signaux de faim ou de satiété pourraient ainsi être modifiés par pression en seulement quelques minutes. Ces travaux permettent d'imaginer des solutions thérapeutiques innovantes pour faire face à la montée en puissance des troubles alimentaires et de l'obésité. La stimulation du nerf vague au niveau de l'oreille agirait comme un régulateur des messages échangés entre le cerveau et l'estomac dans les deux sens, un poste de contrôle pour mieux réguler l'appétit.

Le masque qui rend intelligent

Pour jouir d'un sommeil de bonne qualité, il est nécessaire de dormir dans le noir complet. La moindre lueur perturbe la récupération. Même lorsqu'on se lève la nuit pour aller aux toilettes, il est préférable de limiter l'éclairage au maximum de manière à tout juste pouvoir s'orienter sans trébucher, et d'éviter à tout prix la lumière bleue, qui stimule l'éveil et rend l'endormissement difficile. Dans les faits, des volets ou des rideaux au pouvoir occultant insuffisant rendent l'obscurité totale impossible. Dans ce cas de figure, je recommande vivement d'utiliser un masque pour les yeux, semblable à ceux que l'équipage distribue dans les avions. Ces masques sont vendus en pharmacie ou sur Internet. Il en existe différents modèles, mais ma préférence va à ceux qui sont faits d'un tissu épais. La recherche a montré que dormir avec ce type de masque de nuit permet de sécréter plus de mélatonine, qui est l'hormone du sommeil, et moins de cortisol : on s'endort plus vite, tout en limitant les réveils nocturnes. Le poids du masque induit par ailleurs une légère stimulation du nerf vague par faible pression au niveau des paupières : exactement ce qu'il faut pour se relaxer et se laisser emporter par un sommeil réparateur. C'est comme si le marchand de sable passait spécialement pour vous.

Les masques de nuit offrent d'autres avantages moins évidents : une étude scientifique réalisée aux États-Unis et en Grande-Bretagne a établi que les gens qui en portaient régulièrement pour dormir avaient, par rapport aux autres, une bien meilleure mémoire ainsi qu'une plus grande acuité cérébrale. Ils pensent plus vite et leurs réflexes intellectuels sont meilleurs. Cela n'a rien d'étonnant quand on considère qu'ils jouissent d'un sommeil de meilleure qualité, et sont donc plus « frais » au réveil. Lorsqu'on est bien reposé, on est plus performant dans la journée.

Vous aussi, laissez-vous tenter par ce modeste investissement qui apporte des bénéfices importants. J'en profite pour préciser que les masques font des miracles sur la vie conjugale : plus besoin de râler pour que votre partenaire éteigne la lumière ! Enfin, quelques derniers conseils pour bien dormir : à l'approche du coucher, tenez-vous à l'écart des écrans, coupez le chauffage et, si possible, dormez nu. La récupération est toujours meilleure dans une pièce fraîche.

Pour mieux dormir

L'apnée du sommeil est une cause sérieuse d'épuisement. Selon les cas, elle consiste en des pauses respiratoires incontrôlées pendant la nuit, ou en une réduction du débit respiratoire. En conséquence, le niveau d'oxygène dans le sang diminue, ce qui oblige le cœur à compenser en travaillant davantage. Dès lors que l'on compte au cours d'une seule nuit plus de dix pauses respiratoires d'au moins 10 secondes chacune – le cas échéant, la personne qui partage notre lit pourra nous en avertir –, il convient de consulter un professionnel de santé. Faute d'une prise en charge adaptée, l'apnée du sommeil favorise les maladies cardiovasculaires, les AVC, l'hypertension artérielle et le diabète.

Comme 20 % des sujets ne font de l'apnée du sommeil que lorsqu'ils sont allongés sur le dos, coudre une balle de tennis dans le pyjama est une idée, mais cela ne suffit pas toujours. De nos jours, une nouvelle approche est employée pour traiter ce désagrément : il s'agit d'une sorte de fitness de la langue. Cet organe a en effet tendance à mal vieillir : au fil des années, il perd en tonicité. Pendant le sommeil, il se relâche et gène le passage de l'air. Une rééducation dans la durée permet de dégager les voies respiratoires obstruées, avec un effet positif sur les ronflements qui agacent tant de conjoints au sommeil perturbé… Ces derniers ont beau siffler, tirer sur le drap, tout faire pour réveiller l'autre sans en avoir l'air, ils se lèvent souvent fatigués le matin – d'autant que les ronflements peuvent atteindre jusqu'à 100 décibels, soit l'équivalent du bruit d'une tondeuse à gazon.

Cette rééducation est à la portée de tous, et simple à mettre en place chez soi. Voici quelques exercices faciles qui vous aideront à retrouver l'agilité linguale de vos 20 ans. Sortez la langue le plus loin possible vers le haut, comme pour atteindre le bout de votre nez. Dirigez-la ensuite vers le bas, comme si vous vouliez toucher votre menton. Faites-la claquer avec vigueur contre le palais une dizaine de fois puis, après vous être soigneusement lavé les mains, utilisez-la pour pousser très fort votre pouce préalablement placé devant la bouche. Comptez jusqu'à 10. Réalisez quotidiennement ces exercices pendant 10 minutes : au bout de six mois, vous constaterez que les bénéfices sont considérables.

Dans les cas d'apnée du sommeil les plus sévères, il devient inévitable de porter des gouttières dentaires, voire un masque relié à une machine et qui assure l'approvisionnement en air du dormeur. Comme vient de le prouver une étude américaine, la position adoptée au moment de l'endormissement influe sur le délai d'action des médicaments. Lorsqu'on repose sur le côté droit, un cachet met en moyenne 10 minutes à agir au niveau des intestins ; debout, il en met 23 ; enfin, dormir sur le flanc gauche fait grimper ce chiffre à plus de 100 minutes.

Je fais ici un aparté sur l'hygiène des draps, qui n'est pas sans lien avec la qualité du sommeil. Bien aérer chaque matin est essentiel : un lit contient en moyenne un million d'acariens, vecteurs d'allergies, qui se nourrissent de peaux mortes et de traces de sueur – surtout chez les gens qui se douchent le matin plutôt que le soir et apportent ainsi des particules polluantes dans leur chambre, ce que je déconseille. Rabattre sa couverture aussitôt après s'être levé revient à laisser proliférer ces acariens. Au contraire, en laissant les draps et la fenêtre ouverts, on permet à l'air et à la lumière d'en balayer une partie par déshydratation. Parfois, un peu de désordre est bon pour la santé.

Et si l'insomnie faisait du bien ?

Les troubles du sommeil sont extrêmement anxiogènes : lorsque l'insomnie s'installe, il est difficile de ne pas redouter la journée à venir, qui s'annonce pénible. Beaucoup de gens ont alors recours à des cachets, dont ils sont dépendants et qu'ils utilisent comme un rituel sans lequel ils sont incapables de passer une nuit réparatrice. Cette attitude n'est à mon sens qu'une fuite en avant. Le problème n'est pas traité à la racine. À moyen terme, la prise de somnifères réduit la durée du sommeil paradoxal, peuplé de rêves et nourri d'imaginaire et d'inconscient, au profit du sommeil lent, qui est moins reposant. Même en dormant suffisamment sur le papier, on se sent alors fatigué. On comprend pourquoi les consommateurs réguliers d'anxiolytiques ou de somnifères semblent toujours épuisés, malgré des nuits complètes. D'après la science, ils présentent un risque aggravé de développer la maladie d'Alzheimer, sans compter une libido en berne et une créativité au point mort.

Lorsque l'insomnie frappe à votre porte, acceptez avec sérénité que toutes les nuits ne peuvent pas être parfaites. On peut dormir à la fois peu et bien : l'essentiel est de ne surtout pas compter les heures ni laisser l'anxiété s'installer. Laissez-vous dériver hors du temps et rappelez-vous les nuits blanches de votre jeunesse, pleines de promesses et de frissons. À cette époque, vous saviez bien qu'une légère dette de sommeil n'était pas grave, et que vous la rattraperiez la nuit suivante. Le corps est en effet doté d'une merveilleuse capacité à s'autoréguler avec bon sens. Les insomnies ponctuelles fonctionnent selon le principe de l'hormèse : un manque léger stimule les mécanismes naturels du sommeil le soir suivant. Je rappelle également qu'en état de fatigue modérée, on s'exprime avec moins de filtres : nos pensées profondes remontent à la surface, on est plus spontané. Une petite insomnie est donc source de vérité.

La rivière de notre enfance

Les réveils nocturnes ne sont pas sans conséquences sur la santé, surtout lorsqu'on ne parvient pas à se rendormir facilement. Ils augmentent le risque de diabète, d'hypertension, d'anxiété et de dépression. Sans surprise, après une nuit hachurée, on se sent « en mille morceaux » le matin…

Ces réveils ne sont cependant pas une fatalité, et il est relativement facile d'agir sur leurs causes. Ainsi, on proscrira les dîners trop copieux, l'excès de boisson, les horaires de coucher irréguliers, ainsi que les excitants comme la caféine que, pour mémoire, on ne trouve pas seulement dans le café, mais aussi dans le thé ou le chocolat.

Malgré toutes ces précautions, vous ouvrez l'œil sans raison apparente au milieu de la nuit : surtout, n'en faites pas une montagne, car en vous énervant ou en angoissant à l'idée de la journée à venir, vous ne faites qu'aggraver le problème. Effectuez plutôt l'exercice suivant trois fois de suite : inspirez puissamment par le nez en comptant jusqu'à quatre, bloquez l'air dans vos poumons en comptant jusqu'à deux, puis expirez lentement par la bouche comme si vous souffliez dans une paille en comptant jusqu'à huit. Ne pensez à rien d'autre qu'à cette respiration ample.

Si certaines pensées préoccupantes tournent en boucle dans votre esprit et que cela vous empêche de vous rendormir, je vous suggère de choisir une chanson que vous aimez, de préférence avec des paroles douces. Récitez-vous lentement ces paroles dans votre tête, autant de fois que nécessaire. Vous serez surpris du pouvoir anesthésiant de cette technique. Pour l'anecdote, en ce qui me concerne, j'aime penser à la chanson *La Rivière de notre enfance* interprétée par Garou et Michel Sardou, dont les paroles ont été écrites par Didier Barbelivien : elle est devenue ma berceuse préférée.

Une dernière stratégie pour retomber dans les bras de Morphée après un réveil nocturne consiste à retrouver le fil du rêve que l'on était en train de faire, et à se replonger dedans comme pour en prolonger l'histoire. L'esprit se met aussitôt à divaguer, et l'on a tôt fait de se rendormir.

Créez votre propre fuseau horaire

De nombreuses études montrent que nous ne percevons pas tous le temps de la même façon. Insomniaques ou non, certains sont « du matin », d'autres plutôt « du soir ». Il existe une distorsion incontestable entre le temps de l'horloge et le temps psychologique. Des expérimentations réalisées sur des volontaires placés dans des espaces parfaitement isolés ont mis en évidence le fait que les cycles internes variaient beaucoup d'un sujet à l'autre.

Vous aussi, prenez un instant pour identifier les moments de la journée où vous êtes en forme. Cela vous aidera à rester au plus près de votre rythme naturel et à créer, en quelque sorte, votre propre fuseau horaire au lieu de chercher à vous adapter de toute force à celui des autres. Après tout, sur la planète Vénus, qui tourne incroyablement lentement sur son axe, une seule « journée » équivaut à 243 jours terriens, une journée sur Vénus étant plus longue qu'une année sur Terre… Puisque certaines journées durent plus d'un an, pourquoi ne pas prendre la liberté de définir votre propre calendrier ?

3

Jouez avec votre cerveau pour libérer sa puissance

Le célèbre joueur d'échecs cubain José Capablanca est l'auteur de cette phrase merveilleuse : « On n'a jamais que l'âge auquel on a commencé à jouer aux échecs, car après, on cesse de vieillir. »

La fantastique puissance cérébrale de l'être humain est naturellement orientée vers le jeu. Il s'agit là d'un quasi-instinct. Notre esprit recherche constamment des expériences amusantes et ludiques, car cela le maintient jeune et en bonne santé. Dès leurs premières années de vie, les enfants, très portés sur les jeux, développent leurs aptitudes intellectuelles plus tôt que leurs camarades. C'est fascinant. Ils apprennent également plus vite à ressentir de l'empathie et à respecter les autres. Le jeu rebat les cartes des relations humaines : la notion d'égalité y est omniprésente, les règles sont les mêmes pour tous et seuls le dé ou la pioche départagent les participants. Au départ, chacun a strictement les mêmes chances de remporter la partie.

Comme les plus petits, laissons-nous totalement absorber par les sources de joie et de divertissement qui se présentent à nous. Les animaux, eux, ne s'en privent pas : les rats savent jouer à cache-cache, les chats laissent fuir les souris pour faire durer le plaisir et mieux les capturer, les chiens peuvent courir après une balle pendant des heures… Or chez l'être humain, trop d'individus arrivés à l'âge adulte se sentent obligés de passer pour des « grandes personnes sérieuses » et perdent cette aptitude, pourtant essentielle, à s'amuser. Ils oublient qu'en cessant d'alimenter son cerveau en expériences ludiques, on vieillit plus vite. Ne plus jouer, c'est vivre dans un univers étriqué.

Au contraire, ceux qui conservent leur espièglerie entretiennent en même temps leur créativité, leur imagination et leur spontanéité. Ils sécrètent de la dopamine, gage de bien-être et de bonheur. Jouer stimule en outre le niveau d'énergie, fait sortir de la routine et, au bout du compte, permet de vivre plus intensément. Quoi de plus naturel lorsqu'on renonce à jouer un rôle pour embrasser sa vraie personnalité ?

Il existe deux façons de jouer : avec ou sans règles. Les cartes, le football ou le tennis sont régis par des conventions strictes. La logique de performance domine avec, à la clé, des gagnants et des perdants. Au contraire, s'amuser avec un enfant, un chat ou un objet laisse la place à un lâcher-prise total, sans enjeu particulier. Dans les faits, ces deux types de jeu sont essentiels. À l'image des enfants, qui se proclament soudain princesse, astronaute ou pilote de course, il est même possible d'inventer ses propres règles : encore un moyen de muscler son inventivité.

Quel que soit le type d'activité ludique que l'on choisit, cela délasse et génère un plaisir immédiat. D'après les dernières recherches, les effets bénéfiques du jeu tiendraient à la libération de la molécule BDNF évoquée précédemment, qui stimule la croissance de nouveaux neurones, donc l'élaboration de nouveaux circuits cérébraux.

Les activités futiles, nécessité absolue pour le corps et l'esprit

Le divertissement paraît futile à certains : en réalité, il rend plus curieux et plus intelligent. Les jeux sans règles ont ma préférence, car ils permettent de s'amuser à tout moment et de manière illimitée, sans dépendre d'un cadre ou de la présence d'autres participants. N'importe quel objet agréable à manipuler fera l'affaire pour apaiser les tensions intérieures, coupant court aux pulsions malsaines orientées vers le tabac, l'alcool ou les excès alimentaires. Pour les fumeurs, sachez que, d'après la science, vous avez jusqu'à 35 ans pour renoncer à cette habitude sans rien perdre de votre longévité. Au-delà de cet âge charnière, un écart significatif est observé en matière de mortalité entre les adeptes de la cigarette et les autres.

Sur le plan médical, nous l'avons vu, le jeu permet d'activer le système nerveux parasympathique, synonyme de relaxation. Le rythme cardiaque, la fréquence respiratoire et la tension artérielle diminuent ; au niveau des intestins, la digestion est facilitée ; enfin, l'appétit sexuel augmente. Au contraire, le système sympathique, qui entre en jeu dans les moments de stress, augmente la fréquence cardiaque et la tension de manière à favoriser la concentration. La digestion et la libido passent au second plan, un phénomène très justement décrit par l'expression populaire : « Je n'ai pas la tête à ça. »

Dès que vous en avez l'occasion, laissez-vous entraîner dans le monde du jeu. Sentez-vous libre d'inventer ou de supprimer des règles à votre guise. N'ayez pas non plus peur de tricher : cet univers vous appartient. Les enfants, eux, décident arbitrairement qu'un caillou représente une forteresse ou qu'une assiette de soupe est une piscine... Imitez-les, et redessinez les contours de votre imaginaire. Cette liberté totale se nourrit naturellement de la réalité, dans une démarche parfois cathartique : si un collègue ou une connaissance vous irrite, faites-en un personnage caricatural que vous modèlerez selon votre désir au cours de vos rêveries. Profitez-en pour lui attribuer un nouveau nom saugrenu ou ridicule. Vous prendrez ainsi une distance salutaire par rapport aux conflits qui jalonnent inévitablement le quotidien. Tant que cela reste dans votre jardin secret, rien ne vous empêche d'aller plus loin et d'imaginer ce personnage malveillant dans des situations fâcheuses pour mieux vous en moquer. Celui qui vous intimide ou vous humilie dans la réalité se retrouvera ainsi, au gré de votre imagination, nu comme un ver au milieu d'une salle de réunion ou cloué aux toilettes par une méchante crise de constipation. Plus il pousse, plus vous riez… Cela reste entre nous !

La paresse, une formidable qualité

À tous les âges de la vie, la paresse est considérée comme un terrible défaut ; elle figure d'ailleurs parmi les sept péchés capitaux. Les paresseux sont soit méprisés, soit fortement jalousés lorsqu'ils enregistrent des succès sans avoir fourni d'efforts. Leur entourage les considère comme des nuisibles. Sur le plan politique, une des grilles de lecture possibles de la Révolution française consiste d'ailleurs à dire que la population harassée s'est soulevée contre les aristocrates et les rois fainéants. Cette réprobation générale à l'égard de l'inaction ne faiblit pas au fil des siècles, bien que le labeur ne représente aujourd'hui que 13 % de notre temps en moyenne à l'échelle de la vie, contre 40 % en 1900.

Pour ma part, j'ose l'affirmer : savoir procrastiner est un art. C'est même une aptitude essentielle à la bonne santé mentale, et qui demande à être cultivée. Celui qui s'autorise à rester oisif favorise sans le savoir le développement de sa créativité, et laisse des idées parfois surprenantes remonter à la surface de sa conscience. Sans la paresse, comment trouverions-nous le temps de rêvasser, d'inventer ce qui n'existe pas ?

Même lorsque nous ne faisons rien, notre cerveau fonctionne à plein régime : un réseau complexe de connexions neuronales s'active, mobilisant des régions du cerveau très éloignées les unes des autres. L'esprit vagabonde alors vers des territoires inexplorés. S'autoriser quelques instants de paresse, c'est construire un espace de liberté absolue et l'investir. Plus encore, l'épanouissement à travers l'oisiveté ne va pas sans une certaine intelligence : rester les bras croisés incite le cerveau à chercher activement toutes les solutions les plus alléchantes pour prolonger ce moment de détente, ce qui demande une certaine ingéniosité. Être paresseux n'est donc ni un péché, ni un défaut, mais tout un art.

Être fainéant, cela s'apprend

Des découvertes scientifiques suggèrent que la paresse serait un avantage de taille dans la survie de différentes espèces. En effet, moins on dépense d'énergie à mauvais escient, et plus on accroît sa longévité. Les animaux lents, voire léthargiques, survivent dans la durée en ne consommant que très peu de ressources. On en trouve de nombreux exemples dans les zoos : le record de longévité est détenu par un mollusque du nom d'*Artica Islandica*, capable de vivre jusqu'à 507 ans – en comparaison, la tortue géante des Galapagos atteint 200 ans, et les crocodiles entre 70 et 100 ans. Ces derniers, pour l'anecdote, sont d'incorrigibles partisans du moindre effort, et nous avons beaucoup à apprendre d'eux en termes de paresse efficace : les crocodiles du Nil ne font que cinquante repas par an, et en retirent une énergie qu'ils sont capables de stocker et mobiliser sur une longue durée.

L'être humain, lui aussi, possède cette tendance instinctive à dépenser le moins d'énergie possible tout en cherchant à maximiser les résultats obtenus. Il y a près de six mille ans, en Mésopotamie, la roue a été inventée pour éviter de porter de lourdes charges sur le dos. L'invention de la brouette, du vélo puis de l'automobile découle du même principe, comme les moulins pour moudre le grain plus efficacement, la télécommande, qui évite d'avoir à se lever, et, plus récemment, les applications comme Deliveroo, qui permettent de se nourrir sans avoir ni à quitter son domicile, ni à cuisiner, ni à laver la vaisselle.

En faire le moins possible suppose d'avoir une imagination foisonnante.

Aujourd'hui, la paresse productive n'est cependant plus à la portée de tous : elle doit faire l'objet d'une rééducation. La plupart d'entre nous ont été habitués très tôt à mener des vies trépidantes : scolarité, activités sportives, sorties, vacances... la cadence ne ralentit jamais. Dans ces conditions, rester inactif n'a rien d'évident. Pour y parvenir, mon conseil est de se détacher de son smartphone, de son ordinateur et de toute autre source de notifications en temps réel : autrement dit, de « déconnecter » complètement. L'esprit flotte alors librement dans une agréable rêverie, plutôt que de subir d'incessantes sollicitations, souvent commerciales, voire malveillantes. En ne faisant strictement rien, on permet au processus de régénération mentale d'avoir lieu. Les scientifiques estiment d'ailleurs qu'on réfléchit sept fois plus rapidement à des projets d'avenir lorsqu'on se tourne les pouces. Laisser les pensées vagabonder, c'est aussi entrevoir des perspectives inédites : comme le formule l'écrivain canadien Chris Bailey, « nos idées les plus folles et les plus pointues prennent forme lorsqu'on est déconcentré ».

La déconnexion est donc un impératif. Commencez par couper les notifications de vos téléphone portable et ordinateur au moins 5 minutes par jour, et profitez de ce laps de temps pour rechercher une forme de calme intérieur. Ressourcez-vous sans but précis ni recherche de performance. Le soulagement de suivre votre propre rythme, et non celui qui vous est imposé au quotidien, se fera ressentir immédiatement. C'est d'autant plus important que, comme viennent de le démontrer des scientifiques belges, les smartphones ouvrent la voie vers une forme de paresse nocive, qu'il faut distinguer de l'oisiveté bienfaisante : la paresse intellectuelle. Dans un contexte où une succession de clics permet de résoudre à peu près n'importe quel problème pratique, quelle place reste-t-il pour la réflexion ? Les écrans favorisent certes le développement de la pensée intuitive, mais cela se fait au détriment de la pensée analytique et logique. N'utilisons pas notre téléphone portable comme un cerveau de substitution : le nôtre recèle des trésors bien plus grands.

Éloge de la procrastination

La paresse serait-elle la clé du bonheur ? Omniprésente, elle mène tout droit à la mélancolie et à l'apathie. Comme les vacances, elle n'est efficace qu'intercalée sous forme de pauses entre des périodes d'effort. L'essentiel est de travailler à fond lorsque les circonstances l'exigent, et de « procrastiner à fond » en dehors des périodes d'activité, sans la moindre culpabilité. La solution se trouve, comme souvent, dans l'équilibre.

Malheureusement, l'excès de paresse menace d'autant plus de gens que celle-ci est très contagieuse. Des chercheurs québécois ont mis en lumière le fonctionnement de ce « mimétisme de la fainéantise » : il suffit d'apercevoir un groupe de collègues à la cafétéria pour être tenté de laisser son travail en plan et de les rejoindre. Il est naturel de céder ponctuellement à ce type d'appels, mais l'idée d'un équilibre sain et maîtrisé entre activité et oisiveté doit rester notre guide. Correctement exploitée, la paresse permet des économies d'énergie importantes en incitant à joindre l'utile à l'agréable, mais elle ne doit intervenir que lorsqu'on l'a décidé. À cet égard, soyons réceptifs aux signaux de notre organisme indiquant qu'il est temps de « passer en mode flemme » : bâillements, brouillard mental, manque d'attention… Autant d'éléments qui doivent inciter à lever le pied.

La sieste est un des symboles universels de la paresse. Sur le plan physiologique, c'est un moyen de compensation énergétique essentiel pour lutter contre la fatigue.

La sieste, pourquoi pas, mais avec un café juste avant

Telle est la conclusion d'une étonnante étude scientifique réalisée aux États-Unis. Qui va à l'inverse de ce que l'on pensait, où prendre un café après une sieste aidait à se sentir plus performant. Les médecins ont en fait noté que les sujets qui avalaient deux tasses de café juste avant une courte sieste étaient plus performants et vigilants que ceux qui n'avaient rien pris. Leur sommeil et leur repos n'étaient pas perturbés. Logique puisqu'il faut une demi-heure pour que la caféine produise ses effets. Les recherches ont porté sur des conducteurs ayant fait des siestes courtes en analysant ensuite les réflexes et les distances de freinage sur simulateurs de conduite.

Deux études parues en 2022 attirent néanmoins l'attention sur les risques de la sieste pour la santé cardiovasculaire : lorsque l'assoupissement en journée vise à rattraper des nuits systématiquement trop courtes, le corps ne s'y retrouve pas et la dette de sommeil se creuse. La sieste doit donc, dans l'idéal, n'être qu'un supplément de nuits globalement réparatrices.

L'heure idéale pour s'assoupir se situe autour de 14 ou 15 heures. Dans les pays d'Asie, cette habitude est extrêmement répandue : elle fait partie intégrante d'une forme de respect de soi et des besoins du corps. L'espace de quelques minutes, on se glisse hors du monde pour rehausser son niveau d'énergie et aborder la suite de la journée avec harmonie.

Notre organisme est donc conçu pour reprendre des forces, y compris en journée. Sa capacité à se régénérer s'observe particulièrement dans le foie : au niveau cellulaire, celui-ci se renouvelle entièrement par cycles d'un an environ. Or lorsqu'on accumule les repas trop copieux, constitués d'alcool et d'aliments trop gras ou trop sucrés, le foie devient « gras », c'est-à-dire que l'on développe une stéatose hépatique, bien visible à l'échographie. Il faut alors agir urgemment en changeant d'alimentation pour se tourner vers des nourritures saines – légumes, poissons, volailles, fruits… Plus le régime est équilibré, plus on peut compter sur la capacité du foie à « remonter le temps » en renouvelant ses cellules. C'est d'autant plus important que le foie fonctionne comme un filtre qui évacue les éléments pathogènes, notamment d'éventuelles cellules cancéreuses.

Pour revenir à la sieste, c'est lorsqu'elle dure entre 10 et 20 minutes qu'elle est la plus bénéfique. N'importe quel lieu calme fera l'affaire, tant qu'on y est coupé des stimuli extérieurs : la chambre à coucher, un fauteuil, un transat dans le jardin… La luminosité pouvant gêner l'endormissement, je recommande l'usage d'un masque occultant. Dès le réveil, l'effet antistress et l'augmentation de la vigilance sont palpables. Certains ne réussissent pas à s'endormir pour de bon, mais demeurent dans un demi-sommeil, une sorte de torpeur : le corps en tire malgré tout des bénéfices en termes de rêverie et de lâcher-prise.

Sur le plan immunitaire, la sieste, pratiquée régulièrement, contribue à renforcer les défenses. En revanche, au-delà de 30 minutes, elle augmente le risque de diabète et de tension artérielle. Tout est, encore une fois, une question de dose. Je recommande de programmer un réveil afin d'éviter que l'assoupissement ne dure trop.

Certains adeptes de la sieste remarquent que cette pause en milieu de journée n'est pas sans effets sur leur libido. L'explication est simple : se reposer après un repas aide à faire chuter les tensions intérieures et à être plus réceptif aux sensations du corps, ce qui augmente naturellement le désir pour le partenaire.

Faites donc la sieste sans aucune culpabilité, vous en garderez des traces visibles – je ne parle pas de la trace de l'oreiller sur la joue, mais bien d'un teint plus lumineux, et d'un visage reposé qui donne une impression de coup de jeune.

L'enseignement des paresseux : maigrir sans efforts en dormant

Une récupération insuffisante favorise l'excès de poids. Je rappelle que la durée optimale d'une nuit de sommeil est de sept heures trente ; que chaque heure de moins par rapport à cette norme augmente de 9 % le risque d'obésité. Comme nous l'avons vu, la privation incite le corps à puiser son énergie ailleurs, c'est-à-dire le plus souvent dans des aliments trop gras, trop sucrés, trop salés et dans des boissons riches en calories. L'organisme n'est pas responsable de ces pulsions : il compose avec ce qu'on lui donne.

Or, une équipe scientifique basée à Chicago a poussé plus loin le lien entre repos et alimentation, en soulevant l'hypothèse suivante : et si l'excès de sommeil favorisait la perte de poids ? Pour le confirmer, les chercheurs ont étudié 80 sujets pendant 15 jours et leur ont prodigué tous les conseils imaginables en matière de qualité du sommeil : dormir dans le noir complet, utiliser un masque occultant, se coucher à heures fixes, éviter de regarder des écrans en fin de journée, maintenir une température de 18 degrés dans la chambre, bannir les excitants comme le café… Grâce à cet accompagnement, les volontaires ont ainsi dormi en moyenne 1,2 heure de plus qu'à leur habitude, et consommé 270 calories de moins par jour. De quoi prédire, en projetant ces résultats, une perte de 12 kilos en trois ans.

Bien dormir augmente l'acuité cérébrale. On est alors mieux disposé à suivre les conseils de bon sens pour éviter la prise de poids. Un sommeil de qualité joue en outre sur le moral, l'anxiété et l'humeur au quotidien : lorsqu'on se sent bien, les tentations alimentaires s'effacent naturellement. En pratique, avancez l'heure de votre coucher jusqu'à être capable de vous lever sans réveil – bien souvent, les alarmes interrompent une phase de sommeil paradoxal réparateur. Le week-end est propice à cette expérimentation, allez vous coucher dès que la fatigue se manifeste, et notez à quelle heure vous vous réveillez spontanément. Gardez ces repères en tête et appliquez-les au quotidien de manière à respecter votre rythme physiologique.

Il va sans dire que le smartphone doit rester éteint toute la nuit. Si possible, mieux vaut cesser de le regarder bien en amont de l'heure du coucher : les écrans stimulent la vigilance au niveau du cerveau, ce qui allonge le délai d'endormissement. Des chercheurs allemands ont découvert qu'en limitant l'utilisation du portable à une heure par jour, on améliore non seulement le sommeil, mais aussi la qualité de vie en général. Ils ont constaté avec surprise qu'en deçà de cette limite, les effets bénéfiques étaient très proches de ceux d'une déconnexion totale. Inutile donc d'être radical ; pour des résultats optimaux, contentez-vous de maîtriser votre utilisation.

Ne laissez pas votre intelligence fondre comme neige au soleil

Nous sommes les maîtres de notre capital cérébral. Un quotient intellectuel de 100 représente une intelligence normale ; à partir de 115, on parle de surdoué. Or le cerveau est comme un muscle qui, si on ne le fait pas travailler suffisamment, s'atrophie et perd sa puissance. Nous le constatons au moment des vacances : l'inactivité, la chaleur et les excès ont tôt fait de « ramollir » notre intellect... Cette baisse de vigilance expliquerait-elle la fréquence accrue des accidents domestiques et routiers pendant l'été ?

Des scientifiques allemands ont noté que l'« abrutissement » observé durant les phases de relâchement, comme les week-ends ou les congés, se traduit par des modifications du langage. Concrètement, on pense plus lentement et avec un vocabulaire moindre ; l'expression perd sa fluidité, on cherche ses mots. L'inactivité conduirait-elle à une mauvaise oxygénation du cerveau et à un manque de communication entre ses différentes zones ? Toujours est-il que les chaleurs estivales et la déshydratation qu'elles entraînent n'arrangent rien à ce phénomène.

Je précise que le rosé ne compte pas comme de l'hydratation… Au final, le volume des cellules cérébrales chute de 15 %.

Le seul aspect positif se trouve du côté de la sexualité : pendant les vacances, la fréquence des rapports augmente nettement, comme le montre le registre national des dates de naissance. Moins de stress, c'est plus de sexe. La chaleur amplifie les odeurs corporelles riches en phéromones. C'est d'autant plus rassurant que nous traversons une époque où la sexualité est globalement en berne, partout dans le monde et pour toutes les tranches d'âge, comme l'a confirmé une étude britannique. Ce déclin semble s'accentuer tous les dix ans : au cours de la dernière décennie, le pourcentage de sujets ayant au moins dix rapports par mois a chuté de 20 % à 14 %. Les quadragénaires seraient particulièrement touchés par cette baisse de libido. Du côté des plus jeunes, une enquête réalisée par un institut de sondage a montré qu'en France, 43 % des 18-25 ans étaient vierges en 2022.

À la découverte des zones inconnues

En vacances, nous avons tendance à penser que l'inactivité nous fait le plus grand bien. Après tout, nous avons bien mérité de nous tourner un peu les pouces. Mais cela nous rend-il vraiment heureux ? Quel en est l'impact sur la santé ? Le travail est parfois vécu comme une contrainte, mais il structure le quotidien et ouvre des perspectives claires pour l'avenir. L'ennui, au contraire, agit comme un dissolvant sur la motivation.

J'aime penser que l'on peut contourner cet écueil en faisant rimer vacances avec aventure. Les voyages en terres inconnues nous confrontent à des réalités surprenantes, ce qui stimule nos capacités d'adaptation et freine le vieillissement. Osez vous envoler pour des pays lointains dont vous ne parlez pas la langue ni ne connaissez les coutumes : vous ferez à votre esprit le don de le maintenir curieux et alerte.

Le syndrome du paradis

On parle de syndrome du paradis lorsqu'une maladie survient au début des vacances ou d'une phase d'oisiveté plus ou moins longue. Alors qu'on se repose enfin et que tout devrait aller pour le mieux, notre corps nous lâche.

L'inactivité représente un « trou » dans le quotidien, un vide qui nous maintient dans l'attente de quelque chose d'indéterminé. Les cosmonautes le savent bien, et s'y préparent longuement. La faible gravité dans l'espace ne leur permettant pas de solliciter suffisamment leurs muscles pour les entretenir, ils sont exposés, en cas de séjours prolongés, à des risques cardiovasculaires, un phénomène de fonte musculaire, des pertes osseuses, des hernies discales et un rétrécissement de certaines parties du cerveau. Ils vieillissent donc prématurément : les artères d'un astronaute prennent, en l'espace de six mois, vingt à trente ans d'âge biologique.

La retraite présente des risques comparables : elle aussi correspond au passage brutal d'une vie active à un « arrêt sur image ». Retarder l'âge du départ à la retraite permet d'ailleurs, d'après certaines études récentes, d'abaisser significativement le risque de développer la maladie d'Alzheimer.

Dans le cas de simples vacances, l'inquiétude porte plutôt sur le système immunitaire, qui a tendance à se relâcher à mesure que l'on « ramollit ». Quand on sait que l'énergie cérébrale alimente nos défenses face aux maladies, on comprend pourquoi il est si courant d'attraper la crève deux jours avant les fêtes de fin d'année… pour qu'elle soit rapide et efficace en cas de danger. Le cerveau est par ailleurs tout à fait capable de distinguer les véritables stimuli intellectuels des activités qui ne nécessitent que très peu de concentration, comme jouer aux cartes ou se promener. Impossible de le berner ! On peut se mentir à soi-même en faisant semblant d'être actif, mais le système immunitaire, lui, n'est pas dupe.

La régression permet, en période de vacances, de renouer avec une activité soutenue tout en s'amusant. Observez comment se comportent les enfants de 2 à 5 ans : non seulement ils se soucient peu du monde des adultes, mais ils ne tiennent pas en place. Bouger, rire, courir, faire des bêtises… Cette spontanéité génère un bonheur sans pareil et une puissante énergie créative, véritables trésors trop souvent perdus à l'âge adulte. Je vous propose donc de pratiquer différents exercices qui visent à déterrer la joie d'enfant enfouie en vous.

Préférer la réalité au monde virtuel

De plus en plus d'enfants et d'adolescents passent une partie non négligeable de leur temps dans le monde virtuel. Les écrans, il faut le reconnaître, sont addictifs : chaque fois que je me rends au restaurant, j'observe autour de moi ceux qui mangent sans lâcher leur téléphone des yeux. Ils ne prêtent attention ni à ce qu'ils avalent, ni à la décoration du lieu, ni aux personnes qui partagent leur repas. C'est à la fois triste et nocif pour la santé mentale. Des médecins ont montré que limiter sa présence sur les réseaux sociaux à 15 minutes par jour améliore l'immunité et l'humeur : peut-être faudrait-il l'écrire sur les smartphones, à l'image des avertissements que l'on trouve de nos jours sur les paquets de cigarettes ? L'intrusion du monde virtuel me frappe encore davantage au sein des couples. Lorsque notre moitié est davantage captivée par son fil d'actualité que par nous, elle nie notre présence, et l'on se sent alors terriblement seul et transparent.

La question des jeux vidéo, très actuelle, préoccupe de nombreux parents dont la progéniture semble incapable de se détacher des écrans. Que l'on se rassure : les divertissements sur console ou ordinateur offrent des avantages indéniables. Ils augmentent l'acuité visuelle, la vivacité d'esprit et la capacité d'analyse. Les scientifiques signalent qu'en y jouant une heure par jour pendant un mois, on note déjà une amélioration des capacités cognitives. Trois heures de pratique par jour stimulent les performances cognitives et la mémoire. Cela ne concerne cependant que les jeux vidéo répondant à certains critères : un cadre joyeux, une aventure qui incite le joueur à se montrer volontaire... Lorsque ces conditions sont réunies, un véritable espace de liberté s'ouvre au-delà de l'écran. Cela vaut pour les adultes : dans le cadre d'une étude, il a été demandé à des chirurgiens de passer trois à quatre heures par jour à jouer sur console ou sur ordinateur. Par rapport au groupe témoin, ces participants ont ensuite commis 37 % d'erreurs en moins et travaillé 27 % plus vite dans le cadre de leur métier.

Virtuels ou réels, les jeux nous aident à réguler la pression qui pèse sur nos épaules au quotidien. L'essentiel est de s'y adonner souvent. Pensez-y comme à une futilité nécessaire, bonne pour la bonne santé du corps et de l'esprit. Jouer ne signifie pas perdre son temps, au contraire : c'est l'équivalent d'un grand bol d'air. L'enfant en vous le mérite bien. Gardons cependant à l'esprit que les jeux vidéo ont un fort potentiel addictif – à haute dose, ils nous enferment au lieu de nous distraire.

Mentir par plaisir

Être heureux et en bonne santé tient à une bonne gestion de l'énergie vitale. À dépenser celle-ci inutilement, on s'épuise. Nous sommes quotidiennement exposés à des circonstances stressantes ainsi qu'à des facteurs environnementaux qui nous affectent. Comment s'en préserver au maximum ?

Il existe un raccourci pour se libérer des contraintes qui mettent le moral à zéro et vident le corps de sa vitalité. Cet outil, nous l'utilisons déjà plus ou moins souvent pour nous épargner des situations embarrassantes : il s'agit du mensonge. Mentir est un art qui requiert une grande créativité. J'aime penser que l'expression populaire « mentir comme on respire » n'est pas le fruit du hasard : s'autoriser des écarts par rapport à la vérité apporte au cerveau une bouffée d'oxygène. Ne culpabilisez jamais, réjouissez-vous au contraire de cette capacité à modeler la vie comme il vous plaît. Votre partenaire vous demande si vous avez passé une bonne journée ? « Oui, extraordinaire ! » Une amie veut savoir si vous vous entendez bien avec votre belle-mère ? « Comme deux larrons en foire. » Votre enfant refuse d'aller à l'école ? « Une surprise t'y attend... »

Des scientifiques anglo-saxons ont étudié le mensonge et les conditions de sa crédibilité. Ils ont conclu qu'afin d'être pris au mot, il était nécessaire d'être soi-même convaincu, et de mentir avec aplomb comme si l'on énonçait une vérité indiscutable. Ils ont par ailleurs demandé aux 164 participants de l'étude de répondre à une question par la vérité ou par un mensonge, tout en mémorisant un numéro d'immatriculation. Statistiquement, les menteurs ont beaucoup moins bien retenu les chiffres. Mentir nécessite de rester concentré et d'être totalement à ce que l'on dit. Les faux discours deviennent alors un talisman magique, la porte d'entrée vers un monde où tout est possible. C'est là une façon élégante de modifier les règles du jeu.

Une précision essentielle, cependant : le mensonge est évidemment à double tranchant. Certains sont nocifs, malveillants, et blessent l'entourage. Plus grave, se mentir à soi-même est la pire des hypocrisies. Je recommande donc de s'en tenir strictement à des mensonges inoffensifs qui « enjolivent » la réalité et aident à surmonter celle-ci sans trop la déformer.

La méditation, une forme de jeûne du cerveau

Une alternative consiste, plutôt que d'embellir la réalité, à s'en éloigner ponctuellement dans le but d'atteindre un grand calme intérieur. La méditation amène précisément à placer le corps et l'esprit dans un état de sérénité et de détachement, de manière à évacuer les pensées négatives. Le terme vient du latin *meditare*, qui signifie « contempler ». Il s'agit d'un exercice exigeant, qui ne consiste pas seulement à être immobile en rêvassant : pendant au moins 15 minutes, le but est de ne penser à rien. Or les pensées parasites sont tenaces et ressurgissent sans cesse.

Imaginez une eau qui contient un grand nombre de particules flottantes. Si vous la remuez, elle paraîtra trouble ; mais si vous la laissez immobile, au bout d'un certain temps, les particules descendront naturellement vers le fond et l'eau redeviendra pure et transparente. La méditation consiste précisément à laisser retomber l'agitation et le trouble des événements du quotidien, qui forment un brouhaha compact. Plus on progresse, plus on est présent à soi-même et aux autres, ce qui s'observe chez les plus grands yogis. Leur présence est inimitable, comme leur pouvoir d'attention et de concentration. Tout stress semble les avoir désertés.

Pour une initiation simple à la méditation, asseyez-vous sur le sol dans une pièce calme et fixez un objet de votre choix. Alternativement, focalisez-vous sur votre respiration ou sur le bruit du vent. Vous découvrirez très vite quelle est l'approche qui vous correspond le mieux, l'impact sur votre niveau de bien-être étant le seul critère valable.

La force de dire non

Pour les plus courageux qui souhaiteraient affronter la réalité en face, sans mentir ni s'échapper par la méditation, il est essentiel de trouver des moyens concrets de se protéger au quotidien. Il est louable de vouloir vivre sa vie telle qu'elle est, mais encore faut-il résister lorsqu'elle devient trop pesante. Les trois conseils suivants sont conçus pour vous y aider.

Le premier exercice consiste tout simplement à dire « non ». Avec fermeté, et sans culpabiliser. En grandissant, trop d'entre nous se plient à des convenances sociales qui les étouffent et se sentent obligés de céder en permanence, se résignant à un mode de vie qui ne leur correspond pas. La personnalité se dissout peu à peu, jusqu'à s'effacer complètement. Le pouvoir de dire «non» est donc le gardien de l'intégrité intellectuelle et de l'identité profonde de chacun. Protester mollement ou attendre d'un air craintif qu'un autre décide pour soi n'avance à rien. Apprenez à vous opposer d'une manière ferme qui ne tolère aucune discussion : ce sera la marque de votre territoire sacré et de votre espace vital. Il ne doit y avoir aucun compromis possible quant à la préservation de votre «moi» intime.

Afin de progresser dans cette voie, dressez d'abord la liste de toutes les interactions qui, au cours du mois écoulé, vous ont laissé une sensation de tristesse ou de vide ; repassez-vous mentalement le film des moments où vous avez fait plaisir à un autre en le laissant vous marcher sur les pieds. Une fois que vous serez capable d'identifier ces schémas en temps réel, changez le cours des choses en lançant un «non» assuré, sans vous justifier. Cet exercice quotidien vous apportera le soulagement immense de constater que, bien souvent, votre refus est compris et respecté par les autres. Dire «non», c'est rester libre de ses choix et tenir à distance ceux qui cherchent à nous contrôler.

En disant «oui» par faiblesse ou par peur de déplaire, on promet des choses de mauvaise grâce, après quoi l'on procrastine en espérant que l'autre partie finira par oublier l'engagement qu'elle nous a arraché… Non seulement cela génère de l'anxiété, mais l'interlocuteur s'impatiente et finit par se mettre en colère. Tout le monde perd son temps. Mieux vaut couper court à cette mascarade en n'acceptant dès le départ que ce qui nous semble souhaitable ou raisonnable.

Le deuxième exercice que je vous propose est l'équivalent physique d'un «non» asséné avec force. En un mot : levez-vous. Accordez-vous la liberté de vous lever de table quand bon vous semble. Rien ne vous oblige à rester inerte sur votre chaise si cela vous est pénible. Votre corps a besoin de mouvement. Que ce soit pour aller aux toilettes, faire le tour du pâté de maisons ou partir pour de bon, brisez le tabou du présentéisme et évadez-vous.

Comme un cri dans la nuit

Le troisième et dernier exercice est extrêmement simple, mais nécessite d'avoir accès à un endroit bénéficiant d'une bonne isolation phonique. Une fois seul, criez le plus fort possible. Libérez les tensions qui s'accumulent en vous au fil du temps. Il ne s'agit pas d'un appel à l'aide, mais bien d'une sorte de « cri de guerre » destiné à mobiliser votre combativité. Les enfants crient sans retenue dès qu'ils le peuvent pour exprimer leur joie, leur surprise ou leur frustration : faites de même. Un sentiment intense et jouissif vous envahira, celui de vous affirmer et d'exister plus intensément. Le cri que vous venez de libérer se propage autour de vous et projette la force de votre présence à des dizaines de mètres à la ronde. Un véritable déclic qui aura pour effet de vous tirer d'une trop longue torpeur.

Un cri puissant nécessite d'employer à fond les cordes vocales et de mobiliser le souffle. Lorsqu'on se sent oppressé et que la respiration devient difficile, ce n'est pas seulement le corps, mais l'esprit qui risque l'asphyxie. Pousser un cri animal, comme celui du nouveau-né qui découvre le monde, est la meilleure manière d'élargir son horizon et de réaffirmer son désir de vivre ; cela fait sauter le couvercle de la pression et permet le jaillissement des énergies positives. L'impact sur le plan physique est d'ailleurs immédiat : la vibration puissante des cordes vocales se propage jusqu'au cerveau et dans l'ensemble du corps. En posant votre main au niveau de la poitrine ou du ventre, vous sentirez l'effet bénéfique de ces vibrations, qui sont le fil rouge de votre identité et de votre présence au monde.

Au Japon, il existe un festival annuel appelé Nakizumō, ou « sumo qui pleure », et qui célèbre la bonne santé des nouveau-nés.

Organisé tous les ans autour du 5 mai au temple Sensô-ji, à Tokyo, il s'inscrit dans une tradition qui date du XVe siècle. Des combattants sumo adultes prennent dans leurs bras de petits enfants âgés de 6 à 18 mois, dont le premier à crier ou à pleurer – de préférence très fort – est déclaré vainqueur : on considère qu'il grandira sainement et qu'il saura tenir les mauvais esprits à distance. Chaque sumo cherche donc par divers stratagèmes à faire pleurer le bébé qui lui a été confié : il le fait rebondir dans ses bras, lui fait la grimace ou chante très fort « *naki, naki, naki* », ce qui signifie « pleure, pleure, pleure ». Une fois la cérémonie achevée, la foule s'écrie « *manzai raku* », ce qui veut dire « longue vie ». Le cri est donc considéré, y compris chez les plus petits, comme l'expression d'une force vitale. Du côté de la médecine traditionnelle chinoise, il est également recommandé de donner de la voix afin de se soulager des tensions.

Des études scientifiques ont souligné que le fait de crier accroît la force psychique et physique. Des tests ont été réalisés sur des sportifs à qui l'on a demandé de crier juste avant ou pendant un effort intense : il s'est avéré que les performances grimpaient en moyenne de 7 %. Crier a également des propriétés apaisantes et anesthésiantes grâce à la sécrétion de petites quantités d'endorphines. Je rappelle cependant qu'il est nécessaire de s'isoler, car crier en public provoque de la peur et de l'anxiété chez autrui – cela agit comme un signal d'alerte et déclenche une décharge d'adrénaline dans l'organisme, qui se prépare à faire face à un danger immédiat.

Contrairement à certaines idées reçues, un cri humain, même strident, ne suffit pas à briser un verre. Il faut pour cela un son incroyablement pur et à la fréquence particulière, capable de faire vibrer le verre avec une amplitude significative. Les vidéos qui circulent sur Internet à ce sujet ne montrent rien d'autre que des tours de passe-passe. Rassurez-vous : vos poumons feront donc voler en éclats les tracas et le stress, mais pas votre vaisselle. Cela ne signifie pas pour autant que la voix humaine ne possède pas une certaine puissance : au contraire, elle est capable de porter très loin. L'essentiel est de dompter sa respiration.

Je vous propose d'adopter une routine matinale conçue pour dégager la gorge et les voies aériennes supérieures. Il s'agit essentiellement d'imiter les Japonais qui, au réveil, se gargarisent avec de l'eau agrémentée d'un peu de sel ou d'une goutte d'huile essentielle de menthe poivrée. Une étude scientifique nipponne a démontré que cette pratique réduisait de 40 % le risque d'infections ORL et respiratoires. En se gargarisant le matin, on élimine quantité de microbes qui ont stagné dans la bouche au cours de la nuit. Pour ceux qui n'en ont pas l'habitude, prenez une petite gorgée d'eau, renversez la tête en arrière et tenez le son « a » quelques instants avant de recracher. Votre voix sera plus pure et plus claire. Poursuivez votre routine en vous mouchant soigneusement dans un mouchoir jetable, une narine après l'autre, en appuyant sur les ailes du nez. Reniflez, crachez à nouveau si nécessaire, puis passez au brossage de dents – je rappelle que celui-ci est absolument indispensable afin de garder les dents saines. La santé ne s'obtient qu'au prix d'un minimum d'entretien. Même l'eau soigneusement chlorée d'une piscine se change rapidement en mare à microbes si on la laisse stagner trop longtemps sans la filtrer. La salive et les sécrétions nasales ne font pas exception. La routine simple que je viens de décrire permet de tenir les infections à distance tout en s'éclaircissant la voix.

Lorsqu'il est doux et manié habilement, le timbre est un redoutable instrument de séduction. Bien qu'invisible, il révèle l'identité profonde de son possesseur et son état d'harmonie intérieure, d'où son pouvoir fascinant, presque hypnotisant. Soigner sa voix chaque matin, c'est donc choyer un instrument de musique intime dont le rôle dans les relations humaines n'est pas à sous-estimer.

Il arrive qu'un cri nous échappe sous le coup de la colère. Il exprime alors un sentiment de révolte face à l'inacceptable, un point de rupture au-delà duquel nous refusons de tolérer ce que nous vivons. Cette émotion, naturelle et saine, constitue une source d'énergie et parfois un moteur de changements majeurs. Or crier n'est pas toujours possible ; en particulier, hausser le ton contre quelqu'un dans le cadre d'un conflit ne fait que générer davantage de stress. Dans ces conditions, comment gérer la tension croissante qui crie en nous ?

Beaucoup de gens se contentent de « ravaler » tout sentiment négatif afin de ne pas « faire de vagues », sans savoir que la frustration accumulée finit par occasionner de sérieux dégâts intérieurs. Une amertume durable s'installe, similaire à une poche de pus jamais percée. Le sujet étouffe et sa santé se détériore à mesure qu'il se laisse marcher sur les pieds.

Pour ma part, je préconise en premier lieu d'identifier la source exacte de la colère, même si cela nécessite un certain effort d'introspection. Il est fondamental de comprendre les mécanismes d'exaspération qui opèrent en nous afin d'éviter à tout prix le basculement vers la brutalité et la violence. Bien souvent, le simple fait de décortiquer les événements permet d'abaisser le niveau de pression et de prendre un recul salutaire.

Enfin, je recommande de prendre quelques instants pour s'isoler. La plupart du temps, changer de pièce suffit. Où que vous vous trouviez, lorsque la moutarde monte, sortez sans crainte du jugement des autres. Une fois seul, respirez profondément trois fois d'affilée, en inspirant longuement par le nez de manière à gonfler le ventre puis en expirant par la bouche. Plus la respiration sera lente, plus l'esprit et le corps reviendront à leur calme initial. L'évacuation de dioxyde de carbone réduit au maximum le volume résiduel pulmonaire, d'où l'impression de chasser les soucis et d'être libéré d'un poids au niveau de la poitrine. En pratiquant régulièrement ce petit ménage intérieur destiné à chasser les pensées négatives, vous offrirez à vos poumons une véritable « cure détox » qui les habituera à mieux capter l'oxygène. N'hésitez pas à poser les mains sur votre ventre : cela ajoute à la maîtrise du souffle une dimension tactile, centrée sur les mouvements de l'abdomen. Sous les doigts, le plexus se détend et diffuse une vague de bien-être.

Le record du monde d'apnée statique se situe juste sous la barre des 12 minutes. La conclusion est claire : l'être humain ne peut survivre très longtemps sans s'oxygéner, une bonne leçon d'humilité qui vaut autant pour l'esprit que pour le corps. Vous aussi, refusez l'asphyxie et reprenez la main sur votre vie par le cri et le souffle.

Le pouvoir étrange de la voix

Saviez-vous que la communication entre êtres humains est essentiellement non verbale? En particulier, chaque parole que vous prononcez est susceptible d'être interprétée de multiples façons en fonction du ton que vous adoptez. C'est là l'immense pouvoir de la voix. Placez vos mains au niveau de vos côtes lorsque vous parlez, et prêtez attention aux vibrations qui vous traversent : comme les mots, elles véhiculent un grand nombre d'informations. Il n'est pas étonnant que les échanges numériques – mails, SMS, messageries instantanées – donnent souvent lieu à des malentendus : les phrases écrites sont désincarnées et ne livrent que bien peu d'indices sur les intentions de l'autre.

Pour en revenir à la voix, des analyses ont montré qu'elle est particulièrement attirante chez l'homme lorsqu'elle est grave, et chez la femme lorsqu'elle est suave. Si vous cherchez à plaire, prenez le temps de travailler votre élocution et de la faire coïncider avec votre timbre intérieur. Cela peut prendre un certain temps, surtout chez ceux qui ont tendance à chercher leurs mots ou dont la voix tremblote facilement. Lorsque vous aurez trouvé la note juste, les mécanismes invisibles de l'attraction se mettront en place, dévoilant votre intimité naturelle avec certains interlocuteurs et votre incompatibilité avec d'autres. Une voix qui sonne faux ressemble à un instrument de musique mal accordé : cela s'entend aussitôt. On a beau parler sincèrement, notre crédibilité en souffre. La voix est une signature, un marqueur de l'identité. La modeler à notre image est le seul moyen d'être entendu.

4

Jeux de mains, jeux de…

Tout réussir d'un claquement de doigts

Le claquement de doigts est le geste le plus rapide dont est capable le corps humain : il se produit en 7 millisecondes, soit une vitesse plus de vingt fois supérieure à celle d'un clignement de paupières, qui est de 150 millisecondes. L'expression « en un claquement de doigts » est donc bien choisie. Pour claquer des doigts, il faut concentrer sa force au niveau du pouce et du majeur, pressés l'un contre l'autre, puis libérer brusquement cette énergie. Le majeur bute alors contre la paume de la main, ce qui produit un bruit bien reconnaissable. Ce geste est chargé d'une symbolique intéressante : il signifie « eurêka », l'idée brillante. Dans la Grèce antique, les musiciens l'utilisaient pour marquer le rythme et guider les danseurs, habitude qui a survécu jusqu'à notre époque. Faites l'essai de claquer des doigts de la main droite puis de la main gauche : vous constaterez que le son n'est pas le même. Ces deux notes distinctes sont comme une mélodie intime, la sonorité de votre éclair de génie. Le corps est un instrument de musique, dont il est possible de jouer, y compris à plusieurs comme dans le film *West Side Story*.

À chaque claquement de doigts enthousiaste se propage une onde d'énergie que le cerveau interprète comme un signal de réussite. En reproduisant ce geste très vite, plusieurs fois de suite, on reçoit comme un afflux d'énergie. Pour l'anecdote, le record du monde se situe à 437 claquements en une minute ; le son le plus puissant jamais produit de cette façon s'élève à 108 décibels, ce qui correspond au bruit d'une moto.

Des chercheurs ont mis en évidence les effets du claquement de doigts sur le cerveau, et éclairé la dynamique spatiotemporelle tout à fait particulière générée par ce geste. Plus le bruit associé est fort, plus le stimulus est puissant. La dopamine, hormone du bonheur, est alors sécrétée.

Claquer des doigts, c'est sortir de la torpeur pour décider d'agir et de réussir. C'est une source de motivation qui incite à employer les grands moyens. Ce mouvement simple canalise l'énergie mentale vers une action donnée. Les hypnotiseurs l'utilisent d'ailleurs comme une forme de déclic pour induire un état d'hypnose chez leurs patients, ou au contraire pour les réveiller. Dans certaines cultures, le claquement de doigts correspond à un applaudissement. Et si nous le méritions ?

S'auto-applaudir pendant 6 secondes

L'applaudissement est un langage universel, qui envoie un signal à la fois visuel et sonore d'approbation. Comme certains microbes, il est très contagieux. Lorsqu'une foule applaudit à l'unisson, les individus qui la composent ont tendance à applaudir de plus belle. Certaines salles de spectacle embauchent même des personnes chargées de « faire la claque », autrement dit d'entraîner le reste du public dans une ovation à chaque moment clé de la représentation.

Cette tentation de « suivre le mouvement » ne concerne pas que l'humain : elle se retrouve aussi chez les singes. Lorsque l'un d'entre eux se met à frapper dans ses mains, les autres l'imitent… Cette « contagion » tient presque du réflexe.

On applaudit copieusement les artistes, les comédiens, parfois les beaux parleurs, mais que se passe-t-il lorsqu'on prend le temps de s'applaudir soi-même ? Le résultat n'a rien de surprenant : cela fait beaucoup de bien. Frapper dans ses mains est un geste profondément associé à la joie et aux réjouissances. C'est donc une manière efficace, quasiment immédiate, de sécréter de la dopamine et de ressentir une grande satisfaction. Or cette hormone n'est pas sans lien avec un certain goût pour l'aventure : elle pousse en effet à rechercher des choses en dehors de soi-même, et à oser davantage. S'auto-applaudir signifie donc à la fois se féliciter et s'encourager à continuer. Ce geste fort active le système de récompense logé dans le cerveau et imprime dans l'esprit un schéma de pensée positif : autrement dit, on en redemande. Devenez vous aussi un adepte régulier de ce rituel, et ne lésinez pas lorsque vous estimez avoir mérité une petite ovation personnelle. Votre estime de vous, votre motivation et votre joie de vivre en sortiront renforcées.

On s'en frotte les mains

Dans *Contes cruels*, Octave Mirbeau écrit au sujet de l'un de ses personnages : « À plusieurs reprises, il s'était frotté joyeusement les mains, ce qui, chez lui, ne pouvait passer pour une satisfaction banale. »

Il n'est pas question ici d'un frottement destiné à réchauffer des mains engourdies par l'hiver, mais bien d'un geste qui exprime la réjouissance et le succès. On génère à travers lui aussi bien de la chaleur que de l'énergie mentale positive. Comme si l'on façonnait entre ses paumes un véritable petit soleil générateur de bonnes ondes. Ce mouvement a également, sur le plan mécanique, un effet antistress. Adoptez-le avant un événement angoissant ou une prise de parole en public : comme l'auto-applaudissement, il permet d'anticiper la réussite de tout ce que l'on entreprend, et de gagner en confiance.

Se frotter les mains rapidement signifie que l'on attend quelque chose de positif et d'acceptable d'un point de vue social. Plus cela va vite, plus l'enthousiasme est fort. En revanche, le faire lentement a quelque chose de plus sournois, qui laisse immédiatement imaginer des objectifs moins avouables. Lorsque vous frottez vos mains l'une contre l'autre, n'ayez donc pas peur de le faire énergiquement. En cas de stress intense, frotter la paume d'une main contre le dos de l'autre de manière à envelopper celle-ci a un effet immédiat.

Le stress est un phénomène complexe dans lequel d'innombrables critères entrent en jeu. Concernant le cadre de vie, par exemple, il semblerait qu'habiter à proximité de la mer ou d'un lac ait un effet apaisant sur le cerveau... L'eau exerce une fascination douce sur l'esprit, qui vagabonde plus facilement à son contact. Les couleurs, la lumière, les sons et les parfums qui caractérisent les paysages de bord de mer contribuent à former une bulle sensorielle de relaxation.

À tous ceux qui sont quotidiennement aux prises avec l'angoisse et le stress, je ne saurais par ailleurs trop conseiller de redécouvrir les vertus du silence et de la déconnexion. De nos jours, éteindre son téléphone portable et jouir de quelques heures « hors ligne » est devenu un luxe. Nous sommes constamment bombardés d'images, de sons, de vidéos et d'informations. Il est essentiel d'apprendre à s'isoler de ce flux envahissant afin de retrouver un centre de gravité et un sens à la vie. La vie physique est tellement plus épanouissante, plus excitante que les relations nouées par écrans interposés.

Se faire du bien à deux en se tenant la main

La science a permis d'éclairer ce qui se produit sur le plan physiologique lorsque deux personnes se tiennent la main. Ce geste simple et familier recèle des bienfaits insoupçonnés, notamment une sensation d'apaisement et de bienveillance. Le simple contact physique entre deux êtres génère un sentiment d'affection, de confiance mutuelle et de sécurité : les hormones du stress comme le cortisol laissent la place à la sécrétion d'ocytocine, molécule de l'attachement, la fréquence cardiaque ralentit et la tension artérielle diminue. Prendre la main d'un être aimé permet d'agir à la fois sur son hypothalamus et sur le nôtre – une zone du cerveau qui intervient dans la régulation du stress.

De manière générale, le contact physique, lorsqu'il est affectueux, permet de se sentir moins vulnérable face à un monde parfois menaçant. Les couples qui se tiennent la main recréent, juste pour eux deux, un univers à leur échelle. Cet effet positif reste valable avec un parent, un ami, une connaissance ou un enfant. Le toucher est essentiel à la vie : la recherche a montré que lorsqu'on supprime les neurones du toucher chez des souris par manipulation génétique, celles-ci voient leurs interactions sociales s'effondrer de 90 %.

Notre mémoire est entre nos mains

Aussi incroyable que cela puisse paraître, les mains jouent un rôle dans le processus de mémorisation : c'est ce que viennent d'établir des chercheurs américains. Pour vous en convaincre, serrez avec force pendant 90 secondes la main avec laquelle vous écrivez, juste avant de mémoriser une information. Faites ensuite de même avec la main opposée. L'information en question ne vous échappera plus jamais. Vous venez sans le savoir de stimuler tour à tour une partie du cerveau spécialisée dans le stockage des données, et une autre impliquée dans la restitution. Tout cela simplement en serrant les poings ! Les mains possèdent d'autres propriétés tout aussi étonnantes : sur le plan émotionnel, des analyses ont montré que serrer le poing droit stimulait la sensation de bonheur, tandis que serrer le poing gauche favorisait au contraire la tristesse et l'anxiété.

S'agissant de la mémorisation, j'ajoute que jouer aux devinettes est une excellente habitude. Ce jeu active les circuits de la récompense ainsi que le système limbique émotion-mémorisation, boostant ainsi la performance mnésique.

La malaxothérapie, efficace, mais non remboursée

Les premiers signaux d'un niveau de stress anormalement élevé sont les suivants : fatigue inexpliquée, anxiété, irritabilité, troubles du sommeil, baisse de la libido, variations du poids… Lorsque cet état devient chronique, certains sujets souffrent d'eczéma, de psoriasis, d'herpès ou de chute des cheveux, autant de preuves que le système immunitaire perd de son efficacité : il est urgent d'agir. Même de simples angoisses passagères augmentent de 20 % le risque de mourir au cours des dix années à venir.

Le philosophe stoïcien Épictète nous a légué cette réflexion très profonde : « Ce qui trouble les hommes, ce ne sont pas les choses, mais les jugements qu'ils portent sur les choses. » Autrement dit, notre stress ne provient pas des événements extérieurs : c'est plutôt notre esprit qui ne parvient pas à faire face à certaines situations, et qui se noie dans l'appréhension. Tout est une question de point de vue et de mental. Lorsqu'on se sent désemparé, ce sont nos hormones qui nous trahissent. Apprendre à relativiser permet de juguler le stress et de voir le positif en toute chose, sans plus se focaliser sur des détails négatifs dont on exagère souvent l'importance.

À l'image de pompiers qui tentent de maîtriser un incendie, éradiquer le stress nécessite d'intervenir au plus tôt, dès l'apparition des premiers symptômes. La malaxothérapie s'avère alors très utile : elle consiste tout simplement à malaxer une balle en mousse ou en microbilles. Cette sorte d'automassage, réalisé au niveau d'une zone riche en terminaisons nerveuses, envoie au cerveau des signaux de détente. En acupuncture, il existe un point de pression du nom de Lao Gong, situé précisément au creux de la main : sa stimulation calme l'esprit en réduisant le stress et l'anxiété. La relaxation commence par les doigts, avant de gagner le poignet, le bras puis le corps entier. Pincer la balle permet si nécessaire d'évacuer d'éventuelles frustrations.

Une étude britannique a prouvé que cette technique permettait de réduire l'anxiété de 18 % et les douleurs de 22 %. D'autres travaux ont mis en évidence son action bénéfique sur la mémoire, ce qui se comprend aisément : libéré des pensées obsédantes, le cerveau consacre davantage d'énergie au stockage et la restitution d'informations. Laissez donc les médicaments dans leur armoire, et offrez-vous plutôt une balle antistress pour quelques euros à peine : vous verrez aussitôt la différence.

Le cercle de la sérénité

Réunir le pouce et l'index de manière à former un cercle : voilà un geste qui existe dans toutes les civilisations... mais avec des significations très différentes. En Allemagne ou au Brésil, il s'agit d'un geste obscène à éviter absolument en public. Au Japon, cela représente l'argent. En France, le plus souvent, on emploie ce signe pour indiquer le chiffre zéro. Enfin, en Inde, et plus particulièrement dans la communauté des yogis, le pouce et l'index ainsi réunis représentent la jonction entre l'humain et le divin – le pouce figurant l'âme universelle, et l'index, l'âme individuelle. Dans cette même tradition védique, le pouce fait parfois référence au feu (*Agni*), qui équilibre les énergies du corps, et l'index, à l'air (*Vayu*), qui favorise l'activité de l'esprit. Adopter ce geste est une manière de rechercher la sérénité et la paix. Cette quête n'est pas tout à fait la même selon que la paume de la main est tournée vers le ciel ou vers le sol : dans le premier cas, l'individu tisse un lien avec l'univers, et dans le second, avec lui-même.

En pratique, réalisez ce cercle avec vos doigts pour jouir d'un instant d'apaisement, de préférence lorsque vous êtes assis confortablement dans un lieu silencieux. Respirez calmement et laissez le calme reprendre le dessus.

En neurologie, il est fréquemment demandé aux patients, afin de tester leur résistance musculaire, de former ce fameux cercle pouce-index en y mettant le plus de force possible. Le médecin cherche alors à rompre celui-ci, ce qui n'est pas sans rappeler le jeu de renforcement des mains évoqué plus haut. Cela permet d'évaluer la puissance des sujets, et d'identifier un éventuel déséquilibre entre la main droite et la main gauche.

Un autre test consiste à fermer les yeux, et à toucher le plus précisément possible la pointe de son nez. Cela permet de vérifier l'état de fonctionnement du cervelet, qui intervient dans la coordination des mouvements et dans l'équilibre. Certains médecins font également «jouer des marionnettes» à leurs patients pour s'assurer que leurs mains bougent de façon synchrone.

Respirer ses doigts pour se relaxer

Nous sommes tellement habitués à humer notre propre odeur corporelle que, bien souvent, nous ne la remarquons même plus : notre nez y est devenu insensible. Au contraire, une mauvaise odeur décelée chez quelqu'un d'autre nous rebutera immédiatement.

Pourtant, respirer sa propre peau est un réflexe naturel qui aurait pour effet de réduire le stress. Saviez-vous qu'une personne sur deux renifle inconsciemment ses doigts au moins une fois par jour? Des scientifiques ont découvert la raison de ce comportement, certes étrange à première vue : les doigts récoltant l'odeur de tout ce qu'ils touchent, ils servent de «messagers» entre notre nez et les différentes parties de notre corps, notamment les aisselles ou les parties génitales. En les reniflant, on cherche donc à mieux se connaître soi-même, tout en ressentant un apaisement immédiat. Souvenez-vous de l'odeur apaisante de la peluche de votre enfance, ou du coin de la couverture imprégné de salive sur lequel vous colliez votre nez... La signature olfactive fait partie intégrante de notre identité. Notre nez est particulièrement curieux juste avant l'endormissement, comme si nous cherchions, avant de baisser la garde, à retrouver les repères rassurants de notre bulle intime. Nos lointains ancêtres comptaient sur leur odorat pour identifier d'éventuelles menaces nocturnes : peut-être nous ont-ils légué cet automatisme ? Toujours est-il que, d'un point de vue médical, renifler sa propre odeur pour se calmer vaut infiniment mieux que d'avaler des cachets à mauvais escient. Je précise cependant que si ce geste devient compulsif, il est nécessaire de consulter : les TOC sont une cause parfaitement légitime de prise en charge médicale.

Dans la pratique, lorsque l'anxiété se manifeste, joignez vos mains en coupe et placez-les de manière à vous couvrir la bouche et le nez. Respirez ainsi pendant une minute, faites une pause, et recommencez si besoin. En plus de l'apaisement prodigué par votre propre odeur, vous absorberez une dose de gaz carbonique légèrement supérieure à la normale, ce qui calmera l'hyperventilation. Il ne reste plus qu'à attendre que l'orage s'éloigne.

Je précise qu'il est évidemment désagréable de sentir ses doigts lorsque ceux-ci ont récolté des odeurs étrangères indésirables. Pour ceux qui, après avoir cuisiné, ne supportent pas qu'ils sentent par exemple l'oignon ou l'ail, plonger les mains dans de l'eau citronnée, du marc de café, ou y étaler un peu de dentifrice fera des miracles.

Un autre geste fréquemment utilisé contre le stress consiste à faire craquer ses doigts. Le son caractéristique associé induit une relaxation immédiate. J'entends souvent dire que ces craquements abîment les articulations et favorisent l'apparition d'arthrose ; or diverses analyses IRM ont permis d'établir qu'il ne s'agit en réalité que de la rupture de microcavités remplies de gaz au niveau du liquide synovial, ce qui est sans danger. Une étude réalisée en 2011 sur des sujets âgés de 50 à 89 ans faisant régulièrement craquer leurs doigts n'a pas permis de conclure à un impact négatif sur la santé des articulations.

La prochaine fois qu'un membre de votre entourage vous enjoint de corriger cette habitude, faites preuve de compréhension : peut-être cette personne se sent-elle coupable de vous voir stressé sans pouvoir vous aider ?

Le mystérieux langage des doigts

Les doigts parlent un langage passionnant. Ils expriment à notre insu ce que l'on ne veut pas, ou que l'on n'ose pas dire. Apprendre à décrypter ces messages est l'assurance de mieux se connaître soi-même, mais aussi de découvrir la face cachée des autres. L'inconscient est un grand bavard, surtout lorsqu'il parle à travers le corps.

Certains signaux sont généralement positifs. Ainsi, poser les mains face à soi en croisant les doigts pendant une conversation montre une volonté de se concentrer, de rassembler ses idées. Tapoter un objet avec son majeur signifie souvent que l'on est sur le point de proposer une solution à un problème donné. Des mains réunies en forme de pyramide indiquent une certaine ouverture d'esprit et une confiance en l'autre… sauf si l'ensemble pointe vers soi-même : dans ce cas, il faut comprendre le contraire.

Certaines formes de langage corporel traduisent plutôt, quant à elles, des sentiments négatifs : un pouce qui frotte le menton tandis que l'index balaie les lèvres est un signal de méfiance et d'incrédulité, tout comme le fait de se triturer le lobe de l'oreille, tandis que s'étirer en allongeant les bras vers le ciel, les doigts entremêlés, prouve qu'on se moque éperdument de ce que raconte notre interlocuteur. Saisir son auriculaire droit avec la main gauche ou se tamponner le front montre que l'on ressent un certain malaise, voire de la tension nerveuse; placer ses doigts partiellement devant sa bouche en parlant laisse supposer une certaine malhonnêteté, de même que le fait de se toucher sans cesse le nez ou de couvrir une main avec l'autre comme pour cacher quelque chose.

Aucun de ces gestes ne peut être systématiquement associé à un état d'esprit : la gestuelle est propre à chacun, et il n'en existe aucune grille de lecture définitive. Les éléments mentionnés plus haut ont donc vocation à être utilisés comme des indices. À défaut de vous rendre transparentes les pensées de vos interlocuteurs, ils vous aideront au moins, je l'espère, à mieux communiquer.

5

Entrez dans votre cour de récréation personnelle

Faire des bêtises pour être en bonne santé

Les principes que j'ai exposés plus haut, notamment en ce qui concerne l'alimentation et l'exercice physique, laissent peut-être penser que je prêche une forme de perfectionnisme, un mode de vie régi par des règles inflexibles et qui ne laissent que peu de place aux excès festifs. Il n'en est rien. Au contraire, afin de bénéficier pleinement du principe de l'hormèse, il est sage de se laisser aller, une fois de temps en temps, à ce que j'aime appeler des « dérapages contrôlés ». Je m'explique : en supposant que vous soyez un excellent élève en matière de nutrition et que vous maîtrisiez parfaitement tous les gestes santé qui font l'objet de ce livre, y compris le jeûne séquentiel, cela signifie que vous incitez chaque jour votre organisme à mobiliser ses défenses immunitaires – et c'est très bien. Cependant, au fil du temps, le corps s'habitue à ce mode de vie très sage et cesse d'y répondre comme à un stimulus. Afin de « relancer la machine », n'ayez donc pas peur de vous permettre un ou deux écarts par semaine. Par écarts, j'entends aussi bien des entorses à votre rythme d'alimentation – notamment, briser le jeûne – qu'à la liste d'aliments que vous vous autorisez au quotidien. Qu'il s'agisse d'un verre de vin, d'une part de gâteau ou d'une séance de HIIT manquée, peu importe : l'essentiel est que cela n'arrive que ponctuellement dans un mode de vie globalement sain, et que vous ne craquiez que pour des choses qui en valent réellement la peine.

Faites donc l'essai de bousculer votre routine, et voyez comment votre corps réagit. Pourquoi ne pas renverser les codes en commençant par le dessert ? Ingérés au début d'un repas, les aliments sucrés provoquent la sécrétion de glucokinase, une hormone qui n'intervient normalement qu'à la fin d'une prise alimentaire. La glucokinase aide le foie à faire face à l'afflux de sucre en période postprandiale, et à le stocker sous forme de glycogène. Lorsqu'on commence par une douceur, cette molécule, par son effet coupe-faim, siffle la fin de la partie… avant même que la fête n'ait commencé. Cela explique que beaucoup de parents sermonnent leurs enfants sur les inconvénients des goûters tardifs.

Quel que soit l'excès que vous vous autorisez, soyez à l'écoute de vos envies, et gravez dans votre mémoire la réaction de votre organisme. Celui-ci, habitué à une routine axée sur la santé et la bonne digestion, devra certainement se mobiliser très vite pour éliminer les aliments inhabituels. Vous bénéficierez alors pleinement de l'hormèse, tout en évitant d'être trop frustré sur le long terme.

Jouez à la marelle

D'après les recherches récentes, il est plutôt mauvais signe de ne pas réussir à tenir plus de 10 secondes en équilibre sur une seule jambe, sans appui. Les personnes qui souffrent de ce problème ont, par rapport aux autres, 84 % de risques supplémentaires de mourir dans les dix années à venir, comme l'a établi une étude impliquant 1 702 volontaires suivis pendant onze ans. La faute aux décès par chute, mais pas uniquement : toutes les maladies ont globalement une incidence plus élevée chez les sujets présentant ce manque d'équilibre.

Faites le test chez vous : décollez un pied du sol et maintenez cette position au-delà des 10 secondes, tout en secouant lentement la tête de gauche à droite puis de haut en bas. Vous constaterez que jouer au flamant rose n'est pas si facile.

Sur le bout de la langue

Le pharaon Amenemhat Ier, souverain d'Égypte autour du XXe siècle avant J.-C., avait la réputation de savoir utiliser sa langue avec habileté afin de goûter à tous les plaisirs. Il la surnommait d'ailleurs le « gouvernail de son corps ».

La langue n'est pas un organe comme les autres : composée de 17 muscles, elle est l'une des parties les plus puissantes du corps humain. Ses 3 000 capteurs ouvrent la voie à des sensations fabuleuses. Véritable instrument de santé et de jouissance, elle est indispensable pour parler comme pour savourer les meilleurs aliments. Elle contribue en outre à l'immunité primaire en empêchant un grand nombre de toxines ou de microbes de pénétrer l'organisme.

Comme le dit l'adage populaire : « Qui veut aller loin ménage sa monture. » C'est valable également pour la santé buccodentaire, qui requiert certains soins réguliers. On pensera donc à tirer la langue chaque matin devant le miroir afin de s'assurer qu'elle est rouge, avec quelques zones légèrement blanches liées à la présence des papilles. Une langue « chargée » traduit immanquablement des excès de table, notamment une alimentation trop grasse ou un abus d'alcool. Si elle est brune, on soupçonnera une mycose ou un excès de tabac, tandis qu'une couleur rouge trop vive fera penser à la maladie de Biermer, qui cause une carence en vitamine B12. Enfin, en cas d'ulcération qui persiste en dehors d'une morsure interne ou d'un aphte, il convient de consulter un médecin afin d'écarter l'hypothèse d'un cancer de la langue, maladie plus fréquente chez les consommateurs réguliers d'alcool ou de tabac.

Tirez la langue !

Tirer la langue aide à mieux se concentrer. Les enfants, lorsqu'ils s'appliquent, le font souvent inconsciemment : cela leur permet de focaliser leur attention sur un objet précis. Mais ce geste a également une connotation plus amusante : il traduit une certaine espièglerie, presque de l'insolence, ainsi qu'une insouciance joyeuse. La célèbre photographie d'Albert Einstein tirant la langue en est un bel exemple. Il suffit de l'imiter pour retrouver aussitôt la spontanéité de l'enfance.

Il existe une technique de yoga, appelée *Shitali*, qui permet de se rafraîchir par la respiration. En plus d'être très facile à mettre en pratique, cette méthode est d'une efficacité étonnante, et pour cause : elle agit directement sur les zones du cerveau responsables de la régulation de la température corporelle.

Pour tester cette technique, recourbez votre langue dans le sens de la longueur comme si vous cherchiez à former un U, puis sortez-la le plus loin possible. Inspirez ensuite profondément à travers cette sorte de paille, puis soufflez par les narines. Continuez ainsi pendant une minute.

Pour des raisons génétiques, une partie de la population est incapable de placer sa langue en U de manière à pratiquer le *Shitali*. Si c'est votre cas, n'ayez crainte : il existe une autre solution. Serrez les mâchoires, ouvrez les lèvres et respirez profondément à travers vos dents. Expirez ensuite par les narines. Une agréable sensation de fraîcheur vous envahira immanquablement. D'ailleurs, les chiens, qui ne transpirent pas, régulent la température de leur corps en sortant la langue.

Siffler le début de la partie

Maria Callas disait : « Quand mes ennemis cesseront de siffler, je saurai que je glisse. » De la désapprobation à l'admiration en passant par la surprise, le sifflement possède des connotations très diverses et parfois contradictoires. Sur le plan physiologique, tout se vaut : le fait de siffler, quelle qu'en soit la raison, fait beaucoup de bien. Sous la douche, dans la voiture ou au supermarché, s'autoriser à siffloter revient à envoyer au cerveau un message de détente et de joie de vivre. C'est un signal de légèreté dont les bénéfices durent toute la journée. N'hésitez donc pas à siffler le début des réjouissances.

Ce geste fait par ailleurs travailler les muscles situés autour de la bouche et des lèvres. Ces derniers, insuffisamment sollicités, perdent jusqu'à 2 % de leur volume par an dès l'âge de 23 ans. En les mobilisant tous les jours, on préserve leur tonus et l'on s'évite ainsi d'avoir prématurément des lèvres de personne âgée, minces et pincées... Enfin, en reproduisant ses mélodies favorites, on travaille au passage le souffle, essentiel à la bonne santé.

Notons par ailleurs que lorsque la respiration faiblit, rien ne va : des études ont montré que les joueurs d'instruments à vent, notamment les trompettistes ou les flûtistes, étaient plus exposés que la moyenne aux pneumopathies microbiennes, et ce à cause des microbes qui élisent parfois domicile dans les instruments.

Bâillez pour endormir tout le monde

Les bâillements sont hautement contagieux. En ce qui me concerne, j'aime les utiliser pour mettre fin à une soirée ennuyeuse : en initiant une vague de bâillements dans l'assemblée, on prépare le terrain au très attendu : « Il est temps de rentrer »...

Physiologiquement, bâiller permet d'activer la ventilation du cerveau. Déclenchée à intervalles réguliers, cette sorte de climatisation interne permet de rafraîchir le cerveau et de maintenir son niveau de performance. Saviez-vous que, si la température corporelle humaine se situe globalement autour de 37,5 °C, le cerveau répond à des règles différentes ? Cet organe souvent en surchauffe peut monter, chez des sujets sains, jusqu'à 40,9 degrés. Une « fièvre » qui passe inaperçue ! Outre les efforts de réflexion intenses, ces pics sont généralement causés par le cycle menstruel chez la femme (+ 0,36 °C), ou par l'âge en ce qui concerne certaines zones profondes (+ 0,6 °C en 20 ans). Il est donc nécessaire de refroidir la machine de temps à autre.

La bonne humeur, ça se gratte

On se gratte le plus souvent par réflexe, sans même y penser. Soulager une démangeaison ponctuelle active au niveau cérébral le circuit de la récompense, d'où une sensation immédiate de bien-être (je ne parle pas ici du grattage compulsif lié à des allergies ou à des problèmes dermatologiques, qui finit par irriter la peau). Or, le fait de trop se gratter épuise les récepteurs du plaisir, qui finissent par ne plus réagir. Pour que la satisfaction reste intense, il faut donc se contrôler. Cela vaut d'ailleurs pour tout : même les plus grands adorateurs de la tarte Tatin finiraient par s'en lasser s'ils ne mangeaient que cela.

Des chercheurs ont recherché la zone du corps procurant le plus de plaisir lors du grattage. À l'aide de substances végétales, ils ont provoqué des réactions de prurit localisées en différents endroits de la peau des volontaires. Les résultats ont montré que le plaisir, éphémère au niveau du dos, était particulièrement intense et durable… sur la cheville. De plus, ils ont mis en évidence un effet contagieux du grattage, à l'image du bâillement. C'est dû à l'action des neurones miroirs, qui poussent à reproduire les gestes des personnes qui nous entourent lorsque celles-ci semblent éprouver du plaisir. Le simple fait de lire ce paragraphe vous a peut-être déjà donné l'envie de vous gratter.

Nous avons, à certains endroits précis du corps, des zones « gâchettes » qui activent les circuits neurophysiologiques du plaisir, même en l'absence de démangeaison initiale. Pour en tirer profit, faites l'essai de gratter votre cheville en veillant à adopter des gestes lents et doux, proches de l'effleurement. Profitez-en pour vous relaxer et chasser les éventuelles idées parasites qui tournent en boucle dans votre esprit. Le grattage permet alors de libérer de petites doses de sérotonine. Félicitations, vous venez de localiser au niveau de votre cheville une zone de plaisir sur demande.

En revanche, si d'autres parties du corps vous démangent fréquemment, sachez que ce phénomène est généralement dû à une peau trop sèche. Vérifiez que vos serviettes de toilette ne sont pas trop râpeuses, optez pour des savons doux qui n'agressent pas l'épiderme, investissez dans une crème hydratante très riche et, en dernier recours, faites installer chez vous un adoucisseur d'eau si celle-ci est trop dure.

Faire des bulles de savon

Balzac écrivait que « le bonheur est une bulle de savon qui change de couleur comme l'iris et qui éclate quand on la touche ». Des peintres prestigieux, comme Chardin ou Rembrandt, ont représenté des bulles de savon aujourd'hui célèbres. Mais ces bulles ne se contentent pas d'être poétiques et gracieuses : elles sont un moyen ludique de se relaxer et de rêver.

Des études ont montré que les cônes, photorécepteurs situés au niveau de la rétine, perçoivent de moins en moins bien les couleurs auxquelles ils sont exposés trop longtemps d'affilée. Autrement dit, si l'on fixe un objet rose, celui-ci nous apparaîtra de plus en plus fade. Au contraire, les bulles de savon, par leur aspect irisé, sont comme des arcs-en-ciel miniatures qui ne cessent de surprendre et de réjouir le regard.

Pour faire des bulles, rien de plus simple : des tubes destinés à cet usage sont en vente dans le rayon jouets de tous les supermarchés. Une fois vides, il suffit de les remplir d'un mélange d'eau et de liquide vaisselle, et d'y ajouter éventuellement un peu de glycérine liquide vendue en pharmacie. L'investissement est modeste et le résultat, surprenant.

La clé est de souffler correctement, de manière égale. Ce faisant, on renforce les muscles des lèvres et on abaisse le niveau d'anxiété. Concentrez-vous pour inspirer et expirer lentement par la bouche : les bulles n'en seront que plus grandes et plus belles. Imaginez que vous insufflez un peu de vie à chacune d'entre elles. Selon votre niveau d'entraînement, vous parviendrez à former des sphères d'un diamètre allant de 5 à 20 centimètres et perdurant plus ou moins. Encore une activité ludique qui permet d'échapper à la pression du monde des adultes en se reconnectant à l'enfant créatif que l'on a été ! Chaque bulle représente un sujet qui vous préoccupe : laissez-la s'envoler loin, ou éclater sous vos yeux…

Le ping-pong, un médicament remboursé par la Sécurité sociale ?

D'après le professeur Daniel Amen, médecin américain, le tennis de table serait « le meilleur sport cérébral du monde ». Une table à manger, deux raquettes et un filet portatif : c'est tout ce qu'il faut pour y jouer.

Si ce sport est considéré par des scientifiques de renom comme une activité hautement stimulante, c'est qu'il a des effets indéniables sur l'hippocampe, dont je rappelle qu'il est le centre de la mémoire – la maladie d'Alzheimer correspond d'ailleurs à une atrophie de cette zone. Le ping-pong stimule en outre l'équilibre, la concentration et la réactivité. Il n'a pas son pareil pour favoriser la coordination motrice entre les yeux et les mains, et améliorer les réflexes en réponse à un stimulus visuel. Prévoir la trajectoire de la balle en un éclair de seconde à chaque coup de l'adversaire représente une gymnastique mentale extrêmement bénéfique qui fait intervenir la représentation dans l'espace et stimule la neuroplasticité. En d'autres termes, c'est une activité très complète qui met simultanément en branle cinq régions du cerveau. Si l'on ajoute à cela le fait que le tennis de table exige relativement peu de puissance musculaire et reste donc accessible à tous les âges, on s'approche du sport parfait. J'ajoute que les parties de raquettes sont souvent l'occasion de s'amuser et de rire entre amis ou en famille, ce qui fait un bien fou sur le plan psychologique.

Sur le plan physique, ce sont essentiellement les ligaments situés dans les articulations des bras et des membres inférieurs qui sont mobilisés, et qui gagnent avec le temps en force et en souplesse. Cela peut paraître anodin, mais c'est un moyen efficace de prévenir les glissades et les chutes. Enfin, le ping-pong est un exercice aérobie qui fait travailler le souffle et le cœur : en ponctuant le match de pointes d'accélération, on active la pompe cardiaque et l'on bénéficie de l'équivalent d'un entraînement physique complet.

Lego : votre nouvelle gymnastique cérébrale

Les jouets Lego ont été inventés au Danemark en 1932 : leur nom signifie «joue bien» en langue locale. Bien que les écrans soient aujourd'hui omniprésents dans la vie des enfants comme dans celle des adultes, ces briques colorées sont la preuve qu'il existe encore des activités ludiques appartenant au monde réel, et qui permettent d'aiguiser l'acuité cérébrale. Quand on sait que la puissance du cerveau est un pivot majeur de la bonne santé, et qu'elle chute dès lors qu'on cesse de l'entretenir, on comprend l'immense popularité de ces jouets. Les Lego stimulent la créativité et le sens pratique : construire des structures complexes à partir de briques individuelles nécessite, surtout chez les enfants, d'accroître la capacité de résolution de problèmes. Planifier la forme de l'ouvrage final, sélectionner les blocs adéquats, associer des pièces de petite taille et parfois délicates, concevoir une base solide… tout cela contribue au développement et à l'entretien du cerveau.

Construire une structure en Lego, c'est se construire soi-même

En un sens, notre corps est constitué de Lego. Chaque organe, avec sa forme et sa couleur spécifiques, en représente une brique. De la même façon, notre esprit est un assemblage complexe de pièces diverses : pensées, habitudes, émotions, projets… Notre vie ne prend du sens que lorsque l'on parvient à réunir tous ces éléments selon un schéma cohérent qui correspond à notre être profond. Chacun d'entre nous est un architecte en puissance.

Autour de l'axe de l'ADN viennent se greffer, de manière organisée, les différents composants du code génétique. C'est la base de la vie. Imaginez ce qui se produirait si vos gènes se contredisaient, ou ne travaillaient pas de concert… Il en va de même dans votre esprit : votre mission est de vous construire brique par brique une identité vraie et harmonieuse. Sans cela, on se laisse influencer par n'importe qui. Or le mimétisme ne peut être le carburant que d'une vie creuse et déprimante.

Mélangez donc toutes les pièces du « Lego » de votre vie, et repartez de zéro en opérant un tri impitoyable. Une ligne directrice, dont vous n'aviez peut-être pas conscience auparavant, vous apparaîtra clairement. Les études scientifiques soulignent qu'avoir trouvé un sens profond à sa vie fait gagner sept ans de vie en bonne santé. Entraînez-vous à bâtir votre cathédrale intime pour tendre vers les plus hautes formes de l'existence. Je vous livre ici un conseil : fabriquer un navire ou un château avec des Lego bien réels incite le cerveau à procéder de la même façon… À vous de jouer.

Prendre de la hauteur : le pouvoir du cerf-volant

Avoir la « tête dans le guidon » empêche de réfléchir calmement et de prendre des décisions pertinentes. Lorsque la cadence du quotidien est trop rapide, on réagit plus qu'on n'agit. Cet état de tension est naturellement nocif pour l'organisme, tandis qu'une bonne gestion du stress augmente la longévité en bonne santé. Être heureux ne signifie pas vivre dans un monde parfait, mais simplement que l'on a appris à rebondir après chaque contrariété.

Une anxiété persistante doit soulever des doutes quant au mode de vie que l'on a choisi, or il s'agit souvent d'un sentiment diffus, sans cause évidente. En identifiant la source du stress, on fait un premier pas vers son éradication. Prendre de la hauteur est alors une excellente idée : cela permet d'embrasser d'un regard tous les éléments qui composent notre quotidien, et de mettre le doigt sur ceux qui nous agressent ou nous dépriment. Pourquoi ne pas trouver l'inspiration nécessaire en pratiquant le cerf-volant, magnifique métaphore de la hauteur de vue ?

À l'époque de Marco Polo, bien avant l'invention de la montgolfière, les Chinois étaient déjà capables de fabriquer des cerfs-volants à l'envergure si grande qu'ils supportaient le poids d'un homme. Leur usage était essentiellement militaire ou météorologique. De nos jours, des festivals et des concours de cerfs-volants ont vu le jour aux quatre coins du monde : les records actuels sont de 9 741 mètres pour l'altitude, de 180 heures pour la durée de vol et de 212 kilomètres-heure en matière de vitesse.

Inutile cependant d'avoir l'esprit de compétition pour s'essayer au cerf-volant. Pratiquée régulièrement, cette activité renforce les capacités cardiorespiratoires et favorise la mobilité des vertèbres cervicales : je la recommande donc particulièrement à tous ceux qui, à cause d'une station assise prolongée face à un bureau, souffrent de douleurs dans cette zone. Enfin, faire du cerf-volant implique évidemment de se rendre au grand air, voire en pleine nature, ce qui apaise l'anxiété. Placez-vous le dos au vent, et laissez votre esprit décoller.

En parlant des cervicales, je me permets une parenthèse sur les douleurs chroniques que la médecine classique échoue parfois à apaiser. En tant que médecin, je suis ouvert à toute solution naturelle, tant qu'elle est sans risque et permet d'éviter la consommation excessive de médicaments. Certains de mes patients emploient des méthodes très intéressantes, notamment l'usage de diapasons thérapeutiques. Conçus pour accorder les instruments de musique, ces outils sont employés en médecine générale pour diagnostiquer une éventuelle perte d'acuité auditive, en neurologie, pour déceler un déficit de sensibilité vibratoire, voire comme une étape intermédiaire avant l'imagerie dans la détection des fractures. Les médecines alternatives, dont l'acupuncture et la réflexologie, y ont recours pour soulager les douleurs par apposition sur les zones concernées. Ils seraient également efficaces contre les acouphènes. Enfin, en médecine ayurvédique, les diapasons permettraient d'harmoniser les chakras, qui correspondent aux principaux points d'énergie du corps, et d'accéder à une forme de lévitation acoustique et vibratoire. En langage populaire, on parle fréquemment de bonnes ou de mauvaises ondes ; on dit d'ailleurs que l'on est sur la même longueur d'onde que quelqu'un, ou qu'une passion nous fait « vibrer ». Ces termes traduiraient-ils une réalité physiologique ? J'attends avec impatience les premières études médicales sur le sujet pour le savoir.

Pour en revenir au cerf-volant, il possède une dimension spirituelle qui me paraît centrale. Son maniement oblige à la pleine conscience, presque à la méditation. À l'image de la vie, le cerf-volant force son propriétaire à s'adapter avec souplesse aux caprices du vent plutôt que de rester statique. Prenez de la hauteur avec lui, observez votre vie de là-haut et vous trouverez le chemin à suivre. Rien ne vous fera plus peur : vous aurez atteint l'altitude nécessaire pour dominer toutes les situations.

Colin-Maillard, c'est tout un art

Nous sommes nombreux à avoir joué à Colin-Maillard dans notre enfance. Il s'agit d'une distraction très ancienne, dont l'histoire remonte au XVIIIe siècle : à cette époque, les joueurs qui entouraient le « chasseur » aux yeux bandés lui lançaient, pour le prévenir d'un obstacle : « Gare le pot au noir » ou encore : « Gare le pot à la graisse. »

Outre la création de liens sociaux dans une atmosphère ludique, le jeu de Colin-Maillard sollicite les sens autres que la vue : c'est le toucher, plus rarement l'odeur, qui permet d'identifier les participants. Ceux qui peinent à mettre des noms sur des visages y trouveront une façon ludique de réveiller les fonctions cérébrales de la reconnaissance et de la mémorisation, très utiles au quotidien.

À trop se reposer sur la vue, on finit par regarder les choses et les gens sans vraiment les voir. Tout ce qui se produit sous nos yeux, pour peu qu'on y prête attention, tombe aussitôt dans l'oubli. Entraînez-vous à mobiliser tous vos sens dès que vous entrez en contact avec quelqu'un de nouveau : remarquez son parfum, la couleur de ses yeux, son timbre… Les liens que vous nouerez avec cette personne n'en seront que plus étroits.

La nourriture, elle aussi, traverse trop souvent nos vies sans que nous soyons capables après coup d'en décrire l'aspect, le goût, ni la consistance. Je vous propose donc une variante du Colin-Maillard, qui se joue à table. Demandez au convive de votre choix de vous bander les yeux, et de vous apporter une variété d'aliments et de boissons : l'idée est de goûter à chaque échantillon et d'identifier la nourriture ou la boisson dont il s'agit. Saurez-vous distinguer le vin rouge du vin blanc, le poulet du veau, la patate douce de la pomme de terre ? C'est moins facile qu'il n'y paraît. Selon toute probabilité, vous commettrez au moins une ou deux erreurs, dont vous serez le premier à vous étonner une fois les réponses révélées. En vous prêtant régulièrement à ces dégustations à l'aveugle, vous affinerez votre palais et vous deviendrez de plus en plus attentif aux saveurs, sans compter que vous redécouvrirez la joie de manger lentement, en s'étonnant de chaque bouchée. Une véritable rééducation gustative !

Vivre pieds nus

« N'oubliez pas que la terre se réjouit de sentir vos pieds nus et que les vents joueraient volontiers avec vos cheveux », écrivait Chabran, le poète. Il pressentait la sensation de liberté et de communion avec la nature dont bénéficient ceux qui marchent pieds nus. Faites l'essai à la maison, chez des amis, osez au bureau. Ce sera comme se débarrasser d'un carcan et des obligations. Le stress chute immédiatement, laissant place à une vague de bien-être et de décontraction. Nos pieds sont équipés de 7200 terminaisons nerveuses chacun, des capteurs ultrasensibles qui ne demandent qu'à s'activer, si nous marchons pieds nus. À titre de comparaison, il y en a 3000 à 4000 sur le gland.

Pieds nus ou avec des chaussures minimalistes pendant six mois, la force des pieds augmente de 60 %. L'équilibre et la stabilité sont renforcés, la mobilité articulaire, bien meilleure. Les études ont également montré une amélioration de l'arthrose des membres inférieurs. L'explication est simple : la charge supportée par les articulations est réduite de 11,9 %. Observez les sujets qui marchent pieds nus : le dos et la tête sont plus droits, avec une perception de légèreté qui évacue les tensions. Vérifiez au préalable que le sol ne présente pas de danger et offrez-vous la joie de devenir un va-nu-pieds libre et heureux.

Pour sourire, contrairement aux idées reçues, la taille des pieds n'est pas en lien avec la taille de la verge, mais avec celle de l'avant-bras. Les chercheurs japonais viennent de découvrir que la taille du sexe masculin est en lien avec la longueur du nez. Il existe une corrélation qui correspond jusqu'à 3,1 centimètres de différence sur le sexe en érection…

6

Régresser pour mieux se dépasser

Comme l'écrivait le psychanalyste Bruno Bettelheim : « Je progresserai d'autant mieux que vous m'autorisez à régresser. » Chez Sigmund Freud, la régression est définie comme un mécanisme de défense qui pousse le cerveau à adopter un comportement issu d'un lointain passé, dans le but de recréer un sentiment de sécurité. La connotation est ici plutôt négative : il est sous-entendu que certains actes ne sont acceptables que dans l'enfance, et qu'y retourner une fois adulte est une preuve d'égarement. Le regard de l'entourage se fait alors pesant, véhiculant des jugements de valeur plutôt simplistes : le progrès serait « bon », et la régression, absolument « mauvaise ». D'ailleurs, les enfants aînés qui se sentent délaissés et traversent une période d'énurésie à la naissance d'un petit frère ou d'une petite sœur se font souvent réprimander, ce qui ne fait que renforcer leur sentiment d'abandon. L'acte régressif est un appel à l'aide, une réaction à un manque affectif qui fait souffrir et pousse à se réfugier dans le passé.

Ne limitons cependant pas la régression à cette vision : parfois, renouer avec de vieilles habitudes, même enfantines, est une manière de puiser dans ses racines pour retrouver son centre de gravité lorsque le présent n'offre aucune satisfaction. Il n'y a rien de honteux à cela. Osez régresser de temps à autre sans la moindre culpabilité.

M... : vive les gros mots !

Le langage est un moyen efficace de régresser. Des scientifiques ont démontré que proférer des grossièretés stimulait la confiance en soi et augmentait le niveau d'énergie. Les jurons représentent indéniablement une forme de transgression sociale : ils sont les vecteurs d'émotions puissantes – frustration, colère – tout en faisant office d'exutoire à l'agressivité. S'ils sont souvent mal reçus par autrui, ils permettent au niveau individuel de relâcher la pression. Bousculer les conventions a du bon.

Une expérience a montré que les personnes qui pédalaient sur un vélo d'appartement tout en jurant allaient nettement plus vite que les autres : leur force physique était accrue par cet élan libérateur. Laisser échapper des « gros mots » aide également à mieux supporter la douleur, comme l'a prouvé une étude portant sur des volontaires aux doigts plongés dans l'eau glacée. Ceux qui avaient préalablement reçu l'autorisation de jurer autant qu'ils le souhaitaient se sont montrés plus résistants que ceux à qui l'on avait demandé de rester silencieux : ils ont tenu en moyenne 30 % de plus pour les hommes, et 44 % pour les femmes.

Cela vaut également pour la souffrance mentale. Le simple fait d'être ponctuellement grossier démontre un caractère combatif et déterminé, ainsi qu'un refus de souffrir en secret ; on reçoit alors un *boost* d'endorphines. Mots orduriers, obscénités, noms d'animaux... peu importe ! Chaque pays a les siens, et la France n'est pas en reste. L'interdit qui flotte autour de ces termes, notamment dans l'enfance, ne les rend que plus attirants, et nous avons tous en nous la capacité de faire jaillir ce trop-plein.

J'attire cependant l'attention sur le fait que, les jurons étant des « piqûres émotionnelles » à effet instantané, ils sont à utiliser de préférence lorsqu'on est seul ou dans un cercle privé, de manière à n'offenser personne trop gravement. Chaque insulte se loge comme une écharde dans le cœur de celui qui la reçoit.

Pire encore, les grossièretés sont parfois utilisées pour cibler un bouc émissaire et inciter à la haine.

En pratique, sentez-vous donc libre de proférer tous les gros mots qui vous font du bien dès lors que vous êtes seul. C'est là une bonne méthode antistress qui préserve l'équilibre mental et la spontanéité.

Vous reprendrez bien un peu de soupe à la grimace ?

Comme les gros mots, les grimaces s'inscrivent dans le phénomène de régression dont j'ai explicité les bienfaits. Elles constituent en outre un excellent fitness du visage, bénéfique au tonus des muscles faciaux et en prévention des rides.

Lorsqu'on fait sa plus belle grimace, l'ensemble du visage est sollicité : le contour des yeux, la bouche, le menton, le front, les joues... Je recommande de pratiquer ces mimiques régulièrement afin d'agrémenter le quotidien d'une note humoristique. N'ayez pas peur de tirer la langue le plus loin possible, d'étirer les coins de la bouche à l'aide des doigts, de gonfler les joues, de loucher, d'avancer la mâchoire inférieure, d'écarquiller les yeux... Postez-vous devant la glace et laissez libre cours à votre imagination. Au fil du temps, vous enrichirez votre répertoire de grimaces et pourrez même l'agrémenter de vos plus beaux cris d'animaux.

Certaines grimaces traduisent une vive sensation de douleur. Les muscles du visage sont alors sollicités de manière involontaire : le nez se plisse, la lèvre supérieure est retroussée, les yeux se ferment et les sourcils se froncent. Des études ont montré qu'à chaque rictus correspondait un certain niveau de souffrance, et que les individus aux expressions faciales les plus marquées avaient un seuil de tolérance plus faible que les personnes capables de rester stoïques.

Au contraire, les singeries que l'on s'autorise face à la glace traduisent une joie intérieure profonde ainsi qu'une aptitude à

« sonner l'heure de la récréation » dès que le quotidien devient trop fastidieux ou que le poids des conventions nous écrase. Considérez ces pitreries comme autant de munitions contre la monotonie et la grisaille. Les rictus les plus subtils – un simple haussement de sourcils ou une moue des lèvres – permettent d'établir un lien avec de parfaits inconnus dans un bref instant de complicité muette. Rien n'est plus efficace pour souligner l'absurdité d'une situation et dédramatiser celle-ci.

Saviez-vous qu'il est possible de grimacer non seulement avec le visage, mais aussi avec le corps entier ? Imiter la démarche d'un singe en se grattant les aisselles et en poussant de petits cris stridents, faire le chien en sortant la langue et en donnant la patte, ronronner et s'étirer comme un chat… Autant de manières de se prendre un peu moins au sérieux et d'accéder à un lâcher-prise total.

En s'inspirant de la gestuelle animale, on libère la dimension primitive qui sommeille en soi. Ramper tel un lézard ou se déplacer en crabe stimule des zones enfouies du cerveau où réside notre part d'animalité. La découverte de cette énergie étrange est un bouleversement qui projette un éclairage nouveau sur les normes sociales auxquelles nous sommes soumis. Nul besoin de rappeler que nos ancêtres ne passaient pas des heures assis devant un bureau ou un poste de télévision… Ils sautaient, couraient, s'accroupissaient, grimpaient aux arbres, transportaient des charges. Réinvestissons cette nature sauvage pour offrir un nouveau terrain de jeu à notre corps.

La sexualité est un domaine privilégié d'expression de notre animalité. La nudité, à elle seule, nous rapproche de la condition des bêtes qui assument leur corps et apprennent à en jouer. La pudeur et la fierté, sentiments très humains, s'effacent au profil d'une souplesse d'esprit qui donne au sexe son aspect ludique et décomplexé. Les rapports charnels sont un lieu où laisser libre cours à ses envies, aussi étranges et contradictoires soient-elles.

Manger comme un bébé

Un nourrisson qui réclame le biberon ou le sein de sa mère cherche autant à apaiser sa faim qu'à retrouver la sensation de succion elle-même. Ce simple contact doux et chaud calme toutes les angoisses et, bien souvent, mène à l'endormissement. Le lait maternel est d'autant plus apprécié des tout-petits qu'il est toujours à la bonne température et contient naturellement 7 grammes de sucre pour 100 millilitres.

Inconsciemment, l'action de téter quelque chose de sucré est associée dans notre mémoire à un plaisir vif. Cette association est comme gravée en nous pour la vie, et il n'est pas étonnant que les personnes anxieuses aient tendance à réguler leurs émotions par une consommation excessive de gâteaux et de chocolat. L'apaisement ne provient pas de l'apport calorique lui-même, mais plutôt de la sensation d'avoir en bouche quelque chose qui, inconsciemment bien sûr, rappelle le lait maternel.

Même lorsqu'ils sont devenus capables d'ingérer des aliments solides, les enfants conservent un attrait pour la succion, qu'ils redirigent sur leur pouce ou sur une tétine – objet dont les ventes sont d'ailleurs en constante augmentation. Aussitôt qu'ils tètent, leur cerveau se met à sécréter de petites quantités d'endorphines, ce qui n'est pas sans rappeler le mécanisme de l'addiction. À l'adolescence, les individus anxieux ou mal dans leur peau sont nombreux à céder à la tentation de la cigarette, une autre façon de reproduire ce réflexe primitif centré sur la bouche. Or, contrairement à la tétine, le tabac classique comme les cigarettes électroniques sont conçus pour créer et entretenir une dépendance, au détriment de la santé des consommateurs. Dans un effort pour se libérer de l'addiction, certains tentent de se contenter de sucettes sans avoir conscience des conséquences dévastatrices d'une consommation excessive de sucre.

Un moyen régressif et pour le moins inhabituel de retrouver sa liberté est d'en revenir… à la tétine. Achetez-en une, portez-la autour du cou et utilisez-la chaque fois que vous aurez envie d'allumer une cigarette. Vous briserez ainsi un certain nombre de tabous, ferez rire votre entourage sans craindre les jugements dévalorisants, mais aussi – et c'est là l'essentiel –, vous arrêterez de fumer. Tous les moyens sont bons pour échapper au fléau du tabac.

À la recherche de la tétée perdue

J'ai expliqué précédemment le mécanisme qui relie le mal-être psychologique à la consommation excessive d'aliments gras et sucrés, un comportement qui, à la longue, mène à l'obésité et à toutes les maladies associées. En espérant que la nourriture comblera notre besoin d'amour, on en fait une béquille contre la tristesse, la colère et la solitude, sans comprendre que l'on s'enfonce dans un cercle vicieux. La honte et la culpabilité, très mauvaises conseillères en matière d'alimentation, n'arrangent rien. Or s'il était simple d'éviter ces dérapages et de se mettre du jour au lendemain à la salade verte, cela se saurait.

Je vous propose ici de tirer profit de cette fâcheuse tendance qu'ont les émotions à se refléter dans l'assiette. Là encore, le principe tourne autour de la notion de régression et repose sur votre capacité à faire fi des conventions. Remontez le temps à la recherche de vos pulsions alimentaires fondamentales et tournez-vous vers les aliments les plus proches possibles, sinon du lait maternel lui-même, du moins du régime standard d'un enfant en bas âge. Ces plats sont faciles à identifier : ils sont mous, voire liquides, et ne demandent aucune préparation en dehors d'un rapide réchauffage à la casserole. En termes de goût, leurs saveurs très légèrement sucrées seront idéales.

La bouillie est un exemple typique de repas pour bébés. Elle se trouve dans le commerce, mais l'idéal est de la préparer soi-même. Composée de céréales très cuites, broyées et mélangées à du lait, elle procure une satiété rapide. Beaucoup de nourrissons souffrant de problèmes de reflux gastriques, qui causent des régurgitations et de la toux, les pédiatres recommandent l'usage d'un lait anti-reflux qui a pour propriété d'alourdir la bouillie afin qu'elle ne remonte pas dans la gorge : ces « laits confort » ont un aspect plus dense et plus visqueux que le lait de vache standard, et contiennent des substances naturelles comme l'amidon de riz, de maïs ou de pommes de terre, ou encore la farine de caroube. N'ayez pas peur d'employer ces laits spécifiques afin d'être au plus près de la réalité. Vous pouvez ajouter un peu de cannelle, épice qui retarde la vidange gastrique.

Une portion de cette bouillie fait des miracles sur les envies de grignotage : toutes les pulsions alimentaires sont maîtrisées. Vous savez désormais comment préparer un coupe-faim efficace et bon marché, qui restera longtemps dans l'estomac et générera une sensation de satiété durable. Ce sont les barorécepteurs des parois de l'estomac, sensibles à la pression exercée par les aliments, qui communiquent au cerveau un message nerveux bloquant l'appétit. De plus, la composition même de la bouillie ralentit son passage de l'estomac vers les intestins via le pylore. Une portion quotidienne de ce plat régressif pendant une semaine suffit à constater une perte de poids : mais la plus grande victoire réside dans l'éradication des pulsions alimentaires malsaines, nocives pour le corps autant que pour l'esprit.

Dormir comme un bébé dans l'utérus maternel

L'endormissement est étroitement lié à la sensation de sécurité et de sérénité. Toute crispation ressentie au cours de la journée, si on la ressasse, freine la venue du sommeil. Pour dormir « comme un bébé », revenons aux toutes premières sensations enregistrées par notre cerveau, avant même la naissance. Dans l'utérus maternel, le fœtus se trouve dans le noir complet, et les différents sons de son environnement ne lui parviennent que très assourdis. Afin de vous approcher de ces conditions optimales, veillez à dormir dans une chambre obscure et correctement insonorisée – si besoin, je recommande de porter des boules anti-bruit.

Faire quelques mouvements d'assouplissement avant le coucher est une excellente habitude à prendre afin d'éviter toute contracture. Une fois au lit, il semblerait que s'allonger en position fœtale, c'est-à-dire sur le côté et en repliant les genoux, accélère l'endormissement. Si des tensions se manifestent au réveil au niveau de la colonne vertébrale, par exemple dans le cou ou dans la région lombaire, pensez à bien étirer les jambes l'une après l'autre la nuit suivante afin de bien les détendre. Assurez-vous également de posséder un oreiller de bonne qualité qui ne gêne pas l'alignement de la nuque. En termes de fermeté, tous les goûts se valent : certains les aiment fins, d'autre épais ou incurvés au centre, d'autres encore en empilent plusieurs… N'hésitez pas à tester différentes solutions jusqu'à trouver celle qui vous convient parfaitement. Ce conseil est valable pour les matelas : essayez-les directement en magasin, et laissez-vous tenter par celui qui vous donne envie de faire une sieste sur-le-champ.

Instaurer différents rituels à l'heure du coucher favorise indéniablement l'endormissement. Brossage des dents, tisane, lecture, méditation : répéter les mêmes gestes chaque soir juste avant d'éteindre la lumière met le cerveau en condition pour trouver le sommeil. Une fois que vous aurez découvert la combinaison magique qui vous mène tout droit dans les bras de Morphée, n'en déviez plus : on ne change pas une équipe qui gagne. De longues nuits réparatrices s'offrent alors à vous. La nouveauté et le changement font certes du bien à l'esprit en stimulant la sécrétion de dopamine, mais le soir, on recherchera plutôt la routine et la mélatonine…

Ceux qui partagent leur lit avec un conjoint ont certainement constaté – à condition que celui-ci ne ronfle pas trop – que le fait de dormir à deux optimise la qualité du repos. Les insomnies sont moins fréquentes, la durée moyenne de sommeil augmente et la relation de couple en est renforcée. Cela fait écho à la tendance des enfants à se munir d'une peluche pour bien dormir, réconfortés par l'odeur familière du doudou, sa forme et son toucher.

En termes d'alimentation et de boisson, je recommande évidemment de limiter les excès qui risquent d'influer négativement sur la digestion pendant la nuit, notamment du côté de l'alcool. Privilégiez un repas simple, léger et équilibré. Des scientifiques italiens ont par exemple démontré qu'une portion de 80 grammes de pâtes ingérée le soir améliorait la qualité du sommeil.

Enfin, certains adeptes du feng shui estiment que l'orientation et la décoration d'un lieu ont un impact fort sur l'état d'esprit de ses occupants. Cela reste à démontrer scientifiquement, mais en parlant de décoration, sachez pour l'anecdote qu'une enquête réalisée par une société anglaise de vente par correspondance a révélé que les couples dormant dans une chambre à coucher aux murs mauves avaient en moyenne 3,5 rapports sexuels par semaine, contre 2 pour ceux qui avaient peint la pièce en blanc…

Mettez le bazar

D'après l'écrivain Paul Claudel, « le désordre est le plaisir de l'imagination ». Or dès notre enfance, on nous impose de maintenir dans tous les domaines une forme d'ordre et d'harmonie – le stéréotype de la mère de famille criant : « Range ta chambre ! » à son enfant en est la preuve. Selon l'expression populaire, « se ranger » signifie d'ailleurs revenir dans le droit chemin, renoncer aux ennuis pour mener une existence tranquille et sage.

Le désordre est pourtant, chez l'enfant, comme une seconde nature qui traduit sa vitalité et son imagination débordante. Créer du « bazar », c'est à la fois faire preuve d'inventivité et exprimer un refus des contraintes familiales et sociales trop rigides. Il y a de la vie et de l'imprévisible dans le fouillis, qui est une manière pour l'individu de marquer son territoire et d'imposer sa liberté. Au contraire, tout ce qui est régi par un ordre irréprochable – chambre d'hôtel ou *open space* – présente en même temps quelque chose de figé et de mort. Ne laissez donc personne corriger votre tendance à la pagaille. Jeter ses chaussures à travers la pièce en rentrant chez soi au lieu de les ranger docilement est comme une bouffée d'oxygène pour l'esprit.

Être désordonné a ceci de merveilleux que l'on retrouve sans cesse, dans les endroits les plus inattendus, des objets qu'on avait oubliés et qui éveillent des souvenirs précieux. On connaît alors l'utilité et la valeur réelles de ce que l'on possède. Cela reste vrai pour les photos : on connaît souvent par cœur celles que l'on a pris soin d'aligner dans des albums, tandis que l'on redécouvre avec joie et surprise celles qu'on avait laissées en tas dans une enveloppe.

Lorsqu'on ne parvient plus à mettre la main sur un document important, le cerveau mobilise par ailleurs ses capacités d'attention pour retrouver celui-ci et s'adonne à une gymnastique mentale dans le but de se rappeler où il peut bien être. Que l'on finisse ou non par localiser le document en question n'a aucune importance : dans le second cas, il faut imaginer une solution de secours, ce qui représente un exercice cérébral supplémentaire.

Osez vivre dans le désordre, qu'il s'agisse de votre domicile ou du classement des dossiers dans votre ordinateur personnel. Refuser de « ranger » – dans la mesure, bien sûr, où cela ne nuit pas à la qualité de vie – est une attitude régressive qui puise ses bienfaits dans l'enfance. Tant que vous n'égarez pas vos factures ni vos clés, le reste peut bien s'empiler.

Faites des taches partout

Les enfants adorent se salir et « en mettre partout ». Leur visage, leurs vêtements, les meubles, les murs… Rien n'échappe à leur frénésie de barbouillage, dont la nourriture est d'ailleurs un matériau privilégié : quel parent n'a jamais reçu de la part d'un tout-petit une cuillère de purée ou de compote en pleine figure?

Très tôt, l'entourage familial contrarie cette tendance naturelle par des réprimandes : « On ne joue pas avec la nourriture », « On ne gâche pas »... L'enfant cesse de jouer avec les aliments et apprend à manger proprement. Les repas sont désormais régis par les normes sociales qui formatent les comportements alimentaires. Et s'il était possible de s'en libérer?

Faites l'expérience de manger comme un enfant en bas âge, sans couverts et sans craindre d'en mettre partout. Là se trouve peut-être la clé de vos difficultés à maintenir un poids de forme et la raison de vos dérapages à répétition. L'excès de poids cause de tels problèmes de santé, dont j'ai déjà parlé en détail, que toute solution est bonne à prendre pour l'éviter ou en revenir. Je rappelle que lorsqu'on court, les genoux supportent l'équivalent du poids du corps multiplié par quatre. Pour préserver les articulations, chaque kilogramme de moins a son importance.

Manger avec les mains – je ne vous fais pas l'affront de préciser que celles-ci doivent avoir été soigneusement lavées en amont – permet au cerveau de capter davantage d'informations quant à la température et à la texture des aliments, et de sécréter plus tôt les enzymes nécessaires à une bonne digestion. Un autre avantage de ce mode d'alimentation est qu'il oblige à une certaine lenteur, ce qui est statistiquement lié à des apports caloriques mieux contrôlés. L'estomac peut contenir au maximum l'équivalent de 4 litres de nourriture, ce qui est considérable : mais lorsque les aliments défilent trop vite, le centre de la satiété, situé dans le cerveau, n'a pas le temps d'émettre les signaux qui coupent normalement l'appétit. Il faut donc attendre que les barorécepteurs de l'estomac soient stimulés pour que cesse le « déluge calorique ». En mangeant lentement, au contraire, on permet aux indicateurs de la satiété de se manifester en temps voulu. Les doigts saisissent en moyenne deux fois moins de nourriture qu'une fourchette, sans compter qu'il faut les essuyer ou les rincer à intervalles réguliers, ce qui allonge d'autant la durée du repas.

Manger avec les mains ajoute par ailleurs à la prise alimentaire une dimension tactile qui renforce en retour tous les autres sens, notamment le goût. Le plaisir, régulateur efficace des apports nutritionnels, est plus intense : or plus on jouit d'un aliment, moins on ressent le besoin d'en consommer à l'excès, car cette satisfaction nous suffit. En prenant ainsi conscience de chaque bouchée, on prête aussi plus attention aux volumes ingérés. Cette observation est transposable à la différence entre un repas mijoté chez soi et un plat industriel tout prêt. Cuisiner suppose de palper chaque ingrédient, de le humer, de le découper : on comprend de l'intérieur ce que l'on va manger. On ajuste avec bon sens la quantité de sel, d'huile ou de sucre.

Je ne saurais donc trop recommander de cuisiner soi-même autant que possible, et d'en profiter pour faire du repas une expérience sensorielle totale mettant le toucher à contribution. Il n'est pas interdit de conclure l'affaire en léchant votre assiette… ce geste indique que le plaisir gustatif a été au rendez-vous, et que l'on est prêt à passer à autre chose : c'est un bon signal pour annoncer la fin du repas et éviter le grignotage. En reproduisant ces habitudes de l'enfance (chez soi évidemment), on retrouve à la fois la satiété et la liberté, au contraire de ceux qui mangent mécaniquement, trop vite et sans plaisir, comme s'ils déversaient les aliments dans une poubelle.

Faut-il régresser jusqu'au stade anal ?

Le stade anal est une période bien connue du développement de l'enfant, qui se situe entre 18 mois et 3 ans. En pratique, dès lors qu'un nourrisson est capable de descendre seul trois marches d'escalier, il a également la capacité physique de contrôler ses selles. Commence alors l'apprentissage de la propreté, qui joue un rôle important dans la construction de la personnalité.

Selon Sigmund Freud, ce stade est marqué par l'apparition d'un certain nombre de pulsions sadiques inconscientes. La zone anale devient une zone érogène, et l'excrément, aussi surprenant que cela puisse paraître, représente un « cadeau » que l'enfant a désormais le choix de libérer pour faire plaisir à ses parents ou de retenir par pure satisfaction auto-érotique. Le fait d'aller ou non à la selle devient un support relationnel que l'enfant ne juge pas le moins du monde « sale ». Les sensations liées à cette période transitoire s'inscrivent au plus profond de la mémoire et deviennent par la suite une référence inconsciente du plaisir réconfortant.

Il est relativement facile d'identifier les individus adultes dont l'attention a simplement été transposée des selles vers un autre objet et qui sont, au fond, restés au stade anal. À cet égard, l'argent, en particulier, est un candidat de choix : les avares jouissent du fait de tout garder pour eux. Le fait de « ne rien lâcher » se manifeste également par des traits de caractère comme un amour excessif de l'ordre et de la propreté – le propre et le sale devenant des avatars du bien et du mal –, une méfiance instinctive à l'égard d'autrui ou encore une forte obstination, laquelle s'explique par le plaisir jouissif de s'opposer à la personne plaçant le nourrisson sur le pot. Enfin, la personnalité « sadique anale » se manifeste par de l'agressivité ainsi que par un goût pour la domination, jusqu'à un niveau parfois obsessionnel. À méditer.

Pour se libérer de ces travers, une des solutions consiste à en parler à un psychologue ou à un psychiatre, ce qui permet d'en comprendre les mécanismes intimes originels.

V

LA SEXUALITÉ, OU COMMENT JOUER AVEC LA PUISSANCE DE SON IMAGINAIRE

Sexualité et jeu sont des notions intimement liées. Inviter son partenaire à des pratiques ludiques et amusantes débloque les mécanismes cérébraux de l'érotisme et efface les complexes. La sexualité est un concentré de joie de vivre et de bonne santé : source intarissable de plaisirs toujours différents, elle offre de véritables instants de grâce et propulse les partenaires vers des territoires inconnus et magiques.

Un sondage réalisé au Japon, pays où la fréquence moyenne des rapports sexuels est en chute libre et la natalité, en berne, a récemment retenu mon attention. Parmi les personnes interrogées, la moitié – aussi bien des hommes que des femmes – a admis n'avoir eu aucun rapport sexuel au cours du mois écoulé. Les 25-29 ans ont expliqué cette sexualité inexistante par un manque d'intérêt et de temps, ainsi que par une préférence pour des loisirs virtuels. Ils trouvent globalement le sexe ennuyeux. Une autre équipe de chercheurs japonais a suivi 8 500 hommes pendant sept ans et conclu que des rapports sexuels très rares augmentaient le risque de décès de 69 %, ce qui s'explique par du stress, un affaiblissement de l'immunité et une augmentation de l'inflammation.

De l'autre côté du Pacifique, des chercheurs américains ont cherché à savoir si le sexe improvisé apportait plus de plaisir et de jouissance que le sexe planifié. Selon leur hypothèse initiale, des ébats spontanés étaient susceptibles de générer davantage d'excitation qu'une routine sexuelle. Or les résultats ont montré qu'il n'existait pas, sur ce plan, de réelle différence, l'essentiel étant d'entretenir une certaine activité sexuelle.

Toujours aux États-Unis, des scientifiques ont tenté, en dehors des effets positifs observés sur la santé physique, de mesurer l'impact des rapports sexuels sur le niveau de bonheur ressenti en étudiant 25 000 volontaires. Les premiers résultats n'ont rien de très surprenant : à raison d'au moins une fois par semaine, le sexe – en plus de retarder significativement la survenue de la ménopause chez les femmes – rend tout simplement heureux. Détail intéressant, les participants en couple ont insisté sur l'importance du lien entre proximité charnelle et sentiments, tandis que les célibataires ont jugé ce lien insignifiant. De nos jours, les médecins donnent plutôt raison aux premiers et soupçonnent que le sexe « prépare » le cerveau à l'attachement en augmentant la sensibilité affective. À l'échelle du monde animal, la réponse est moins évidente : seules 3 % des espèces mammifères sont strictement monogames. L'être humain serait, quant à lui, « monogame occasionnel » – ce qui ne nous avance pas beaucoup. L'existence d'un lien authentique et profond entre deux personnes est un facteur d'engagement dans la monogamie à long terme, mais il ne s'agit que d'un schéma parmi d'autres.

Dans la seconde partie de l'étude, il a été demandé aux couples ayant pour habitude de faire l'amour au moins une fois par semaine de doubler la cadence : aucune amélioration marginale du niveau de bonheur n'a été rapportée. Tout ce que l'on obtient, en passant à deux rapports hebdomadaires, c'est d'abaisser de 60 % le risque d'attraper un rhume… Il est donc inutile de surjouer le désir dans une optique purement compétitive, vis-à-vis d'autres couples ou d'une époque révolue : au fil des mois et des années, la passion des premiers jours a tendance à se tarir, la fréquence des rapports s'espace et la jouissance peut s'avérer moins forte – un phénomène parfaitement banal. Pour ceux qui s'inquiètent malgré tout de ce ralentissement, le principe d'hormèse, dont j'ai abondamment parlé, est susceptible de redonner ses couleurs à la sexualité.

Vers le tantrisme

Que l'on se rassure, je ne parlerai pas ici d'abstinence. Lorsqu'elle est prolongée, celle-ci a des effets négatifs sur la santé : augmentation du stress, pics de pression artérielle, sécheresse vaginale chez les femmes, dysfonction érectile accrue de 50 % chez les hommes. Les précieuses immunoglobulines A (IgA), anticorps qui assurent la protection des muqueuses et autres interfaces avec le monde extérieur et dont la quantité est supérieure à celles de tous les autres anticorps cumulés, sont plus nombreuses de 30 % chez les sujets sexuellement actifs.

L'abstinence totale n'est donc pas une solution. Je vous propose ici une méthode, explorée pour la première fois par des moines hindouistes au Ve siècle de notre ère : le tantrisme. Cette pratique allie la sexualité au yoga et à la méditation pour faire accéder le corps et l'esprit à la dimension sacrée de l'intimité. La particularité du tantrisme réside dans le fait que, contrairement à la sexualité moderne, il n'est pas centré sur une course effrénée à l'orgasme. Au contraire, il se focalise sur la préservation de l'énergie sexuelle à des niveaux encore jamais atteints pour une parfaite harmonie entre les partenaires.

Concrètement, la pratique tantrique consiste à prendre tout son temps et à choyer par des caresses et des massages l'ensemble du corps, tout en prêtant attention aux odeurs, aux sons, à l'environnement… Cela donne lieu à des rapports sexuels prolongés, au cours desquels les partenaires s'efforcent d'être en pleine conscience. Il est essentiel de noter que l'homme n'est pas censé éjaculer, mais plutôt célébrer le corps de la femme avec passion. Lorsque les rapports se succèdent au fil des jours, les membres du couple se découvrent peu à peu une sensibilité extrême à l'autre. Cette frustration contrôlée est un puissant moteur de renouvellement du désir, une porte ouverte vers des paradis inconnus. Retenir son éjaculation représente certes un défi, surtout dans les premiers temps. Il existe cependant une technique qui consiste, lorsque l'orgasme est imminent, à écarter les cuisses au maximum tout en inspirant longuement.

Quelle est la fréquence idéale des rapports sexuels ?

En France, la fréquence moyenne des rapports est de 8,7 par mois, pour les femmes comme pour les hommes. Or les études ont montré qu'il faudrait atteindre le seuil des 12 rapports pour bénéficier d'effets protecteurs contre les maladies cardiovasculaires, certains cancers, l'anxiété et la dépression. Une étude américaine s'est intéressée à 495 sujets présentant des antécédents d'attaque cardiaque. Une baisse de 10 % des décès d'origine cardiaque a été observée chez ceux qui avaient au moins un rapport sexuel par semaine, ainsi qu'une baisse de 44 % des décès d'origine non cardiovasculaire. Une autre étude portant sur 15 629 Américains d'âge adulte a relevé des différences surprenantes entre les sujets qui avaient au moins 52 rapports par an et ceux qui n'en avaient pas. Les participants sexuellement actifs se sont avérés avoir 49 % de risques de moins de mourir prématurément, notamment d'un problème cardiovasculaire (-21 %) ou d'un cancer (-69 %).

Sur le plan psychologique, une enquête menée en France a établi que l'absence de vie sexuelle était associée à un risque de suicide trois fois supérieur à la moyenne. Au contraire, d'après une étude menée aux États-Unis auprès de 16 000 individus, faire l'amour au moins une fois par semaine est associé, chez la femme comme chez l'homme, à un meilleur niveau de bien-être mental. Ce bonheur ressenti n'augmente pas proportionnellement à la fréquence : il atteint un plateau à partir d'un rapport hebdomadaire, mais il s'agit déjà là d'une satisfaction intense, puisqu'elle est comparable à celle que procure une rémunération de 50 000 dollars par an.

Le seul bémol, en matière de sexualité, est qu'il ne faut pas compter sur elle pour contribuer à la perte de poids. Une minute d'activité sexuelle ne permet de brûler, en moyenne, que 4,2 calories…

French kiss *: jouez et profitez*

Les corps peuvent fusionner de bien des façons qui ne mènent pas nécessairement à l'orgasme. S'embrasser avec la langue apporte déjà au corps et à l'esprit un incroyable cocktail de bienfaits. Ce baiser *made in France*, aujourd'hui largement pratiqué dans le monde entier, stimule la sécrétion d'hormones bienfaisantes, provoque des manifestations neurologiques et renforce les défenses immunitaires – un phénomène « trois en un » pour choyer le corps et l'esprit sans le moindre effort.

Le baiser, porte ouverte vers un monde de sensations mystérieuses, fait basculer notre système nerveux en mode parasympathique : nous lâchons alors prise pour nous ouvrir avec légèreté à tous les plaisirs. Le contact intime des deux langues apaise l'esprit qui, grâce aux capteurs du goût, de l'odorat et du toucher, se focalise sur l'instant présent. La salive, de son côté, accroît les pulsions et le désir sexuel par sa teneur en testostérone, tant chez la femme que chez l'homme : un allume-feu efficace qui incite à aller plus loin.

Plus de 10 millions de bactéries d'au moins 200 espèces différentes sont en moyenne échangées au cours d'un seul baiser, mais elles sont non pathogènes et renforcent l'immunité. Des scientifiques anglais ont par exemple mis en évidence la grande utilité du *French kiss* chez les jeunes couples : pratiqué avant d'avoir des enfants, il permet aux amoureux de s'immuniser contre les cytomégalovirus qui, contractés pendant la grossesse, génèrent des malformations chez certains fœtus.

On ne décide pas de tomber amoureux. Cela n'a rien à voir avec une analyse rationnelle : les émotions très fortes déclenchées par l'attirance romantique trouvent leur siège dans une partie du cerveau qui est parfaitement distincte de la zone dédiée au raisonnement logique. Cette part d'imprévisible fait précisément toute la beauté et tout le mystère du sentiment amoureux. Pour l'anecdote, une enquête réalisée aux États-Unis a permis de conclure que chaque individu tombe amoureux en moyenne 3 fois dans sa vie. Le premier coup de foudre serait plein d'idéalisme, le second serait destructeur, et le troisième correspondrait à l'amour véritable... Certains ont la chance de trouver l'âme sœur du premier coup.

Il arrive qu'un premier baiser révèle une incompatibilité biologique flagrante entre deux individus. Des recherches ont en effet souligné que les femmes choisissent inconsciemment leurs partenaires selon certains paramètres d'histocompatibilité. En jetant leur dévolu sur un homme au patrimoine génétique très éloigné du leur, elles favorisent la bonne santé des éventuels enfants à venir.

Chez la femme, le niveau d'ocytocine, hormone de l'attachement, monte graduellement à la suite d'un premier baiser, et n'atteint son pic que plusieurs heures après. On comprend alors pourquoi il est sage de prendre son temps dans les relations amoureuses : on respecte ainsi mieux le rythme du corps. L'orgasme est lui aussi étroitement lié à la sécrétion d'hormones, plus généralement au fonctionnement du cerveau, quel que soit le sexe. Lorsque l'esprit est bien disposé, on ressent du plaisir non seulement au niveau des organes génitaux, mais aussi dans toutes les autres zones érogènes du corps. La bouche, la langue et la gorge, par exemple, sont sensibles, car très riches en terminaisons nerveuses : à elles seules, elles sont capables d'allumer un véritable feu d'artifice de plaisir pour le couple. La découverte de sources de jouissance qui sortent de l'ordinaire rend la sexualité plus surprenante et plus belle.

Le pouvoir du hug

Le *hug*, ou étreinte amicale en anglais, est un signe d'affection qui n'a pas son pareil pour réconforter en cas de baisse de moral. Avec ou sans connotation romantique, tout, dans ce geste, n'est que gentillesse et soutien psychologique. Plusieurs études réalisées aux États-Unis ont montré que recevoir fréquemment des *hugs* faisait baisser la pression artérielle et l'anxiété, et augmentait ainsi la sensation de bien-être. Une psychologue américaine spécialiste de ce sujet a estimé que « quatre câlins par jour, c'est la dose pour survivre, huit, pour réussir à bien aller, et douze, pour s'épanouir ».

Le surprenant pouvoir des guilis

L'écrivain, dessinateur et humoriste François Cavanna l'a dit : « Qui aime bien chatouille bien. » Et si c'était vrai ?

Les « guilis », de leur nom scientifique *gargalesis*, désignent à la fois l'acte de chatouiller, mais aussi la réaction qui s'ensuit chez la personne ciblée, à savoir généralement un fou rire incontrôlable et des tortillements nerveux. On rit aux éclats, et pourtant on implore l'autre pour que cela cesse.

Des scientifiques ont tenté d'éclaircir le rôle des chatouilles dans la sexualité. Pratiquées avec bienveillance et réciprocité, elles ont des effets étonnants, quelle que soit la partie du corps visée – les pieds, les aisselles, les côtes, les genoux, les mains, les fesses, le cou… – ou la méthode utilisée – ongles, une plume, mèche de cheveux… En les faisant intervenir juste avant un rapport sexuel, on favorise le lâcher-prise. Dans le hit-parade des zones les plus réactives se trouve une partie du corps visible de tous et sans connotation sexuelle : la cochlée. Parfois surnommée limaçon, elle désigne les replis de l'oreille qui forment une sorte d'escargot. Légèrement différente chez les filles et les garçons, elle n'attend que vos caresses.

Géographie du plaisir

Pour que les chatouilles soient réussies et pas vécues comme une agression, il est important de s'y prendre graduellement, en commençant par exemple par le souffle, les baisers, la langue. Un prélude tout en douceur et en sensibilité qui peut naturellement viser les zones érogènes, sans les toucher encore. Ce jeu du chat et de la souris fait rapidement grimper la libido. Sachez que la région des fesses mérite une attention particulière, car elle stimule beaucoup le désir, que ce soit avant ou pendant l'acte. D'autres parties du corps demandent à être traitées avec beaucoup de prudence : c'est le cas de la zone périanale, où la peau est très fine et ultrasensible.

Ceux qui ont testé l'auto-chatouillement savent que cela ne fonctionne pas. Le cerveau est parfaitement capable de distinguer les stimuli extérieurs de ceux que l'on s'applique à soi-même : sans cela, le simple frottement de nos vêtements ou de nos mains l'une contre l'autre déclencherait des crises de rire à longueur de journée... De la même façon, la sexualité à deux apporte infiniment plus de bienfaits que la masturbation, notamment en matière de longévité et de libération d'hormones positives. Il n'est pas question ici de dénigrer le plaisir solitaire, qui a toute sa place dans une sexualité épanouie : il fait chuter le stress en générant une sensation d'apaisement et en provoquant un relâchement musculaire qui favorise l'endormissement. Son effet analgésique atténue certaines douleurs. Certains hommes l'utilisent par ailleurs comme un moyen de se canaliser et de mieux gérer un éventuel problème d'éjaculation précoce. J'en profite pour contrecarrer certaines idées reçues sur la masturbation féminine, qui ont la vie dure : non, cela n'est pas honteux, et il n'y a aucune contre-indication à le faire en période de règles.

Seule la masturbation compulsive pose problème. Lorsque le plaisir solitaire intervient plusieurs fois par jour sur une longue durée, on parle en effet d'addiction, un trouble psychologique qui nécessite une prise en charge médicale. Comme dans tout phénomène de dépendance, les conséquences sont désastreuses : isolement, sensation d'épuisement, frustration, irritabilité, insomnies... La masturbation doit rester un acte à la fréquence maîtrisée, même si elle est régulière. Pratiquée dans la plus stricte intimité ou employée comme un « allume-feu » pour anticiper le plaisir d'un rapport à deux, elle est naturelle et saine. Les personnes qui déplorent une certaine baisse de libido y trouveront un moyen de retrouver peu à peu le chemin du désir.

Je m'autorise ici une petite parenthèse pour rappeler certains conseils d'hygiène. Si les femmes sont bien avisées d'aller uriner immédiatement après un rapport sexuel, afin de chasser les bactéries susceptibles de causer une cystite, pour les hommes, c'est plutôt le contraire. L'éjaculation, par sa puissance, emporte une partie du mucus qui tapisse les parois de l'urètre. Ce mucus est sécrété par les glandes de Littré et a pour mission de faire écran à l'acidité de l'urine : il faut donc lui laisser le temps de se reconstituer. Uriner dans les minutes qui suivent l'éjaculation provoque une sensation de brûlure à la miction, un inconfort qui concerne non seulement le méat urinaire, mais aussi l'ensemble de l'urètre, jusqu'à la vessie. Pourquoi souffrir inutilement quand il suffit de patienter ? Je précise que si les brûlures mictionnelles persistent au-delà d'une heure, il faut aller consulter son médecin pour écarter une infection génitale.

Jouez avec le nerf honteux

La communauté scientifique vient de rebaptiser le nerf honteux interne, désormais appelé le nerf pudendal. Situé entre le clitoris et l'anus chez la femme, et entre le gland et l'anus chez l'homme, il est issu des dernières vertèbres de la colonne vertébrale (S2, S3, S4). Ces vertèbres dites «sacrées» se situent dans la région lombaire et opèrent la jonction de la colonne avec le coccyx, un os qui forme une pointe en haut du sillon interfessier.

Comme sa localisation stratégique le laisse imaginer, le nerf pudendal joue un rôle clé dans la sexualité. Capable d'agir directement sur le périnée et les organes sexuels, il envoie au cerveau des signaux sur la sensibilité de ces derniers. Chez l'homme, il orchestre les impulsions parasympathiques qui contrôlent le temps vasculaire de l'érection : cette activité nerveuse, sensorielle et motrice stimule les muscles ischio-bulbo-caverneux qui provoquent la rigidité pénienne. Chez la femme, il intervient dans l'aboutissement des orgasmes.

En dehors de la sexualité, le nerf pudendal est essentiel dans la continence urinaire et anale : c'est lui qui informe le cerveau du besoin d'uriner ou d'aller à la selle. Être à l'écoute de ces signaux permet d'éviter de prendre des laxatifs irritants pour le système digestif.

Développer une activité sexuelle épanouie nécessite de prendre grand soin de ce petit nerf trop souvent négligé. La première précaution à prendre est d'éviter toute position assise prolongée, car celle-ci provoque une compression du nerf pudendal contre le ligament sacro-tubéral. Que vous soyez chez vous ou sur votre lieu de travail, pensez à vous lever au moins une fois par heure pour vous dégourdir les jambes pendant 5 minutes.

Profitez de ces pauses pour pratiquer de petits exercices destinés à préserver la vitalité de votre nerf pudendal : entretenir une certaine souplesse dans la région lombaire fait des miracles sur les mouvements de va-et-vient qui interviennent dans la sexualité.

Les Don Juan du rire

Une nouvelle enquête étonnante a révélé que le niveau d'humour du partenaire sexuel influait fortement sur la fréquence des orgasmes. Rire et faire rire permettrait donc de jouir davantage et plus facilement. Cela n'a rien d'étonnant : un humour fin et spontané, lorsqu'il fait mouche, attise le plaisir et nourrit la relation de confiance entre les amants. Il dissout par ailleurs la gêne, les craintes et les éventuels complexes pour laisser la place à une lecture réenchantée et érotisée du monde. Les chercheurs ont noté qu'en présence d'un partenaire drôle, la fréquence et l'intensité des rapports augmentaient également. C'est un atout de séduction majeur.

Il n'est donc pas étonnant que, d'après une enquête menée outre-Atlantique, l'humour soit en bien meilleure position que le statut social, la taille du sexe ou le charisme dans la liste des qualités qui incitent à choisir un partenaire plutôt qu'un autre. Il en existe de différents types : l'humour des bavards, qui racontent des blagues longues et captivent leur auditoire, l'humour absurde, l'humour insolent, et bien sûr l'humour graveleux qui, soit dit en passant, a peu de chances de convaincre et peut même offenser... Mais les personnes les plus séduisantes sont certainement les *snipers* : elles décochent, au moment adéquat et sans trop en faire, un trait d'esprit plein de finesse sur une situation donnée ou en réponse à ce que vient de dire quelqu'un. Cela traduit une intelligence à la fois redoutable et pleine de légèreté.

Tomber amoureux de quelqu'un qui nous fait rire de bon cœur, c'est bénéficier d'un antidote contre la routine et la déprime. C'est également un outil précieux en cas de conflit, qui permet de désamorcer les crises et de dédramatiser les mauvaises passes. Rien de mieux pour assurer la pérennité de la relation.

Jouer pour jouir très fort

Au risque de décevoir, il n'est pas question ici de jeux sexuels, mais bien de parties endiablées de Monopoly, de Scrabble ou de dominos. Ce n'est peut-être pas aussi glamour qu'une étreinte passionnée, et pourtant…

Des scientifiques américains ont découvert que les couples pratiquant ces jeux de société sécrètent, au cours d'une partie, deux fois plus d'ocytocine qu'en temps normal. L'interaction ludique, l'élaboration de stratégies ainsi qu'une certaine rivalité créent un fort sentiment de complicité. Jouer permet de plus, comme toujours, de relâcher la pression et de rire, ce qui laisse parfois naturellement la place à un rapport charnel. La seule règle à respecter pour entretenir ce climat propice est de se montrer bon perdant, c'est-à-dire de ne pas prendre la partie trop au sérieux, au risque de la rendre terriblement ennuyeuse. Au contraire, laissez faire le jeu : il vous mènera vers un horizon de légèreté et d'insouciance, qui est aussi celui de la sexualité. Ne cherchez pas à tout prix l'originalité : parfois, la répétition d'une bonne partie de cartes fonctionne à merveille.

Jouer avant de faire l'amour permet d'accéder à un plaisir plus intense. Les jeux de société sont une porte ouverte sur l'imaginaire et le rêve : partager un moment intime avec son partenaire juste après avoir joué, c'est l'inviter à entrer dans cet univers secret, cette bulle de bienveillance.

Bien sûr, rien n'empêche de fusionner dès le départ les jeux de société et l'intimité physique. Certains couples intègrent à des jeux de plateau parfaitement banals des défis et des récompenses érotiques. C'est infiniment plus stimulant que d'être assis ensemble devant la télévision, même pour regarder un film X. Les récompenses érotiques utilisées pour pimenter les jeux sont d'ailleurs révélatrices de ce qu'un individu s'autorise ou non à faire en matière de sexualité. Cette dernière est saine, naturelle et innocente, mais elle continue d'être prise pour cible par un discours moralisateur et culpabilisant. Activer la puissance érotique du cerveau, organe qui forme la pierre angulaire de toute relation amoureuse et le moteur des rapports charnels harmonieux, suppose d'abord de se libérer des tabous.

Stimulations particulières

Plus la sexualité devient conventionnelle et sérieuse, plus elle perd l'aspect ludique qui la rendait au départ si excitante. La comparaison à autrui et la volonté de correspondre aux « normes » sexuelles de l'époque tuent la libido. Résister à cet effondrement du désir suppose d'affirmer ses préférences – lesquelles se révèlent parfois tardivement – avec confiance et espièglerie. On ne peut faire l'amour qu'en se mettant nu… et « à nu ».

Il existe en matière de sexe, comme d'ailleurs dans l'hypnose, des ancrages psychologiques : des pensées, situations ou stimuli sensoriels bien précis opèrent comme des interrupteurs qui activent le désir. Ces ancrages sont puissants, mais demandent à être régulièrement renouvelés afin de ne pas s'épuiser. Heureusement, les variantes du désir sont infinies – et parfois insolites : au lieu de mobiliser des images érotiques, elles font appel indistinctement à des objets ou à des personnages qui n'ont, à première vue, rien à voir avec le plaisir.

La soceraphilie en est un bon exemple : elle consiste à faire monter la température en pensant très fort… à ses beaux-parents. Cela ne signifie bien sûr pas qu'on a réellement envie de coucher avec eux, mais plutôt qu'on ne peut empêcher son cerveau de générer des pensées saugrenues, qui ont en même temps quelque chose de fascinant. Mieux vaut toutefois éviter d'en parler… Imaginer son partenaire dans les bras de quelqu'un d'autre est aussi une source d'embrasement chez certains, bien que cela touche au tabou profond de la polygamie ; cela montre bien que les interdits sociaux n'ont plus leur mot à dire dès lors qu'on laisse libre cours aux fantasmes. Les adeptes de la forniphilie, quant à eux, se servent du corps de l'autre comme d'un meuble :

fauteuil, table, chaise, peu importe, tant qu'ils peuvent monter dessus et prendre du plaisir. Inconsciemment, cela leur donne l'impression de contrôler la situation, les meubles étant par définition inertes. L'alliumphilie, plus rare, associe le désir sexuel à la pensée… d'une gousse d'ail. Enfin, les climacophiles ressentent une grande excitation à imaginer leur partenaire, ou eux-mêmes en train de descendre un escalier. Il y en a donc vraiment pour tous les goûts. Cela dit, il ne s'agit là que d'exemples extrêmes : la plupart des ancrages, plus communément appelés fantasmes, sont très classiques – plans à trois, domination ou soumission, inversion des rôles, voyeurisme…

Quelles que soient nos préférences, l'important est d'accéder au lâcher-prise. Aux États-Unis, une étude s'appuyant sur des IRM a mis en évidence que les adeptes des jeux érotiques modérés comme la fessée érotique accédaient lors de leurs ébats à un état proche de la méditation. Celui qui assume son plaisir et le met en pratique acquerrait donc une forme de sagesse et de contrôle sur son esprit : même dans le sadomasochisme, on choisit la douleur que l'on subit et, en quelque sorte, on la domine.

Des effets positifs inattendus

Et si les effets secondaires du Viagra étaient tout aussi intéressants que son action principale ?

Par effets secondaires, on entend des symptômes imprévus et indésirables associés à la prise d'un médicament. Or les effets secondaires de certains traitements détiennent au contraire des bienfaits potentiels surprenants. Il arrive donc qu'en cherchant à traiter un mal, on en soulage un autre sans le savoir. Une étude américaine vient de mettre en évidence que la prise régulière de Viagra, de Cialis ou de Levitra abaisserait le risque de mort précoce de façon significative… alors que ces médicaments sont prescrits pour optimiser la fonction érectile. Les résultats sont sans appel : les décès d'origine cardiaque sont moins fréquents de 39 %, et les accidents vasculaires, de 13 %, chez les hommes qui en consomment. La cause exacte de ce bienfait inattendu reste à éclaircir et mériterait de faire l'objet d'analyses approfondies : le Viagra et autres cachets comparables auraient-ils un effet anti-inflammatoire ou une action anti-athérosclérose ? Préviendraient-ils la formation de caillots sanguins par un pouvoir antiplaquettaire ? Ou, plus simplement, le fait d'avoir des rapports sexuels fréquents serait-il une clé de la bonne santé ?

À l'origine, le Viagra était conçu pour traiter l'hypertension artérielle pulmonaire. C'est tout à fait par hasard que des médecins ont découvert ses effets sur la sexualité masculine. Sa capacité à augmenter l'espérance de vie, si elle est démontrée, ne serait donc pas le premier effet secondaire positif qu'on lui trouve. Le 1er avril 1998, jour où le Viagra a fait son apparition dans les pharmacies américaines, marque un tournant important dans l'histoire de la sexualité humaine. Rappelons qu'il n'existait, auparavant, aucun traitement contre la dysfonction érectile. Aujourd'hui, les options sont nombreuses. Le Tadalafil, générique du Cialis, aurait quant à lui un effet positif sur les hypertrophies bénignes de la prostate et, pris quotidiennement, espacerait la fréquence des levées nocturnes. Une anecdote qui prête à sourire : versé dans un vase en très petite quantité, le Viagra fait tenir les fleurs une semaine de plus, et les rend bien droites…

D'autres médicaments plus courants encore ont eux aussi surpris la communauté médicale en résolvant des problèmes « annexes » : c'est le cas de l'aspirine, utilisée au départ exclusivement comme antidouleur. On découvrit bien plus tard qu'en augmentant la fluidité sanguine, elle contribuait à prévenir les troubles cardiovasculaires.

Les aliments ne sont pas en reste : après des siècles de consommation par l'homme, on continue de découvrir à nombre d'entre eux des qualités inattendues. C'est le cas du café au lait, qui aurait une action anti-inflammatoire, malgré les problèmes de digestibilité dont nous avons déjà parlé. Cela serait dû à l'association de protéines spécifiques et d'antioxydants présente dans cette boisson. Dans la mesure où le système digestif le tolère, commander ce qu'on appelle aujourd'hui un *latte* est donc un choix raisonnable : on renforcerait par là les cellules immunitaires qui luttent contre l'inflammation, quoiqu'en toute rigueur cela reste à prouver. Cette boisson étant consommée essentiellement le matin, gardez cependant à l'esprit, si vous pratiquez comme moi le jeûne séquentiel, qu'en boire revient à rompre le jeûne. Préférez-lui une bonne tasse de thé vert ou noir, dont les bienfaits ne sont, eux, plus à démontrer.

Les odeurs qui excitent

Le sens de l'odorat est une caisse de résonance du désir. À ce titre, il a toute sa place dans une sexualité centrée sur le jeu. Sans même parler des phéromones que dégagent la peau et la transpiration, il suffit d'un rapport sexuel pour que l'haleine des partenaires, elle aussi, soit modifiée : la sécrétion de dopamine et de sérotonine abaisse le niveau de CO_2 et d'isoprène dans le souffle.

La sexualité est donc un terrain de jeu olfactif où les jugements de valeur n'ont pas leur place : il n'y a pas de « bonnes » ni de « mauvaises » odeurs, seulement des senteurs qui excitent et d'autres qui inhibent. Le sperme est parfois décrit comme sentant le chlore, la fleur de châtaignier, ou encore le métal, ce qui n'est pas surprenant quand on sait qu'il contient du zinc et du magnésium ; les sécrétions vaginales sont plutôt rapprochées du muguet ou du lait. Comme en matière d'alimentation, chacun ses goûts.

Pour que des odeurs corporelles compatibles se muent en véritable ciment du couple, il est important de ne pas les éliminer par excès d'hygiène ni de les masquer par une senteur artificielle trop insistante. Se parfumer avant de faire l'amour répond au souci de plaire à l'autre, mais est-ce vraiment une bonne idée ? Certaines enquêtes montrent que la moitié des femmes sont davantage attirées par les hommes sans parfum ; 25 % d'entre elles observent que les odeurs corporelles augmentent leur degré d'excitation initial.

Zone interdite ?

Nous avons précédemment évoqué la phase anale, stade de développement de l'enfant qui pose les bases du rapport aux autres. Le plaisir anal existe cependant aussi chez les adultes, malgré la persistance d'un grand nombre de tabous et de préjugés sur le sujet. Il s'agit d'un plaisir fortement réprouvé par la religion, et même puni par la loi dans certains pays. La censure est telle que l'évocation des rapports sexuels anaux s'est transformée en insulte… Pourtant, le plaisir anal est plus répandu qu'on ne le pense. Pratiqué dans le respect de l'autre et avec son consentement explicite – sans quoi il est vécu comme une agression –, il constitue, chez certains couples, la pierre angulaire d'une sexualité satisfaisante. Pourquoi ne pas briser les tabous et investir ce nouvel espace de liberté ?

Sur le plan physiologique, la région anale comporte de nombreuses terminaisons nerveuses, ce qui en fait une zone extrêmement réceptive et sensible. L'anus entretient par ailleurs des relations physiologiques réflexes avec les organes génitaux. Des scientifiques américains se sont intéressés plus particulièrement au plaisir anal féminin, et ont conduit en 2022 une étude portant sur 3 000 femmes. Ils ont découvert que la pénétration n'était pas nécessaire à la jouissance, la zone la plus réceptive se situant à l'entrée de l'anus, presque en surface. Un effleurement par le doigt, le pénis ou un objet propre suffit à donner du plaisir, tant qu'il reste léger. 40 % des participantes ont d'ailleurs indiqué que cette méthode avait leur préférence.

En cas de pénétration, celle-ci est souvent préférée peu profonde, c'est-à-dire limitée à l'équivalent d'une phalange de doigt. C'est l'option choisie par 35 % des femmes interrogées. Enfin, les scientifiques ont noté que 40 % de l'ensemble des participantes couplaient la stimulation clitoridienne au plaisir anal pour mieux atteindre la jouissance.

En matière de sexe, il est incroyablement libérateur de se défaire des préjugés et d'explorer les zones « interdites » sans culpabilité ni honte.

Le plaisir anal est également encore tabou du côté masculin. À nouveau, il convient de s'y prendre avec douceur afin d'éviter toute blessure, en utilisant autant de lubrifiant que nécessaire. La muqueuse anale est si fragile qu'un rien peut causer une plaie, y compris des ongles mal coupés. Il est recommandé d'utiliser d'abord les doigts pour dilater la zone progressivement. Certaines positions facilitent ensuite la pénétration, notamment la position génu-pectorale, qui consiste à prendre essentiellement appui sur les genoux tandis que le haut du corps repose face contre le lit. Il est également possible de rester allongé sur le dos, en glissant les poings sous les fesses de manière à rehausser le bassin.

Certains hommes sont parfaitement insensibles au plaisir anal, tandis que d'autres y prennent un plaisir intense avec éjaculation immédiate. Lorsque plaisir il y a, celui-ci est en grande partie dû à la prostate, une petite glande accessible au doigt depuis l'intérieur du rectum. Son toucher légèrement bombé la rend facile à palper. Une prostate saine doit présenter deux lobes et avoir une consistance souple et régulière. Des caresses circulaires très légères suffisent à déclencher une forte réaction chez de nombreux hommes, ce qui en fait un préliminaire efficace.

De nos jours, la sodomie est largement répandue, certaines séries télévisées comme *Sex and the City* ayant contribué à la populariser ; en France 21 % des femmes déclarent en être des adeptes ponctuelles ou récurrentes.

À mesure que le sexe anal se banalise, les médecins disposent de davantage de données et en cernent mieux les éventuelles conséquences. Nous avons aujourd'hui suffisamment de recul pour affirmer que les rapports sexuels anaux sont sans risques, tant qu'ils sont consentis et pratiqués dans le respect de certaines précautions. La première consiste naturellement à porter un préservatif, rempart le plus efficace contre les maladies sexuellement transmissibles. La seconde, comme je l'ai dit plus haut, est d'ordre mécanique : afin d'éviter les cas d'incontinence fécale et les lésions du sphincter anal, fréquentes surtout chez les femmes, la seule solution est d'éviter tout mouvement brusque, de lubrifier suffisamment et de s'arrêter à la moindre douleur ou au moindre saignement. En cas de doute, il ne faut pas hésiter à consulter un médecin.

Les « sexercices »

Le professeur Arnold Henry Kegel, célèbre gynécologue américain, a mis au point une méthode qui, correctement et régulièrement exécutée, permet de développer la force des muscles vaginaux. C'est d'autant plus important que l'âge, les éventuels accouchements et les changements hormonaux dus à la ménopause ont un impact négatif sur la tonicité de ces tissus, qui se relâchent de 2 % par an.

Les exercices proposés par le docteur Kegel entretiennent le tonus du vagin et favorisent la lubrification de la zone. Ils sont donc un moyen incontournable de préserver le plaisir sexuel. Je rappelle que l'orgasme ne peut être atteint sans contraction musculaire. Un vagin en pleine santé est récompensé par une jouissance décuplée.

Les exercices présentés ici sont, dans l'idéal, à réaliser tous les jours : cela ne représente que 3 minutes. Le seul écueil à éviter est de confondre le périnée avec les muscles qui servent à serrer les fesses. Imaginez que vous retenez une envie pressante d'uriner – c'est là la contraction recherchée. Répétez celle-ci au moins 10 fois de suite en comptant à chaque fois jusqu'à 5 puis relâchez et reprenez l'exercice.

Un deuxième exercice consiste à faire comme si l'on portait un tampon périodique, et à « aspirer » celui-ci vers l'intérieur du corps 10 fois de suite par contraction du vagin. Enfin, le dernier volet de la méthode Kegel consiste à placer un doigt propre dans le vagin et à mobiliser les muscles de manière à l'enserrer le plus étroitement possible 10 fois d'affilée.

D'autres gynécologues américains ont complété les exercices du docteur Kegel par des mouvements centrés sur le bas du dos. Pour en éprouver l'efficacité, allongez-vous sur le dos, pieds écartés, et soulevez le bassin. Effectuez ensuite avec vos hanches de petits mouvements circulaires, puis des ondulations douces d'avant en arrière. Au fil des séances, augmentez le nombre de répétitions et maintenez les contractions le plus longtemps possible.

Séance de fitness sexuel mixte : la gym de l'amour

Je vous propose, pour conclure cette partie centrée sur la sexualité, quelques exercices qui compléteront à merveille ceux du docteur Kegel. Avant de passer à la pratique, gardez à l'esprit qu'il faut rester en toutes circonstances doux et bienveillant envers son propre corps : si certains mouvements sont douloureux, ne forcez pas. Laissez-vous le temps de progresser, et vos mouvements gagneront naturellement en amplitude au fil du temps : les tensions se débloqueront, vos muscles s'étireront et vous retrouverez la flexibilité de votre adolescence.

Le premier exercice est le suivant : asseyez-vous à genoux et écartez les cuisses le plus possible tout en restant bien stable. Puis, penchez-vous lentement vers l'avant en étendant vos bras loin devant vous, bien parallèles, paumes contre le sol. L'idéal est de réussir à poser le front par terre. Maintenez cette position le temps de huit cycles respiratoires profonds. À chaque expiration, essayez d'aller chercher encore un peu plus loin avec les bras.

Pour effectuer le deuxième exercice, allongez-vous sur le dos. Fléchissez les genoux et ramenez-les vers vous avec les mains, de manière que vos cuisses touchent votre buste. Prenez le temps qu'il vous faut pour atteindre cette position. Une fois que vous y êtes parvenu, effectuez huit cycles respiratoires et testez votre mobilité en basculant doucement le poids du corps d'un côté puis de l'autre.

Revenez en position allongée. Cette fois, fléchissez d'abord la jambe gauche. Placez ensuite la cheville droite perpendiculairement sur le genou gauche, comme vous le feriez pour vous asseoir en tailleur. Saisissez le tibia gauche des deux mains et ramenez-le en douceur vers votre abdomen sans redresser le buste. Effectuez huit cycles respiratoires puis changez de côté. Dans un second temps, répétez l'exercice en essayant de décoller la région lombaire du sol pendant 3 secondes. La montée et la descente du bassin doivent se faire le plus lentement possible.

Le troisième exercice est très simple : allongez-vous sur le dos et repliez les jambes en position de batracien. Vos pieds doivent se rejoindre. Augmentez en douceur l'écartement des cuisses tout en effectuant huit cycles respiratoires. Veillez à ne pas forcer si l'étirement devient douloureux.

Le quatrième exercice a pour but de relâcher les muscles qui entourent le nerf pudendal. Observez les chats : avant un rapport sexuel, ils se dandinent instinctivement et agitent le bassin. Ce mouvement active le système parasympathique qui contrôle la relaxation, et permet au félin de diffuser ses odeurs intimes aux vertus aphrodisiaques.

Chez l'être humain, les nerfs parasympathiques prennent naissance au niveau des vertèbres sacrées et rayonnent en direction des organes génitaux. Comme les chats, mettez-vous à quatre pattes, les bras tendus vers l'avant dans l'axe du buste, et secouez les reins. Allongez-vous ensuite sur le dos et glissez vos mains sous les fesses, poings fermés. Effectuez 30 secousses rapides de haut à droite au niveau du sacrum, c'est-à-dire tout en bas de la colonne vertébrale.

En seulement trois mois de pratique régulière de ces différents exercices, vous constaterez des changements très agréables dans votre vie sexuelle : des muscles jusqu'alors figés retrouveront leur élasticité et leur mobilité, les orgasmes seront à la fois plus fréquents et de meilleure qualité. Si la position allongée est omniprésente, c'est que le mal de dos est un facteur de baisse de la libido : cette partie du corps requiert donc une attention particulière.

S'adonner au fitness sexuel, c'est jouer avec son corps pour renforcer jour après jour la source de son plaisir. Une sexualité heureuse nécessite de l'entretien, sans quoi elle décline au fil des années. En misant sur le long terme, on gagne à tous les coups. Trop de jeunes gens pensent que leur bonne santé, y compris sur le plan sexuel, est éternelle. Or comme la longévité, la santé dépend en réalité de nos efforts. Avoir des grands-parents centenaires ne signifie pas qu'on le sera à coup sûr, surtout lorsqu'on sait qu'il y a un siècle, l'exposition des individus à la pollution, aux pesticides cancérigènes, et aux perturbateurs endocriniens comme les microplastiques était bien moindre. Raison de plus pour se prendre en main !

Épilogue

Au terme de cette lecture, vous avez désormais entre les mains une précieuse ordonnance qui vous indiquera comment veiller d'un œil averti sur votre santé et, par là, comment augmenter votre longévité.

Le jeûne, dans toutes ses dimensions, est votre nouveau talisman contre le vieillissement de l'esprit et du corps. Ancré dans des civilisations anciennes, il vous montre le chemin d'une vie longue, heureuse et saine.

La santé est le plus grand trésor de tout être vivant. Le préserver nécessite un solide bon sens, mais aussi une capacité à bousculer les idées reçues. Trop souvent, j'observe que les patients qui me consultent n'ont jamais été éduqués à certains réflexes d'hygiène qui auraient pourtant pu leur épargner bien des maux. Loin de moi l'idée de leur jeter la pierre : à une époque où les informations qui circulent sont à la fois trop abondantes et contradictoires, comment faire pour garder le cap ? Combien de personnes m'ont confié se sentir totalement perdues ?

C'est pour répondre à cette angoisse que j'ai rédigé ce livre, en espérant qu'il vous serve de guide. La médecine est, au moment même où j'écris ces lignes, en train de faire des progrès fantastiques dans la lutte contre le vieillissement. Bientôt, celui-ci ne sera plus à nos yeux qu'une maladie comme une autre, avec ses remèdes et ses traitements. Il est permis d'espérer que d'ici quelques dizaines d'années, des solutions thérapeutiques proprement extraordinaires viennent bouleverser nos conceptions de la souffrance et de l'âge. Après tout, dans les années 1920, nombre de scientifiques renommés prétendaient que l'homme n'irait jamais sur la Lune…

Nous sommes à l'aube d'une véritable révolution. L'espérance de vie moyenne, à l'échelle du globe, pourrait atteindre 122 ans – c'est le chiffre annoncé par certains travaux scientifiques, qui indiquent que le record de la Française Jeanne Calment est à portée de main pour une grande partie d'entre nous.

En attendant que nos sociétés soient impactées en profondeur par ces progrès, il nous reste, à l'échelle individuelle, d'innombrables outils pour vivre mieux et plus longtemps. Les solutions proposées ne sont pas toujours faciles à mettre en œuvre, j'en conviens, mais elles sont nombreuses et efficaces. Mon plus grand souhait est qu'elles fassent pour vous une différence mesurable. Sans plus tarder, jetez-vous à corps perdu dans une nouvelle vie faite de jeûne, de jeu et surtout de plaisir. Vous révélerez ainsi la part d'éternité qui est en vous, en chacun de nous. Tout ce que je sais est à présent entre vos mains : à vous de jouer.

Remerciements

Pour leurs avis scientifiques, leurs conseils avisés, et surtout pour leur fidèle amitié qui m'a accompagné pendant l'écriture de ce livre, je tiens à remercier la directrice de Robert Laffont Sophie Charnavel, mon éditeur Thierry Billard, Solveig de Plunkett, le Pr Romain Coriat, le Pr Gérard Friedlander, le Pr Robert Barouki, le Pr Sélim Aractingi, le Pr Michel Lejoyeux, le Pr Emmanuel Messas, le Pr Jean-Louis Bourges, le Pr Nicolas Thioun, le Pr François Rannou, le Pr Stéphane Oudard, le Dr Antonin Saldmannn, Bernard Werber, Bérangère Ibgui, Léonie, Hugo, Sixtine, Manon, et Marie Saldmann.

Bibliographie

• *Nutrition*

Acharya A., Das I., Singh S. et Saha T., «Chemopreventive Properties of Indole-3-Carbinol, Diindolylmethane and Other Constituents of Cardamom against Carcinogenesis», *Recent Patents on Food, Nutrition and Agriculture*, n° 2 (2), 2010.

Acosta-Rodríguez V., Rijo-Ferreira F., Izumo M., Xu P., Wight-Carter M., Green C. B. et Takahashi J. S., «Circadian Alignment of Early Onset Caloric Restriction Promotes Longevity in Male C57BL/6J Mice», *Science*, n° 376 (6598), 2022.

Azimi P., Ghiasvand R., Feizi A., Hosseinzadeh J., Bahreynian M., Hariri M. et Khosravi-Boroujeni H., «Effect of Cinnamon, Cardamom, Saffron and Ginger Consumption on Blood Pressure and a Marker of Endothelial Function in Patients with Type 2 Diabetes Mellitus : A Randomized Controlled Clinical Trial», *Blood Pressure*, n° 25 (3), 2016.

Bayes J., Schloss J. et Sibbritt D., «The Effect of a Mediterranean Diet on the Symptoms of Depression in Young Males (The "AMMEND : A Mediterranean Diet in MEN with Depression" Study) : A Randomized Controlled Trial», *The American Journal of Clinical Nutrition*, n° 116 (2), 2022.

Chauhan A. et Chauhan V., « Beneficial Effects of Walnuts on Cognition and Brain Health », *Nutrients*, n° 12 (2), 2020.

Chung M., Zhao N., Wang D., Shams-White M., Karlsen M., Cassidy A., Ferruzzi M., Jacques P. F., Johnson E. J. et Wallace T. C., « Dose – Response Relation between Tea Consumption and Risk of Cardiovascular Disease and All-Cause Mortality : A Systematic Review and Meta-Analysis of Population-Based Studies », *Advances in Nutrition*, n° 11 (4), 2020.

De Castro J. M., « Seasonal Rhythms of Human Nutrient Intake and Meal Pattern », *Physiology & Behavior*, n° 50 (1), 1991.

Deota S., Lin T., Chaix A., Williams A., Le H., Calligaro H., Ramasamy R., Huang L. et Panda S., « Diurnal Transcriptome Landscape of a Multi-Tissue Response to Time-Restricted Feeding in Mammals », *Cell Metabolism*, n° 35 (1), 2023.

Emmett S., Jenkins G., Boros S., Whiteman D. C., Panizza B. et Antonsson A., « Low Prevalence of Human Papillomavirus in Oral Cavity Squamous Cell Carcinoma in Queensland, Australia », *ANZ Journal of Surgery*, n° 87 (9), 2017.

« EWG study : Eating one Freshwater Fish Equals a Month of Drinking "Forever Chemicals" Water », *EWG*, 2023, www.ewg.org/news-insights/news-release/2023/01/ewg-study-eating-one-freshwater-fish-equals-month-drinking.

Geeraerts C. et Belpaire C., « The Effects of Contaminants in European Eel : A Review », *Ecotoxicology*, n° 19 (2), 2010.

Gibbons T. D., Cotter J. D., Ainslie P. N., Abraham W. C., Mockett B. G., Campbell H. A., Jones E. M. W., Jenkins E. J. et Thomas K. N., « Fasting for 20 Hours Does Not Affect Exercise-Induced Increases in Circulating BDNF in Humans », *The Journal of Physiology*, n° 601 (11), 2023.

Gimenez L., Kelly-Irving M., Delpierre C., Rougé-Bugat M.-E., Lepage B. et Lang T., « Interaction between Patient and General Practitioner According to the Patient Body Weight : A Cross-Sectional Survey », *Family Practice*, n° 40 (2), 2023.

Gruenwald J., Freder J. et Armbruester N., « Cinnamon and Health », *Critical Reviews in Food Science and Nutrition*, n° 50 (9), 2010.

Haq I.-U., Imran M., Nadeem M., Tufail T., Gondal T. A. et Mubarak M. S., « Piperine : A Review of its Biological Effects », *Phytotherapy Research*, n° 35 (2), 2021.

He M., Wang J., Liang Q., Li M., Guo H., Wang Y., Deji C., Sui J., Wang Y.-W., Liu Y., Zheng Y., Qian B., Chen H., Ma M., Su S., Geng H., Zhou W.-X., Guo X., Zhu W.-Z., Zhang M., Chen Z., Rensen P. C. N., Hui C.-C., Wang Y. et Shi B., « Time-Restricted Eating with or without Low-Carbohydrate Diet Reduces Visceral Fat and Improves Metabolic Syndrome : A Randomized Trial », *Cell Reports Medicine*, n° 3 (10), 2022.

Hector K. L., Lagisz M. et Nakagawa S., « The Effect of Resveratrol on Longevity Across Species : A Meta-Analysis », *Biology Letters*, n° 8 (5), 2012.

Heuven L. A. J., De Graaf K., Forde C. G. et Bolhuis D. P., « Al Dente or Well Done ? How the Eating Rate of a Pasta Dish Can Be Predicted by the Eating Rate of its Components », *Food Quality and Preference*, n° 108, 2023.

Hussain K. A., Romanova S., Okur I., Zhang D., Kuebler J., Huang X., Wang B., Fernandez-Ballester L., Lu Y., Schubert M. et Li Y., « Assessing the Release of Microplastics and Nanoplastics from Plastic Containers and Reusable Food Pouches : Implications for Human Health », *Environmental Science & Technology*, n° 57, 2023.

Kim J., Boushey C. J., Wilkens L. R., Haiman C. A., Le Marchand L. et Park S.-Y., « Plant-Based Dietary Patterns Defined by a Priori

Indices and Colorectal Cancer Risk by Sex and Race/Ethnicity : The Multiethnic Cohort Study », *BMC*, n° 20 (1), 2022.

King W. C., Hinerman A. S. et White G. E., « Changes in Marital Status Following Roux-en-Y Gastric Bypass and Sleeve Gastrectomy : A US Multicenter Prospective Cohort Study », *Annals of Surgery Open*, n° 3 (3), 2022.

Kocaadam B. et Şanlier N., « Curcumin, an Active Component of Turmeric (Curcuma longa), and its Effects on Health », *Critical Reviews in Food Science and Nutrition*, n° 57 (13), 2017.

Lagarde D. et Kazak L., « The Timing of Eating Controls Energy Use », *Science*, n° 378 (6617), 2022.

Lebel E. D., Finnegan C. J., Ouyang Z. et Jackson R. B., « Methane and NO_x Emissions from Natural Gas Stoves, Cooktops, and Ovens in Residential Homes », *Environmental Science & Technology*, n° 56 (4), 2022.

Levakov G., Kaplan A., Yaskolka Meir A, Rinott E., Tsaban G., Zelicha H.M., Ceglarek U., Stumvoll M., Shelef I., Avidan G. et Shai I., « The Effect of Weight Loss Following 18 Months of Lifestyle Intervention on Brain Age Assessed with Resting-State Functional Connectivity », *eLife*, n° 12, 2023.

Levitt M. D. et Duane W. C., « Floating Stools – Flatus versus Fat », *The New England Journal of Medicine*, n° 286 (18), 1972.

Luo Y., Gibson C. T., Chuah C., Tang Y., Naidu R. et Fang C., « Raman Imaging for the Identification of Teflon Microplastics and Nanoplastics Released from Non-Stick Cookware », *Science of the Total Environment*, n° 851 (2), 2022.

Marawan A., Kurbanova N. et Qayyum R., « Association between Serum Vitamin D Levels and Cardiorespiratory Fitness in the

Adult Population of the USA», *European Journal of Preventive Cardiology*, n° 26 (7), 2019.

Mascari R., Vezzeti A., Orofino C., Byrd A., Hicklin D., Nichols C., Curtis J. et Sen S., «Periodontal Disease Association with Large-Artery Atherosclerotic Stroke», *Journal of Neurological Disorders & Stroke*, n° 8 (1), 2021.

Masters R. K., «Sources and Severity of Bias in Estimates of the BMI – Mortality Association», *Population Studies*, n° 77 (1), 2023.

Moresco V., Charatzidou A., Oliver D. M., Weidmann M., Matallana-Surget S. et Quilliam R. S., «Binding, Recovery, and Infectiousness of Enveloped and Non-Enveloped Viruses Associated with Plastic Pollution in Surface Water», *Environmental Pollution*, n° 308, 2022.

Nie J., Chen L., Yu C. Q., Guo Y., Pei P., Chen J. S., Chen Z. M., Lyu J. et Li L., «Association between Tea Consumption and All-Cause Mortality in Chinese Adults», *Zhonghua Liu Xing Bing Xue Za Zhi*, n° 43 (2), 2022.

Pallauf K., Rimbach G., Rupp P. M., Chin D. et Wolf I. M. A., «Resveratrol and Lifespan in Model Organisms», *Current Medicinal Chemistry*, n° 23 (41), 2016.

Pérez-Burillo S., Navajas-Porras B., López-Maldonado A., Hinojosa-Nogueira D., Pastoriza S. et Rufián-Henares J. Á., «Green Tea and Its Relation to Human Gut Microbiome», *Molecules*, n° 26 (13), 2021.

Pussinen P. J., Alfthan G., Jousilahti P., Paju S. et Tuomilehto J., «Systemic Exposure to Porphyromonas Gingivalis Predicts Incident Stroke», *Atherosclerosis*, n° 193 (1), 2007.

Ruddick-Collins L. C., Morgan P. J., Fyfe C. L., Filipe J. A. N., Horgan G. W., Westerterp K. R., Johnston J. D. et Johnstone A. M., «Timing of Daily Calorie Loading Affects Appetite and Hunger

Responses without Changes in Energy Metabolism in Healthy Subjects with Obesity», *Cell Metabolism*, n° 34 (10), 2022.

Sales J. M. et Resurreccion A. V. A., «Resveratrol in Peanuts», *Critical Reviews in Food Science and Nutrition*, n° 54 (6), 2014.

Salman D., «A Molecular Handshake : Insulin-Receptor Interaction Revealed», *The Lancet. Diabetes & Endocrinology*, n° 1, 2013.

Sen S., Chung M., Duda V., Giamberardino L., Hinderliter A. et Offenbacher S., «Periodontal Disease Associated with Aortic Arch Atheroma in Patients with Stroke or Transient Ischemic Attack», *Journal of Stroke and Cerebrovascular Diseases*, n° 26 (10), 2017.

Spadaro O., Youm Y., Shchukina I., Ryu S., Sidorov S., Ravussin A., Nguyen K., Aladyeva E., Predeus A. N., Smith S. R., Ravussin E., Galban C., Artyomov M. N. et Dixit V. D., «Caloric Restriction in Humans Reveals Immunometabolic Regulators of Health Span», *Science*, n° 375 (6581), 2022.

Thau L., Gandhi J. et Sharma S., «Physiology, Cortisol», *StatPearls* [Internet], 2023.

Van Casteren A., Codd J. R., Kupczik K., Plasqui G., Sellers W. I. et Henry A. G., «The Cost of Chewing : The Energetics and Evolutionary Significance of Mastication in Humans», *Science Advances*, n° 8 (33), 2022.

Yahyazadeh R., Ghasemzadeh Rahbardar M., Razavi B. M., Karimi G. et Hosseinzadeh H., «The Effect of Elettaria Cardamomum (Cardamom) on the Metabolic Syndrome : Narrative Review», *Iran Journal of Basic Medical Sciences*, n° 24 (11), 2021.

Zhang N., Li B. Y., He H. R., Zhang J. F. et Ma G. S., « You Are What You Eat : Microplastics in the Feces of Young Men Living in Beijing», *Science of the Total Environment*, n° 767 (1), 2021.

- *Microbiote et hygiène de l'intestin*

Barone M., Ramayo-Caldas Y., Estellé J., Tambosco K., Chadi S., Maillard F., Gallopin M., Planchais J., Chain F., Kropp C., Rios-Covian D., Sokol H., Brigidi P., Langella P. et Martín R., « Gut Barrier-Microbiota Imbalances in Early Life Lead to Higher Sensitivity To Inflammation in a Murine Model of C-Section Delivery », *Microbiome*, n° 11 (1), 2023.

Buchanan K. L. et Bohórquez D. V., « You Are What You (First) Eat », *Frontiers in Human Neuroscience*, n° 12, 2018.

Burcelin R., Nicolas S. et Blasco-Baque V., « Le microbiote : cet inconnu qui réside en nous », *Médecine/Sciences*, n° 32 (11), 2016.

Chan A. O., Leung G., Tong T. et Wong N. Y. H., « Increasing Dietary Fiber Intake in Terms of Kiwifruit Improves Constipation In Chinese Patients », *World Journal of Gastroenterology*, n° 13 (35), 2007.

Chaudhary H. R., « Study of Intestinal Transit Time in Patient With Anxiety and Depression », *The Journal of the Association of Physicians in India*, n° 37 (2), 1989.

Dewulf E. M., Cani P. D., Claus S. P., Fuentes S., Puylaert P. G. B., Neyrinck A. M., Bindels L. B., de Vos W. M., Gibson G. R., Thissen J.-P. et Delzenne N. M, « Insight Into the Prebiotic Concept : Lessons From an Exploratory, Double Blind Intervention Study with Inulin-Type Fructans in Obese Women », *Gut*, n° 62 (8), 2013.

Dimidi E., Christodoulides S., Scott S. M. et Whelan K., « Mechanisms of Action of Probiotics and the Gastrointestinal Microbiota on Gut Motility and Constipation », *Advances in Nutritrion*, n° 8 (3), 2017.

Dimidi E., Cox S. R., Rossi M. et Whelan K., « Fermented Foods : Definitions and Characteristics, Impact on the Gut Microbiota and

Effects on Gastrointestinal Health and Disease », *Nutrients*, n° 11 (8), 2019.

Dimidi E. et Whelan K., « Food Supplements and Diet as Treatment Options in Irritable Bowel Syndrome », *Neurogastroenterology and Motility*, n° 32 (8), 2021.

Genser L., Poitou C., Brot-Laroche É., Rousset M., Vaillant J.-C., Clément K., Thenet S. et Leturque A., « Alteration of Intestinal Permeability : The Missing Link between Gut Microbiota Modifications and Inflammation in Obesity ? », *Medicine Science*, n° 32 (5), 2016.

Gillespie J., « "You Are What You Eat" : The Role of Dietary Macronutrients and Micronutrients in MAFLD », *Clinical Liver Disease (Hoboken)*, n° 18 (2), 2021.

Gorard D. A., Gomborone J. E., Libby G. W. et Farthing M. J., « Intestinal Transit in Anxiety and Depression », *Gut*, n° 39 (4), 1996.

Hellmich C. et Wojtowicz E. E., « You Are What You Eat : How To Best Fuel Your Immune System », *Frontiers in Immunology*, n° 13, 2022.

Johnson A. M., Costanzo A., Gareau M. G., Armando A. M., Quehenberger O., Jameson J. M. et Olefsky J. M., « High Fat Diet Causes Depletion of Intestinal Eosinophils Associated with Intestinal Permeability », *PLOS ONE*, n° 10 (4), 2015.

Juraschek S. P., Woodward M., Sacks F. M., Carey V. J., Miller E. R. 3rd et Appel L. J., « Time Course of Change in Blood Pressure From Sodium Reduction and the DASH Diet », *Hypertension*, n° 70 (5), 2017.

Katsirma Z., Dimidi E., Rodriguez-Mateos A. et Whelan K., « Fruits and their Impact on the Gut Microbiota, Gut Motility and Constipation », *Food & Function*, n° 12 (19), 2021.

Khoury-Hanold W., Yordy B., Kong P., Kong Y., Ge W., Szigeti-Buck K., Ralevski A., Horvath T. L. et Iwasaki A., « Viral Spread to Enteric Neurons Links Genital HSV-1 Infection to Toxic Megacolon and Lethality », *Cell Host & Microbe*, n° 19 (6), 2016.

Levakov G., Kaplan A., Yaskolka Meir A., Rinott E., Tsaban G., Zelicha H., Meiran N., Shelef I., Shai I. et Avidan G., « Neural Correlates of Future Weight Loss Reveal a Possible Role for Brain-Gastric Interactions », *NeuroImage*, n° 224, 2021.

Merana G. R., Dwyer L. R., Dhariwala M. O., Weckel A., Gonzalez J. R., Okoro J. N., Cohen J. N., Tamaki C. M., Han J., Tasoff P., Palacios-Calderon Y., Ha C. W. Y., Lynch S. V., Segre J. A., Kong H. H., Kattah M. G., Ma A. et Scharschmidt T., « Intestinal Inflammation Alters the Antigen-Specific Immune Response to a Skin Commensal », *Cell Reports*, n° 39 (9), 2022.

Moeller A. H. et Sanders J. G., « Roles of the Gut Microbiota in the Adaptive Evolution of Mammalian Species », *Philosophical Transactions of the Royal Society of London. Series B, Biological Sciences*, n° 375 (1808), 2020.

Moszak M., Szulińska M. et Bogdański P., « You Are What You Eat – The Relationship between Diet, Microbiota, and Metabolic Disorders – A Review », *Nutrients*, n° 12 (4), 2020.

Müller S. J., Teckentrup V., Rebollo I., Hallschmid M. et Kroemer N. B., « Vagus Nerve Stimulation Increases Stomach-Brain Coupling Via a Vagal Afferent Pathway », *Brain Stimulation*, n° 15 (5), 2022.

Norris J., « In Colitis Patients, Skin Conditions May Originate in the Gut », UCSF, www.ucsf.edu/news/2022/07/423261/colitis-patients-skin-conditions-may-originate-gut, 2022.

Peng A. W., Juraschek S.P., Appel L. J., Miller E. R. 3rd et Mueller N. T., « Effects of the DASH Diet and Sodium Intake on Bloating :

Results From the DASH-Sodium Trial », *The American Journal of Gastroenterology*, n° 114 (7), 2019.

Rao S. S. C. et Brenner D. M., « Efficacy and Safety of Over-the-Counter Therapies for Chronic Constipation : An Updated Systematic Review », *The American Journal of Gastroenterology*, n° 116 (6), 2021.

Schluter J., Peled J. U., Taylor B. P., Markey K. A., Smith M., Taur Y., Niehus R., Staffas A., Dai A., Fontana E., Amoretti L. A., Wright R. J., Morjaria S., Fenelus M., Pessin M. S., Chao N. J., Lew M., Bohannon L., Bush A., Sung A. D., Hohl T. M., Perales M.-A., van den Brink M. R. M. et Xavier J. B., « The Gut Microbiota Is Associated with Immune Cell Dynamics in Humans », *Nature*, n° 588 (7837), 2020.

Scott S. M., Simrén M., Farmer A. D., Dinning P. G., Carrington E. V., Benninga M. A., Burgell R. E., Dimidi E., Fikree A., Ford A. C., Fox M., Hoad C. L., Knowles C. H., Krogh K., Nugent K., Remes-Troche J. M., Whelan K. et Corsetti M., « Chronic Constipation in Adults : Contemporary Perspectives and Clinical Challenges. 1 : Epidemiology, Diagnosis, Clinical Associations, Pathophysiology and Investigation », *Neurogastroenterology and Motility*, n° 33 (6), 2021.

Staudacher H. M. et Whelan K., « The Low FODMAP Diet : Recent Advances in Understanding Its Mechanisms and Efficacy in IBS », *Gut*, n° 66 (8), 2017.

Thomas R. L., Jiang L., Adams J. S., Xu Z. Z., Shen J., Janssen S., Ackermann G., Vanderschueren D., Pauwels S., Knight R., Orwoll E. S. et Kado D. M., « Vitamin D Metabolites and the Gut Microbiome in Older Men », *Nature Communications*, n° 11 (1), 2020.

Turcotte J.-F., Kao D., Mah S. J., Claggett B., Saltzman J. R., Fedorak R. N. et Liu J. J., « Breaks in the Wall : Increased Gaps in the Intestinal Epithelium of Irritable Bowel Syndrome Patients Identified by Confocal Laser Endomicroscopy (with Videos) », Gastrointestinal Endoscopy, n° 77 (4), 2013.

Wilmanski T., Diener C., Rappaport N., Patwardhan S., Wiedrick J., Lapidus J., Earls J. C., Zimmer A., Glusman G., Robinson M., Yurkovich J. T., Kado D. M., Cauley J. A., Zmuda J., Lane N. E., Magis A. T., Lovejoy J. C., Hood L., Gibbons S. M., Orwoll E. S. et Price N. D., « Gut Microbiome Pattern Reflects Healthy Ageing and Predicts Survival in Humans », *Nature Metabolism*, n° 3 (2), 2021.

Zhang J., Gao N., Jiang H., Li H., Cui X., Tang S., Jin C., Tian J. et Li B., « Comparative Study on Alleviating Effect of Kiwi Berry (*Actinidia Arguta*) Polysaccharide and Polyphenol Extracts on Constipated Mice », *Food Research International*, n° 162 (Part A), 2022.

Zmora N., Suez J. et Elinav E., « You Are What You Eat : Diet, Health and the Gut Microbiota », *Nature Reviews. Gastroenterology & Hepatology*, n° 16 (1), 2019.

• *Sommeil*

Bermingham K. M., Stensrud S., Asnicar F., Valdes A. M., Franks P. W., Wolf J., Hadjigeorgiou G., Davis R., Spector T. D., Segata N., Berry S. E. et Hall W. L., « Exploring the Relationship between Social Jetlag with Gut Microbial Composition, Diet and Cardiometabolic Health, in the ZOE PREDICT 1 Cohort », *European Journal of Nutrition*, n° 62 (5), 2023.

Greco V., Bergamo D., Cuoccio P., Konkoly K. R., Muñoz Lombardo K. et Lewis P. A., « Wearing an Eye Mask During Overnight Sleep Improves Episodic Learning and Alertness », *Sleep*, n° 46 (3), 2023.

Kwok C. S., Kontopantelis E., Kuligowski G., Gray M., Muhyaldeen A., Gale C. P., Peat G. M., Cleator J., Chew-Graham C., Loke Y. K. et Mamas M. A., « Self-Reported Sleep Duration and Quality and

Cardiovascular Disease and Mortality : A Dose-Response Meta-Analysis », *Journal of the American Heart Association*, n° 7 (15), 2018.

Li Y., Zhang B., Zhou Y., Wang D., Liu X., Li L., Wang T., Zhang Y., Jiang M., Tang H., Amsel L. V., Fan F. et Hoven C. W., « Gut Microbiota Changes and Their Relationship with Inflammation in Patients with Acute and Chronic Insomnia », *Nature and Science of Sleep*, n° 12, 2020.

Lyall L. M., Wyse C. A., Graham N., Ferguson A., Lyall D. M., Cullen B., Celis Morales C. A., Biello S. M., Mackay D., Ward J., Strawbridge R. J., Gill J. M. R., Bailey M. E. S., Pell J. P. et Smith D. J., « Association of Disrupted Circadian Rhythmicity with Mood Disorders, Subjective Wellbeing, and Cognitive Function : A Cross-Sectional Study of 91 105 Participants from the UK Biobank », *The Lancet. Psychiatry*, n° 5 (6), 2018.

• *Sport*

Addorisio M. E., Imperato G. H., de Vos A. F., Forti S., Goldstein R. S., Pavlov V. A., van der Poll T., Yang H., Diamond B., Tracey K. J. et Chavan S. S., « Investigational Treatment of Rheumatoid Arthritis with a Vibrotactile Device Applied to the External Ear », *Bioelectronic Medicine*, n° 5 (1), 2019.

Bartoskova M., « The Role of the Psoas Major Muscle in Speaking and Singing », *Voice and Speech Review*, n° 15 (22), 2021.

Berryman D. E., Christiansen J. S., Johannsson G., Thorner M. O. et Kopchick J. J., « Role of the GH/IGF-1 Axis in Lifespan and Healthspan : Lessons from Animal Models », *Growth Hormone & IGF Research*, n° 18 (6), 2008.

Biswas A., Oh P. I., Faulkner G. E., Bajaj R. R., Silver M. A., Mitchell M. S. et Alter D. A., « Sedentary Time and its Association with Risk for Disease Incidence, Mortality, and Hospitalization in

Adults : A Systematic Review and Meta-Analysis », *Annals of Internal Medicine*, n° 162 (2), 2015.

Buffey A. J., Herring M. P., Langley C. K., Donnelly A. E. et Carson B. P., « The Acute Effects of Interrupting Prolonged Sitting Time in Adults with Standing and Light-Intensity Walking on Biomarkers of Cardiometabolic Health in Adults : A Systematic Review and Meta-Analysis », *Sports Medicine*, n° 52 (8), 2022.

Fox F. A. U., Diers K., Lee H., Mayr A., Reuter M., Breteler M. M. B. et Aziz N. A., « Association between Accelerometer-Derived Physical Activity Measurements and Brain Structure : A Population-Based Cohort Study », *Neurology*, n° 99 (11), 2022.

Godfrey R. J., Madgwick Z. et Whyte G. P., « The Exercise-Induced Growth Hormone Response in Athletes », *Sports Medicine*, n° 33 (8), 2003.

Hamilton M. T., Hamilton D. G. et Zderic T. W., « A Potent Physiological Method to Magnify and Sustain Soleus Oxidative Metabolism Improves Glucose and Lipid Regulation », *iScience*, n° 25 (9), 2022.

Inoue K., Tsugawa Y., Mayeda E. R. et Ritz B., « Association of Daily Step Patterns With Mortality in US Adults », *JAMA Network Open*, n° 6 (3), 2023.

Jeoung B. J., « Relationships of Exercise with Frailty, Depression, and Cognitive Function in Older Women », *Journal of Exercise Rehabilitation*, n° 10 (5), 2014.

Manini T. M., Everhart J. E., Patel K. V., Schoeller D. A., Colbert L. H., Visser M., Tylavsky F., Bauer D. C., Goodpaster B. H. et Harris T. B., « Daily Activity Energy Expenditure and Mortality among Older Adults », *JAMA*, n° 296 (2), 2006.

Meyer J. D., Murray T. A., Brower C. S., Cruz-Maldonado G. A., Perez M. L., Ellingson L. D. et Wade N. G., « Magnitude, Timing and Duration of Mood State and Cognitive Effects of Acute Moderate Exercise in Major Depressive Disorder », *Psychology of Sport and Exercise*, n° 61, 2022.

Moesgaard L., Malling Beck M., Christiansen L., Aagaard P. et Lyndbye-Jensen J., « Effects of Periodization on Strength and Muscle Hypertrophy in Volume-Equated Resistance Training Programs : A Systematic Review and Meta-Analysis », *Sports Medicine*, n° 52 (7), 2022.

Posis A. I. B., Bellettiere J., Salem R. M., LaMonte M. J., Manson J. E., Casanova R., LaCroix A. Z. et Shadyab A. H., « Associations of Accelerometer-Measured Physical Activity and Sedentary Time with All-Cause Mortality by Genetic Predisposition for Longevity », *Journal of Aging and Physical Activity*, n° 31 (2), 2022.

Sadeghi S., Wittmann M., De Rosa E. et Anderson A. K., « Wrinkles in Subsecond Time Perception Are Synchronized to the Heart », *Psychophysiology*, n° 60 (8), 2023.

Saßenroth D., Meyer A., Salewsky B., Kroh M., Norman K., Steinhagen-Thiessen E. et Demuth I., « Sports and Exercise at Different Ages and Leukocyte Telomere Length in Later Life – Data from the Berlin Aging Study II (BASE-II) », *PLOS ONE*, n° 10 (12), 2015.

Seinboim D., Parikh S., Manich P., Markus I., Dahan S., Parikh R., Stubbs E., Cohen G., Zemser-Werner V., Bell R. E., Arciniegas Ruiz S., Percik R., Brenner R., Leibou S., Vaknine H., Arad G., Gerber Y., Keinan-Boker L., Shimony T., Bikovski L., Goldstein N., Constantini K., Labes S., Mordechai S., Doron H., Lonescu A., Ziv T., Nizri E., Choshen G., Eldar-Finkelman H., Tabach Y., Helman A., Ben-Elihayu S., Erez N., Perslon E., Geiger T., Ben-Zvi D., Khaled M., Gepner Y. et Levy C., « An Exercise-Induced Metabolic Shield in Distant Organs Blocks Cancer Progression and Metastatic Dissemination », *Cancer Research*, n° 82 (22), 2022.

Singh B., Olds T., Curtis R., Dumuid D., Virgara R., Watson A., Szeto K., O'Connor E., Ferguson T., Eglitis E., Miatke A., Em Simpson C. et Maher C., « Effectiveness of Physical Activity Interventions for Improving Depression, Anxiety and Distress : An Overview of Systematic Reviews », *British Journal of Sports Medicine*, n° 57 (18), 2023.

Soendenbroe C., Dahl C. L., Meulengracht C., Tamáš M., Svensson R. B., Schjerling P., Kjaer M., Andersen J. L. et Mackey A. L., « Preserved Stem Cell Content and Innervation Profile of Elderly Human Skeletal Muscle with Lifelong Recreational Exercise », *The Journal of Physiology*, n° 600 (8), 2022.

Stamatakis E., Ahmadi N. M., Friedenreich C. M., Blodgett J. M., Koster A., Holtermann A., Atkin A., Rangul V., Sherar L. B., Teixeira-Pinto A., Ekelund U., Lee I.-M. et Hamer M., « Vigorous Intermittent Lifestyle Physical Activity and Cancer Incidence Among Nonexercising Adults : The UK Biobank Accelerometry Study », *JAMA Oncology*, n° 9 (9), 2023.

Tufo A., Desai G. J. et Cox W. J., « Psoas Syndrome : A Frequently Missed Diagnosis », *The Journal of the American Osteopathic Association*, n° 112 (8), 2012.

Watkins-Martin K., Bolanis D., Richard-Devantoy S., Pennestri M.-H., Malboeuf-Hurtubise C., Philippe F., Guindon J., Gouin J.-P., Ouellet-Morin I. et Geoffroy M.-C., « The Effects of Walking in Nature on Negative and Positive Affect in Adult Psychiatric Outpatients with Major Depressive Disorder : A Randomized-Controlled Study », *Journal of Affective Disorders*, n° 318, 2022.

Wideman L., Weltman J. Y., Hartman M. L., Veldhuis J. D. et Weltman A., « Growth Hormone Release During Acute and

Chronic Aerobic and Resistance Exercise : Recent Findings», *Sports Medicine*, n° 32 (15), 2002.

Yoshida R., Kasahara K., Murakami Y., Sato S., Tanaka M., Nosaka K. et Nakamura M., «Weekly Minimum Frequency of One Maximal Eccentric Contraction to Increase Muscle Strength of the Elbow Flexors», *European Journal of Applied Physiology*, 2023.

- *Cerveau*

Anderson M. C. et Hulbert J. C., «Active Forgetting : Adaptation of Memory by Prefrontal Control», *Annual Review of Psychology*, n° 72, 2021.

Bao W., Wang Y., Yu T., Zhou J. et Luo J., «Women Rely on "Gut Feeling"? The Neural Pattern of Gender Difference in Non-Mathematic Intuition», *Personality and Individual Differences*, n° 196, 2022.

Barr N., Pennycook G., Stolz J. A. et Fugelsang J. A., «The Brain in Your Pocket : Evidence that Smartphones Are Used to Supplant Thinking», *Computers in Human Behavior*, n° 48 (C), 2015.

Brown R. P. et Gerbarg P. L., «Yoga Breathing, Meditation, and Longevity», *Annals of the New York Academy of Science*, n° 1172, 2009.

Clark B. C., Mahato N. K., Nakazawa M., Law T. D. et Thomas J. S., «The Power of the Mind : The Cortex as a Critical Determinant of Muscle Strength/Weakness», *Journal of Neurophysiology*, n° 112 (12), 2014.

Coan J. A., Schaefer H. S. et Davidson R. J., «Lending a Hand : Social Regulation of the Neural Response to Threat», *Psychological Science*, n° 17 (12), 2006.

De Rosa M. J., Veuthey T., Florman J., Grant J., Blanco M. G., Andersen N., Donnelly J., Rayes D. et Alkema M. J., « The Flight Response Impairs Cytoprotective Mechanisms by Activating the Insulin Pathway », *Nature*, n° 573 (7772), 2019.

Devaine M. et Daunizeau J., « Learning about and from Others' Prudence, Impatience or Laziness : The Computational Bases of Attitude Alignment », *PLOS Computational Biology*, n° 13 (3), 2017.

Engen H. G. et Anderson M. C., « Memory Control : A Fundamental Mechanism of Emotion Regulation », *Trends in Cognitive Sciences*, n° 22 (11), 2018.

Hopper S. I., Murray S. L., Ferrara L. R. et Singleton J. K., « Effectiveness of Diaphragmatic Breathing on Physiological and Psychological Stress in Adults : A Quantitative Systematic Review Protocol », *JBI Database of Systematic Reviews and Implementation Reports*, n° 16 (6), 2018.

Hoyer K., Zeelenberg M. et Breugelmans S. M., « Greed : What Is It Good for ? », *Personality & Social Psychology Bulletin*, 2022, https://doi.org/10.1177/01461672221140355.

Jerath R., Crawford M. W., Barnes V. A. et Harden K., « Self-Regulation of Breathing as a Primary Treatment for Anxiety », *Applied Psychophysiology & Biofeedback*, n° 40 (2), 2015.

Kasar K. S., Erzincanli S. et Akbas N. T., « The Effect of a Stress Ball on Stress, Vital Signs and Patient Comfort in Hemodialysis Patients : A Randomized Controlled Trial », *Complementary Theories in Clinical Practice*, n° 41, 2020.

Kim J., Andrews-Hanna J. R., Eisenbarth H., Kim Lux B., Kim H. J., Lee E., Lindquist M. A., Reynolds Losin E. A., Wager T. D. et Woo C.-W., « A Dorsomedial Prefrontal Cortex-Based Dynamic

Functional Connectivity Model of Rumination», *Nature Communications*, n° 14 (1), 2023.

Le Bourg E., «Mild Stress as a Means to Modulate Aging : from Fly to Human?», *Medecine Science*, n° 28 (3), 2012.

Mastroianni A. M. et Gilbert D. T., «The Illusion of Moral Decline», *Nature*, n° 618 (7966), 2023.

Mussel P. et Hewig J., «The Life and Times of Individuals Scoring High and Low on Dispositional Greed», *Journal of Research in Personality*, n° 64, 2016.

Naegelin M., Weibel R. P., Kerr J. I., Schinazi V. P., La Marca R., von Wangenheim F., Hoelscher C. et Ferrario A., «An Interpretable Machine Learning Approach to Multimodal Stress Detection in a Simulated Office Environment», *Journal of Biomedical Informatics*, n° 139, 2023.

Niforatos E., Cinel C., Mack C. C., Langheinrich M. et Ward G., «Can Less be More?: Contrasting Limited, Unlimited, and Automatic Picture Capture for Augmenting Memory Recall», *Proceedings of the ACM on Interactive Mobile Wearable and Ubiquitous Technologies*, n° 1 (2), 2017.

Perciavalle V., Blandini M., Fecarotta P., Buscemi A., Di Corrado D., Bertolo L., Fichera F. et Coco M., «The Role of Deep Breathing on Stress», *Neurological Sciences*, n° 38 (3), 2017.

Ranganathan V. K., Siemionow V., Liu J. Z., Sahgal V. et Yue G. H., «From Mental Power to Muscle Power – Gaining Strength by Using the Mind», *Neuropsychologia*, n° 42 (7), 2004.

Ravreby I., Snitz K. et Sobel N., «There Is Chemistry in Social Chemistry», *Science Advances*, n° 8 (25), 2022.

Reed P., Fowkes T. et Khela M., «Reduction in Social Media Usage Produces Improvements in Physical Health and Wellbeing :

An RCT », *Journal of Technology in Behavioral Science*, n° 8 (2), 2023.

Russ T. C., Stamatakis E., Hamer M., Starr J. M., Kivimäki M. et Batty G. D., « Association between Psychological Distress and Mortality : Individual Participant Pooled Analysis of 10 Prospective Cohort Studies », *BMJ*, n° 345, 2012.

Rzechorzek N. M., Thrippleton M. J., Chappell F. M., Mair G., Ercole A., Cabeleira M., The CENTER-TBI High Resolution ICU (HR ICU) Sub-Study Participants and Investigators, Rhodes J., Marshall I. et O'Neill J. S., « A Daily Temperature Rhythm in The Human Brain Predicts Survival After Brain Injury », *Brain*, n° 145 (6), 2022.

Schmidt M., Anderson M. C. et Tempel T., « Suppression-Induced Forgetting of Motor Sequences », *Cognition*, n° 230, 2023.

Segal N. L et Hur Y.-M., « Personality Traits, Mental Abilities and Other Individual Differences : Monozygotic Female Twins Raised Apart in South Korea and the United States », *Personality and Individual Differences*, n° 194 (5), 2022.

Smallwood J., Ruby F. J. M. et Singer T., « Letting Go of the Present : Mind-Wandering Is Associated with Reduced Delay Discounting » *Consciousness and Cognition*, n° 22 (1), 2013.

Thanos P. K., Hamilton J., O'Rourke J. R., Napoli A., Febo M., Volkow N. D., Blum K. et Gold M., « Dopamine D_2 Gene Expression Interacts with Environmental Enrichment to Impact Lifespan and Behavior », *Oncotarget*, n° 7 (15), 2016.

Wei S., Jin W., Zhu W., Chen S., Feng J., Wang P., Im H., Deng K., Zhang B., Zhang M., Yang S., Peng M. et Wang Q., « Greed Personality Trait Links to Negative Psychopathology and Underlying Neural Substrates », *Social Cognitive and Affective Neuroscience*, n° 18 (1), 2023.

Zeelenberg M. et Breugelmans S. M., «The Good, Bad and Ugly of Dispositional Greed», *Current Opinion in Psychology*, n° 46, 2022.

• *Longévité*

Beyer S. E., Sanghvi M. M., Aung N., Hosking A., Cooper J. A., Paiva J. M., Lee A. M., Fung K., Lukaschuk E., Carapella V., Mittleman M. A., Brage S., Piechnik S. K., Neubauer S. et Petersen S. E., «Prospective Association between Handgrip Strength and Cardiac Structure and Function in UK Adults», *PLOS ONE*, n° 13 (3), 2018.

Calabrese E. J., «Hormesis and Bone Marrow Stem Cells : Enhancing Cell Proliferation, Differentiation and Resilience to Inflammatory Stress», *Chemico-Biological Interaction*, n° 351, 2022.

Calabrese E. J., «Hormesis and Embryonic Stem Cells», *Chemico-Biological Interaction*, n° 352, 2022.

Chei C.-L., Lee J. M.-L., Ma S. et Malhotra R., «Happy Older People Live Longer», *Age and Ageing*, n° 47 (6), 2018.

Galkin F., Kochetov K., Koldasbayeva D., Faria M., Fung H. H., Chen A. X. et Zhavoronkov A., «Psychological Factors Substantially Contribute to Biological Aging : Evidence from the Aging Rate in Chinese Older Adults», *Aging*, n° 14 (18), 2022.

Le Bourg E., «Hormesis, Aging and Longevity», *Biochimica et Biophysica Acta*, n° 1790 (10), 2009.

McCarthy D. et Wang P.-L., «Mortality Postponement and Compression at Older Ages in Human Cohorts», *PLOS ONE*, n° 18 (3), 2023.

Scherbov S., Spitzer S. et Steiber N., «Thresholds for Clinical Practice that Directly Link Handgrip Strength to Remaining Years of Life : Estimates Based on Longitudinal Observational Data», *BMJ Open*, n° 12 (7), 2022.

• *Régression*

Bylsma L. M., Gračanin A. et Vingerhoets A. J. J. M., «The neurobiology of human crying», *Clinical Autonomic Research*, n° 29 (1), 2019.

Bylsma L. M., Gračanin A. et Vingerhoets A. J. J. M., «A Clinical Practice Review of Crying Research», *Psychotherapy*, n° 58 (1), 2021.

Fooladi M. M., «The Healing Effects of Crying», *Holistic Nursing Practice*, n° 19 (6), 2005.

Ikegaya H., Suzuki M., Kondou H., Kawai T., Sato Y., Kitamura T., Kume H., «Nose Size Indicates Maximum Penile Length», *Basic and Clinical Andrology*, n° 31 (3), 2021.

Ivanchei I., Begler A., Iamschinina P., Filippova M., Kuvaldina M. et Chetverikov A., «A Different Kind of Pain : Affective Valence of Errors and Incongruence», *Cognition & Emotion*, n° 33 (5), 2019.

Jacobs M., van Beest I. et Stephens R., «Taboo Gesticulations as a Response to Pain», *Scandinavian Journal of Pain*, n° 19 (2), 2019.

Robertson O., Robinson S. J. et Stephens R., «Swearing as a Response to Pain : A Cross-Cultural Comparison of British and Japanese Participants», *Scandinavian Journal of Pain*, n° 17, 2017.

Stephens R., Atkins J. et Kingston A., «Swearing as a Response to Pain», *Neuroreport*, n° 20 (12), 2009.

Stephens R., Dowber H., Barrie A., Almeida S. et Atkins K., «Effect of Swearing on Strength: Disinhibition as a Potential Mediator», *Quarterly Journal of Experimental Psychology*, n° 76 (2), 2023.

Stephens R. et Robertson O., « Swearing as a Response to Pain : Assessing Hypoalgesic Effects of Novel "Swear" Words », *Frontiers in Psychology*, n° 11, 2020.

Stephens R. et Umland C., « Swearing as a Response to Pain – Effect of Daily Swearing Frequency », *The Journal of Pain*, n° 12 (12), 2011.

Suzuki M., Ikegaya H., Idota N., Kawai T., Sato Y., Kume H., « Penile Size and Stretched Rate in a Japanese Male Population: A Cross-Sectional Cadaveric Study », *International Journal of Urology*, 26 septembre 2019.

« Swearing Can Ease Social Hurt as Well as Physical Pain », *Nursing Standard*, n° 31 (44), 2017.

• *Jeu*

« A Novel Application of the LEGO® Serious Play® Methodology in Mental Health Research : Understanding Service Users' Experiences of the 0-19 Mental Health Model in the United Kingdom », *Early Intervention in Psychiatry*, n° 16 (8), 2022.

Bediou B., Adams D. M., Mayer R. E., Tipton E., Green C. S. et Bavelier D., « Meta-Analysis of Action Video Game Impact on Perceptual, Attentional, and Cognitive Skills », *Psychological Bulletin*, n° 144 (1), 2018.

Custodio L. M., « Blowing Soap Bubbles : Teaching Pursed-Lip Breathing », *Chest*, n° 114 (4), 1998.

Green C. S. et Bavelier D., « Action Video Game Modifies Visual Selective Attention », *Nature*, n° 423 (6939), 2003.

Lavin A., « Blowing Bubbles, Calming Patients », *Pediatrics*, n° 102 (3, Part 1), 1998.

Legoff D. B. et Sherman M., «Long-Term Outcome of Social Skills Intervention Based on Interactive LEGO© Play», *Autism*, n° 10 (4), 2006.

Longobardi C., Prino L. E., Fabris M. A. et Settanni M., «Soap Bubbles as a Distraction Technique in the Management of Pain, Anxiety and Fear in Children at the Pediatric Emergency Room : A Pilot Study», *Child : Care, Health and Development*, n° 45 (2), 2019.

Meuel T., Xiong Y. L., Fischer P., Bruneau C. H., Bessafi M. et Kellay H., «Intensity of Vortices : From Soap Bubbles to Hurricanes», *Scientific Reports*, n° 3, 2013.

Noda S., Shirotsuki K. et Nakao M., «The Effectiveness of Intervention with Board Games : A Systematic Review», *Biopsychosocial Medicine*, n° 13, 2019.

Oei A.C. et Patterson M. D., «Enhancing Cognition with Video Games : A Multiple Game Training Study», *PLOS ONE*, n° 8 (3), 2013.

Olsson K., Franzén E. et Johansson A., «A Pilot Study of the Feasibility and Effects of Table Tennis Training in Parkinson Disease», *Archives of Rehabilitation Research and Clinical Translation*, n° 2 (3), 2020.

Rosser J. C. Jr, Lynch P. J., Cuddihy L., Gentile D. A., Klonsky J. et Merrell R., «The Impact of Video Games on Training Surgeons in the 21st Century», *Archives of Surgery*, n° 142 (2), 2007.

Shields M., William H., Tucker M. et Price A., «Building Blocks and Coloring Away Stress : Utilizing LEGO® and Coloring as Stress Reduction Strategies among University Students», *Journal of Health Education Teaching*, n° 11 (1), 2020.

Smuck M., «Blind Man's Bluff», *The Spine Journal*, n° 9 (6), 2009.

Zhang R. Y., Chopin A., Shibata K., Lu Z.-L., Jaeggi S. M., Buschkuehl M., Green C. S. et Bavelier D., « Action Video Game Play Facilitates "Learning to Learn" », *Communications Biology*, n° 4 (1), 2021.

• *Sexualité*

Arnot M. et Mace R., « Sexual Frequency Is Associated with Age of Natural Menopause : Results from the Study of Women's Health Across the Nation », *Royal Society Open Science*, n° 7 (1), 2020.

Curtis L., « Sex Saves Lives », *European Journal of Preventive Cardiology*, n° 29 (1), 2022.

Gilani A. et Tierney G., « Chronic Anal Fissure in Adults », *BMJ*, n° 376, 2022.

Hensel D. J., von Hippel C. D., Lapage C. C. et Perkins D. H., « Women's Techniques for Pleasure from Anal Touch : Results from a U.S. Probability Sample of Women Ages 18-93 », *PLOS ONE*, n° 17 (6), 2022.

Hone L. S., Hurwitz W. et Lieberman D., « Sex Differences in Preferences for Humor : A Replication, Modification, and Extension », *Evolutionary Psychology*, n° 13 (1), 2015.

Huang Y. C. et Chang K. V., « Kegel Exercises », *StatPearls* [Internet], 2023, www.statpearls.com/point-of-care/23850.

Keenan J., « Finding the Courage to Reveal a Fetish », *The New York Times*, 11 novembre 2012.

Keenan J., « Is Kink a Sexual Orientation ? », *Slate* [Internet], 2014, https://slate.com/human-interest/2014/08/is-kink-a-sexual-orientation.html.

Keenan J., « We're Kinky, Not Crazy », *Slate* [Internet], 2013, https://slate.com/technology/2013/03/sexual-kinks-in-the-dsm-v-paraphilic-disorders-describe-unhappy-kinksters.html.

Kloner R. A., Stanek E., Crowe C. L., Singhal M., Pepe R. S., Bradsher J. et Rosen R. C., « Effect of Phosphodiesterase Type 5 Inhibitors on Major Adverse Cardiovascular Events and Overall Mortality in a Large Nationwide Cohort of Men with Erectile Dysfunction and Cardiovascular Risk Factors : A Retrospective, Observational Study Based on Healthcare Claims and National Death Index Data », *The Journal of Sexual Medicine*, n° 20 (1), 2023.

Labrecque F., Potz A., Larouche É. et Joyal C. C., « What Is So Appealing about Being Spanked, Flogged, Dominated, or Restrained ? Answers from Practitioners of Sexual Masochism/Submission », *The Journal of Sex Research*, n° 58 (4), 2021.

Leusink P., « Surveys Indicate a Decline in Sex Among Young Adults in Britain », *BMJ*, n° 365, 2019.

Li Z., « Physical Attractiveness and Women's Intra-Household Bargaining Power », *Frontiers in Psychology*, n° 13, 2022.

Light K. C., Grewen K. M. et Amico J. A., « More Frequent Partner Hugs and Higher Oxytocin Levels are Linked to Lower Blood Pressure and Heart Rate in Premenopausal Women », *Biological Psychology*, n° 69 (1), 2005.

Lopez D. S., Wang R., Tsilidis K. K., Zhu H., Daniel C. R., Sinha A. et Canfield S., « Role of Caffeine Intake on Erectile Dysfunction in US Men : Results from NHANES 2001-2004 », *PLOS ONE*, n° 10 (4), 2015.

Muise A., Schimmack U. et Impett E. A., « Sexual Frequency Predicts Greater Well-Being, But More Is Not Always Better », *Social Psychological and Personality Science*, n° 7 (4), 2015.

Newman D. K., «Pelvic Floor Muscle Rehabilitation Using Biofeedback», *Urologic Nursing*, n° 34 (4), 2014.

Rantanen T, Guralnik J. M., Foley D., Masaki K., Leveille S., Curb J. D. et White L., «Midlife Hand Grip Strength as a Predictor of Old Age Disability», *JAMA*, n° 281 (6), 1999.

Sakurada K., Konta T., Murakami N., Kosugi N., Saito T., Watanabe M., Ishizawa K., Ueno Y. et Kayama T., «Association Between Lack of Sexual Interest and All-Cause Mortality in a Japanese General Population : The Yamagata Prospective Observational Study», *PLOS ONE*, n° 17 (12), 2022.

Sheu Y.-S., Polcari A., Anderson C. M. et Teicher M. H., «Harsh Corporal Punishment Is Associated with Increased T2 Relaxation Time in Dopamine-Rich Regions» *NeuroImage*, n° 53 (2), 2010.

Siegel-Itzkovich J., «Viagra Makes Flowers Stand Up Straight», *BMJ*, n° 319 (7205), 1999.

Wang N., Pugliese G., Carrito M., Moura C., Vasconcelos P., Cera N., Li M., Nobre P., Georgiadis J. R., Schubert J. K. et Williams J., «Breath Chemical Markers of Sexual Arousal in Humans», *Scientific Reports*, n° 12 (1), 2022.

Wood I. B., Varela P. L., Bollen J., Rocha L. M. et Gonçalves-Sá J., «Human Sexual Cycles are Driven by Culture and Match Collective Moods», *Scientific Reports*, n° 7 (1), 2017.

Découvrez le premier livre vivant au monde

Nous avons la chance de vivre une période exceptionnelle. Où l'impossible devient possible. Où ce qui était hier de la science-fiction se change en réalité. Les livres forment le socle de nos connaissances et de notre culture. Mais ils sont muets. Si vous voulez engager le dialogue avec l'auteur, ils ne peuvent pas répondre à vos questions, vous aider à aller plus loin, à mieux comprendre les points que vous souhaitez approfondir voire, tout simplement, en savoir plus. Le livre n'évolue pas en temps réel avec l'actualité, les nouvelles découvertes, le monde qui change. Trop vite, il devient obsolète, étranger aux nouveautés et à un univers en perpétuel mouvement.

Mais tout cela, c'était hier.

Rejoignez la nouvelle révolution santé. Celle qu'entame le « premier livre vivant », celui que vous avez entre les mains et à partir duquel nous allons continuer à échanger ensemble, celui qui répond à toutes vos interrogations et renvoie au numéro de page de l'ouvrage correspondant à vos requêtes.

Mieux, j'actualiserai les sujets traités dans cet ouvrage en fonction des découvertes scientifiques, et je répondrai à vos interrogations. En téléchargeant le flash code de la page suivante, vous pourrez utiliser un modèle d'intelligence artificielle comme Chat GPT, modèle appliqué exclusivement à ce livre qui générera le texte de façon intelligente afin de satisfaire votre curiosité. Au fil des jours, ce modèle montera en puissance pour élargir les réponses selon vos nouvelles demandes et au gré de l'actualité.

Vous allez vivre une expérience unique et exceptionnelle, bénéficier d'une interactivité puissante, active et dynamique. Et cet ouvrage va vous accompagner au fil du temps et vous permettre de vivre très longtemps, heureux et en bonne santé.

Tous les deux, continuons à dialoguer ensemble. Entamons de concert un voyage vers votre futur, sur la trajectoire des nouveaux mondes. Construisons votre avenir sur ordonnance.

Table des matières

Recommandations 9

Prologue 11

La force secrète du nouveau jeûne 11
Faites jeûner votre cerveau,
vous lui offrirez un très beau cadeau 13

Avant-propos 17

L'espoir du vaccin anti-âge avec rappels 17

I
JEÛNE SÉQUENTIEL,
LES CLÉS DE LA RÉUSSITE

N'usez pas prématurément votre corps
en le faisant vieillir trop vite 22
Réapprendre à avoir faim 24
Le jeûne séquentiel fait-il maigrir ? 25
Comment réussir à tenir ? 27
Le syndrome de la première chips 28
La cuisine qui soigne 30
La durée idéale du jeûne séquentiel quotidien 32

Les sirtuines, les anges gardiens de notre jeunesse 33
Deux repas au lieu de trois 35
30 % de calories en moins, 20 % de vie en plus 36
« Un petit pas pour votre nutrition,
un grand pas pour votre espérance de vie » 38
Mincir pour rajeunir 39
Découvrez le bon timing pour ne pas prendre de poids 40

II
JEÛNE SÉQUENTIEL, LE BONHEUR EST DANS L'INTESTIN

Nous vieillissions par les intestins.
En 2023, on a découvert que l'on pouvait rajeunir
son système digestif 47
Hygiène de l'intestin 47

1. Une flore en or 51

Cet inconnu dans votre corps 51
De la bouche à l'anus 52
La bonne dose 55

2. Rajeunir nos intestins 59

À l'origine du microbiote 61
La bouche, notre premier filtre santé 61

3. Les pouvoirs de l'intime 65

Les interdits qui font du bien 65
Surtout, ne pas manger tout le temps la même chose 65
Les intestins, votre réveille-matin 67
Surtout, mâchez bien les aliments avant de les avaler,
votre ventre vous dira merci 68
Utiliser les panneaux de limitation de vitesse 68
À table : braver les interdits 69

Jouer à maigrir 72
Jouez avec les interdits alimentaires 73
Le sourire au ventre 74
L'énigme du Costa Rica 76
Mais comment font les habitants du Costa Rica pour être si nombreux à devenir centenaires ? 78
Une belle flore intestinale se mijote dans la cuisine 80
À faire froid dans le dos 81
Du plastique avant le premier repas 82
Les mouches qui vomissent sur votre repas 83
Le repère des mauvaises bactéries 83
Dr Jekyll & Mr Rice 85
Le pouvoir du bon sens 87
Les bons et les méchants gaz 87
Une question de quantité : le mieux est l'ennemi du bien 88

4. Les intrus de l'intestin 91

La mauvaise réputation des oxyures 91
Souvenirs de vacances 92
Le plaisir en solitaire 93
Le poisson piégé 94
Bien cultiver sa flore intestinale au quotidien 95

5. Les amis de la flore 97

La vitamine D, le butyrate et les autres... la vitamine du bien-être intestinal 97
Ne boudez pas les butyrates : faites des câlins à vos intestins 98
Ce qui se passe à l'intérieur se voit à l'extérieur 99
L'oignon fait la force 100
Arrosez tous les jours votre flore intestinale avec du thé vert, elle sera belle 101
La grasse matinée qui attaque votre précieuse flore 102
Le fitness des intestins 102
Surtout, ne rentrez plus le ventre 104

Trois minutes chrono : je vous propose une première séance fitness pour vos intestins 106
Le muscle de l'âme 107
Détente du psoas au sol 107
Le cobra 107

6. Les déodorants, ennemis du ventre plat 109

Les sueurs de viande 109
La peau, notre troisième rein 110
Lutter contre les odeurs et non pas contre la transpiration 112
Les étranges effets de la constipation sur la santé 112
La constipation chronique donne mauvaise haleine et fait vieillir plus vite le cerveau 113
Faut-il faire passer la séduction ou la santé en priorité ? 114
Conseil intime et confidentiel 116
Bichonnez vos intestins pour éviter de grossir 118
Le café, bon ou mauvais pour la santé ? 119
Dix fruits et légumes par jour ? 120

III
JOUEZ À DEVENIR CENTENAIRE

La potion des centenaires 125
Considérons le vieillissement comme une maladie 127
On vieillit parce que l'on cesse d'être jeune : les pistes actuelles 128
Domptons le tic-tac de l'horloge 128
Soigner ensemble le diabète et la vieillesse 129
Les maîtres du jeu 130
Les découvertes qui changent tout : la meilleure potion anti-âge 131
Partez en retard... et courez pour rattraper le bus 134
Les bienfaits du HIIT 135
Bouger suffisamment : la dose exacte 136
Activez vos centrales d'énergie soléaire 138

La prison dont les barreaux sont en sucre 141
Les bienfaits de la balade digestive 142
La puissance étonnante du mental :
musclez-vous par la pensée depuis votre canapé 143
Actif toute la journée 147
L'épreuve du pot de confiture 149
Et vous, docteur, que faites-vous ? 151

IV
ACCÉDEZ À UNE NOUVELLE DIMENSION
EN FAISANT JEÛNER VOTRE CERVEAU

1. Apprendre à voir la vie autrement 157

À vous de jouer 157
Jouer pour libérer toutes les énergies positives 158
Les idées parasites qui grignotent la vie 161
Le rétroviseur, c'est 5 % de la taille du pare-brise 162
Oublier juste ce qu'il faut 163
Les radins ne font pas des centenaires 165
Suivez votre intuition 166

2. Les mécanismes physiques du bien-être 171

Le nerf qui rend heureux :
jouez avec la courroie de transmission cerveau-intestins 171
Du cerveau aux intestins : les liaisons dangereuses 172
Sérotonine maison : gardez la bouche pleine 174
Se taper sur le ventre par plaisir 174
La caverne secrète 175
Le masque qui rend intelligent 175
Pour mieux dormir 177
Et si l'insomnie faisait du bien ? 178
La rivière de notre enfance 179
Créez votre propre fuseau horaire 181

3. Jouez avec votre cerveau pour libérer sa puissance 183

Les activités futiles, nécessité absolue pour le corps et l'esprit 184
La paresse, une formidable qualité 186
Être fainéant, cela s'apprend 187
Éloge de la procrastination 189
La sieste, pourquoi pas, mais avec un café juste avant 190
L'enseignement des paresseux : maigrir sans efforts en dormant 192
Ne laissez pas votre intelligence fondre comme neige au soleil 193
À la découverte des zones inconnues 194
Le syndrome du paradis 195
Préférer la réalité au monde virtuel 196
Mentir par plaisir 197
La méditation, une forme de jeûne du cerveau 198
La force de dire non 199
Comme un cri dans la nuit 201
Le pouvoir étrange de la voix 205

4. Jeux de mains, jeux de… 207

Tout réussir d'un claquement de doigts 207
S'auto-applaudir pendant 6 secondes 208
On s'en frotte les mains 209
Se faire du bien à deux en se tenant la main 210
Notre mémoire est entre nos mains 211
La malaxothérapie, efficace, mais non remboursée 212
Le cercle de la sérénité 213
Respirer ses doigts pour se relaxer 214
Le mystérieux langage des doigts 216

5. Entrez dans votre cour de récréation personnelle 219

Faire des bêtises pour être en bonne santé 219
Jouez à la marelle 220
Sur le bout de la langue 221
Tirez la langue ! 222

Siffler le début de la partie 222
Bâillez pour endormir tout le monde 223
La bonne humeur, ça se gratte 224
Faire des bulles de savon 225
Le ping-pong, un médicament remboursé par la Sécurité sociale ? 226
Lego : votre nouvelle gymnastique cérébrale 227
Construire une structure en Lego, c'est se construire soi-même 228
Prendre de la hauteur : le pouvoir du cerf-volant 229
Colin-Maillard, c'est tout un art 231
Vivre pieds nus 232

6. Régresser pour mieux se dépasser 233

M... : vive les gros mots ! 234
Vous reprendrez bien un peu de soupe à la grimace ? 235
Manger comme un bébé 237
À la recherche de la tétée perdue 238
Dormir comme un bébé dans l'utérus maternel 239
Mettez le bazar 241
Faites des taches partout 242
Faut-il régresser jusqu'au stade anal ? 244

V
LA SEXUALITÉ, OU COMMENT JOUER AVEC LA PUISSANCE DE SON IMAGINAIRE

Vers le tantrisme 251
Quelle est la fréquence idéale des rapports sexuels ? 252
French kiss *: jouez et profitez* 253
Le pouvoir du hug 255
Le surprenant pouvoir des guilis 255
Géographie du plaisir 256
Jouez avec le nerf honteux 257
Les Don Juan du rire 259
Jouer pour jouir très fort 260

Stimulations particulières ... 261
Des effets positifs inattendus ... 262
Les odeurs qui excitent ... 264
Zone interdite ? ... 265
Les « sexercices » ... 267
Séance de fitness sexuel mixte : la gym de l'amour ... 268

Épilogue ... 271

Remerciements ... 273

Bibliographie ... 275

Découvrez le premier livre vivant au monde ... 301

Ce livre existe grâce au travail de toute une équipe.

Communication : Caroline Babulle, Solveig de Plunkett, Sabrina Bendali, Inès Paulin, Adélaïde Yvert.

Coordination administrative : Martine Rivierre.

Studio : Pascaline Bressan, Barbara Cassouto-Lhenry, Joël Renaudat.

Fabrication : Muriel Le Ménez, Céline Ducournau, Bernadette Cristini, Sophia Paroussoglou, Isabelle Goulhot.

Commercial, relation libraires et marketing : Catherine Lauprêtre, Ombeline Ermeneux, Élise Iwasinta, Arthur Rossi, Joséphine Saint-Paul, Aurélie Scart.

Cessions de droits : Elisabeth Stempak, Benita Edzard, Lucile Besse, Sonia Guerreiro, Costanza Corri.

Gestion : Sophie Veisseyre, Chloé Hocquet, Isabelle Déxès, Pierre Ekel.

Services auteurs : Viviane Ouadenni, Jean-François Rechtman, Catherine Reimbold, Anita Sevenant.

Ressources humaines : Mylène Bourreau, Carine Duchampt.

Juridique : Laëtitia Doré, Anaïs Rebouh, Valérie Robe, Lucie Bergeras, Julia Crosnier.

Avec le soutien des équipes d'Interforum et d'Editis qui participent à la création, la diffusion et la distribution de ce livre.

Canoros Vehit Canentes

La photocomposition de cet ouvrage
a été réalisée par
GRAPHIC HAINAUT
76, rue de Nancy
59100 Roubaix

Cet ouvrage a été achevé d'imprimer en décembre 2023
sur les presses de Normandie Roto Impression s.a.s.
61250 Lonrai (Orne)
N° d'édition : 66582/01 - N° d'impression : 2305805

Imprimé en France

